卫生公共关系学

Health and Public Relations

朱丽莎 编著

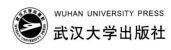
武汉大学出版社

图书在版编目(CIP)数据

卫生公共关系学/朱丽莎编著. —武汉：武汉大学出版社,2009.8
ISBN 978-7-307-07046-2

Ⅰ.卫… Ⅱ.朱… Ⅲ.公共卫生学:公共关系学 Ⅳ.R1

中国版本图书馆 CIP 数据核字(2009)第 078244 号

责任编辑:唐 伟　　责任校对:王 建　　版式设计:马 佳

出版发行：**武汉大学出版社** （430072　武昌　珞珈山）
（电子邮件：cbs22@whu.edu.cn　网址：www.wdp.com.cn）
印刷：武汉中科兴业印务有限公司
开本：720×1000　1/16　印张：16.5　字数：294 千字　插页:1
版次:2009 年 8 月第 1 版　　2009 年 8 月第 1 次印刷
ISBN 978-7-307-07046-2/R·127　　定价:25.00 元

版权所有，不得翻印；凡购我社的图书，如有缺页、倒页、脱页等质量问题，请与当地图书销售部门联系调换。

前　言

卫生公共关系学是一门新兴的边缘性、交叉性学科，它是卫生公共关系实践的理论性和概括性总结。作为一种科学的现代管理方法，卫生公共关系是协调现代卫生组织之间、卫生组织与社会公众之间的各种关系，保证卫生事业成功的一门不可缺少的学问。在当今卫生事业改革的进程中，卫生公共关系将起到举足轻重的作用。

卫生公共关系学主要研究如何运用各种信息传播，双向沟通的手段，为卫生组织创造良好的社会关系环境，进而使卫生组织和相关的社会公众之间保持和谐的合作关系，以求健康地生存与发展。

任何一个卫生组织机构在其医疗卫生服务和经营管理的过程中，若懂得应用卫生公共关系学的理论和科学方法，主动而有计划地开展公共关系活动，则有利于提高卫生事业的科学管理水平；增进服务意识，改善服务态度和服务质量；增进卫生组织的内部凝聚力，调动卫生工作人员的积极性；增进卫生工作人员为卫生组织塑造良好形象的公共关系思维和意识。

事实上，卫生组织在维护人们的健康，开展医疗、预防、保健等工作的过程中，每天都要不断地和各种类型的社会公众打交道，要想赢得其好感、理解、支持和合作，每个卫生工作人员必须建立自觉的公共关系意识，用公共关系思想武装头脑。随着卫生行业的竞争加剧，愈来愈多的卫生工作人员开始逐步重视卫生公共关系学这门前沿性的应用性、综合性学科，并加入其研究和应用的行列。

目前，就全国范围来看，尚缺乏卫生公共关系学方面系统、科学、全面的理论研究，有关卫生公共关系学方面的教材较少。为了弥补此方面的不足，作者编著了此本书。全书共14章，主要涉及卫生公共关系的思想、职能和目的；卫生公共关系的工作方式和活动种类；卫生组织内部和外部公共关系；卫生公共关系中的人际交往理论与技术；卫生公共关系语言艺术；卫生公共关系传播；卫生公共关系机构与人员；卫生公共关系写作；卫生公共关系综合活动；卫生公共关系调查、策划、实施与评估；卫生公共关系危机管理；卫生公共关系案例分析等内容。作者在本书的创作过程中，可供参考的卫生公共关系方面的资料和成果颇少，加之写作能力有限，难免有缺陷和不足，恳请并期待着读者和专家给予批评和指正。

目　　录

第一章　卫生公共关系概论 …………………………………………… 1
　　第一节　公共关系的含义 ………………………………………… 1
　　第二节　公共关系的形成与发展 ………………………………… 14
　　第三节　卫生公共关系的研究内容和范围 ……………………… 21

第二章　卫生公共关系的思想、职能和目的 ………………………… 29
　　第一节　卫生公共关系的思想 …………………………………… 29
　　第二节　卫生公共关系的职能 …………………………………… 33
　　第三节　卫生公共关系的目的 …………………………………… 38

第三章　卫生公共关系的工作方式和活动种类 ……………………… 40
　　第一节　卫生公共关系工作的规划、目标和预算 ……………… 40
　　第二节　卫生公共关系工作的工作方式 ………………………… 45
　　第三节　卫生公共关系的活动种类 ……………………………… 50

第四章　卫生组织内部公共关系 ……………………………………… 55
　　第一节　卫生组织内部公共关系的宗旨和目标 ………………… 55
　　第二节　卫生组织中的工作人员关系 …………………………… 57
　　第三节　卫生组织中科室之间的关系 …………………………… 63
　　第四节　卫生组织中的非正式群体 ……………………………… 66

第五章　卫生组织外部公共关系 ……………………………………… 69
　　第一节　卫生组织外部社会环境 ………………………………… 69
　　第二节　卫生组织外部公共关系类型 …………………………… 71
　　第三节　卫生公共关系在外部沟通中的作用 …………………… 78

第六章　卫生公共关系中的人际交往理论与技术 … 82
第一节　人际交往的内涵 … 82
第二节　人际交往的类型与特征 … 84
第三节　人际交往情境下的个人行为反应 … 86
第四节　最佳交往的时机选择 … 88
第五节　人际交往空间的设计 … 89
第六节　人际交往心理障碍的排除 … 91

第七章　卫生公共关系语言艺术 … 94
第一节　卫生公共关系语言的内涵与语言艺术表现方法 … 94
第二节　卫生公共关系语言艺术的运用 … 96
第三节　卫生公共关系无声语言艺术 … 100

第八章　卫生公共关系传播 … 111
第一节　卫生公共关系的传播方式 … 111
第二节　选择传播媒介的原则 … 113
第三节　各种传播媒介的特点 … 114
第四节　卫生公共关系的传播效果 … 119
第五节　卫生公共关系广告 … 120

第九章　卫生公共关系机构与人员 … 127
第一节　卫生公共关系机构设置的必要性及其设置原则 … 127
第二节　卫生公共关系机构 … 130
第三节　卫生公共关系人员 … 137

第十章　卫生公共关系写作 … 149
第一节　特写 … 149
第二节　简报 … 151
第三节　新闻稿 … 153
第四节　函牍 … 155
第五节　公文 … 157
第六节　会议纪要 … 158
第七节　工作总结 … 159

第八节　调查报告 …………………………………………………… 160
　　第九节　演讲词 ……………………………………………………… 160
　　第十节　广告 ………………………………………………………… 162

第十一章　卫生公共关系综合活动 …………………………………… 164
　　第一节　展览会 ……………………………………………………… 164
　　第二节　社会赞助 …………………………………………………… 166
　　第三节　日常接待 …………………………………………………… 168
　　第四节　宴请 ………………………………………………………… 170
　　第五节　谈判 ………………………………………………………… 174
　　第六节　组织会议 …………………………………………………… 179

第十二章　卫生公共关系调查、策划、实施与评估 ………………… 188
　　第一节　卫生公共关系调查 ………………………………………… 188
　　第二节　卫生公共关系的策划 ……………………………………… 196
　　第三节　卫生公共关系的实施与评估 ……………………………… 203

第十三章　卫生公共关系危机管理 …………………………………… 210
　　第一节　卫生公共关系危机的概念 ………………………………… 210
　　第二节　卫生公共关系危机的类型、特点及原则 ………………… 212
　　第三节　卫生公共关系危机处理程序 ……………………………… 217
　　第四节　卫生公共关系危机的预防 ………………………………… 221

第十四章　卫生公共关系案例分析 …………………………………… 224
　　第一节　公共关系案例分析的意义与方法 ………………………… 224
　　第二节　卫生公共关系案例选析 …………………………………… 225

附录 ………………………………………………………………………… 250
　　一、国际公共关系协会职业行为准则 ……………………………… 250
　　二、英国公共关系协会职业行为准则 ……………………………… 251
　　三、美国公共关系协会职业行为准则 ……………………………… 252
　　四、美国公共关系顾问协会职业行为准则 ………………………… 253

五、尼日利亚公共关系协会职业行为准则 …………………… 254

参考书目 ………………………………………………………… 256

第一章 卫生公共关系概论

第一节 公共关系的含义

一、公共关系的基本含义和特征

(一) 公共关系的基本含义

公共关系是英文 public relations 的直译,public 做形容词为"公开的"、"公共的",做名词则可翻译为"公众"。从公共关系的角度来说,公众是指与组织机构有关的内部或外部特定利益的群体,也可理解为是受社会组织的政策和行为的影响而形成的面临共同问题的群体,如卫生组织机构的内部和外部公众,就是卫生组织机构的相关公众。relations 是复数,说明不是一种关系,而是众多的关系,一般认为 public relations 被翻译为公众关系更为贴切,但由于"公共关系"这一名词流传已广,故人们普遍将之称为公共关系。

美国哈罗博士(Harlow)曾经收集了 472 个定义,对公共关系做出解释,经过他的分析归纳,得出的释义是:"公共关系是帮助一个社会组织与相关公众建立良好的关系,并保持两者顺畅的传播沟通和合作的一种管理功能,它涉及各种问题和矛盾的处理,使管理部门了解公众舆论并做出反应,明确和强调管理部门服务于公共利益的责任,帮助管理部门随时掌握变化情况,并有效地运用变化的情势,帮助预测发展趋势,以做早期预报系统,运用研究方法和健全、正当的传播技能作为主要工具。"这个定义虽然冗长,但它说明了三点:第一,公共关系并非一般的交往关系,而是社会组织与其相关公众的合作关系;第二,公共关系所涉及的内容虽说庞杂,但主要是对各种舆论的传播和处理;第三,公共关系重视职业道德和服务于公众利益的责任。

根据哈罗博士的定义,公共关系的基本含义为:

(1) 公共关系以社会组织为主体,主要涉及组织和组织内外相关公众之间的合作关系。

（2）公共关系的目的是为组织创立良好的生存发展环境。

（3）公共关系预测和把握社会组织与其内外公众相处关系的现状。

（4）公共关系要求社会组织采取信息传播手段去赢得公众对自己的理解、支持和合作。

（二）基本特征

1. 公共关系是社会组织与公众之间的相互关系

公共关系中的"公众"是指由社会组织采取的政策和行为所影响而形成的，具有共同利益的群体。任何一个社会组织要想在激烈的竞争环境中获得良好的生存发展环境，就必须处理好和相关的目标公众的关系，以获得他们对自己的好感和信任。

2. 公共关系是一种传播活动

公共关系是一种传播活动，是靠真实有效的信息传播和交流活动来协调社会组织与公众之间的关系，公共关系的信息传播是双向的信息交流。社会组织既要及时、准确、有效地向公众传递自己的信息，同时又要随时收集和反馈公众的反映，并根据公众的意愿及时修正、完善或调整自己的政策和行为。这就是信息的双向交流。

3. 公共关系是一种特殊的管理职能

公共关系在社会组织的管理过程中所起的沟通、协调、咨询、信息收集与反馈、辅助决策等作用，都是其特殊管理职能的体现。具体说来，可显示在许多环节之中。例如，在卫生组织内部，公共关系有利于协调沟通决策者与其他职能部门和员工之间的关系，使之和谐合作，增加组织的凝聚力。从卫生组织的外部来说，公共关系注重公众的需要和意见，根据公众的利益来调整和改变自身的政策和行为。公共关系在组织和公众之间收集和传播信息，充当组织与公众的中介人、调解人或协调人，解决各种矛盾，使之相处合拍，相互合作。公共关系还尽可能准确、及时地向决策者提供关于公众的信息，并在此基础上提出自己的分析意见，以便组织能及时对公众的变化做出反应，也就是为组织的决策提供咨询意见，参与管理过程。另外，公共关系还可以组织宣传，为卫生组织树立良好的知名度与美誉度。

4. 公共关系的目标是追求自身效益和社会效益的一致

在商品经济高度发展、竞争日益激烈的当今社会，每一个卫生组织机构要在竞争中站稳脚跟，那么在追求自身效益的同时，还应注重公众的利益和社会的需要。只有把自身效益和社会效益统一起来，才能获得长期稳定的发展环境。

公共关系的目标就是要求每一个卫生组织将自身的效益和社会的效益完美地统一起来，任何一个卫生组织机构倘若只注重自身效益，忽略或损害社会整体效益，那么就会违背公共关系的思想，其结果会妨碍卫生组织的事业发展。所以应努力杜绝只顾自身效益而危害公众利益的做法。

5. 公共关系是一种长期的战略

公共关系追求长期的战略目标，要想赢得公众的理解、支持和合作，一两次公共关系活动是难以奏效的，只有经过长期不懈的努力才能成功。一两次公共关系活动固然能提高组织的知名度，但要长期、稳定地获得公众的好感，则需持续不断地维系、巩固组织与公众之间的感情。这就是说，公共关系不能拘泥于一时一事的功利得失，而要树立长远的眼光和思想。

二、公共关系的构成要素

在了解了公共关系的基本含义和特征之后，尚需对构成公共关系的三个要素——社会组织、公众和传播做进一步的深入讨论，进而完成对公共关系含义的理论探索。

（一）公共关系的行为主体——社会组织

1. 社会组织目标与公共关系目标的一致性

任何组织都有自己的目标，因为组织本身就是为了实现某种目标而结合起来的社会群体，组织一旦失去了它的目标也就失去了生命力。一个组织内任何部门的工作目标都必须符合组织的总目标，一个组织的所有成员都应该为实现组织的总目标而工作。一个社会组织的公共关系部门的工作目标也不例外。首先，公共关系必须服从组织的总目标。其次，公共关系必须确立自己在与总目标一致的前提下的工作目标，并要有一套实现自己工作目标的措施和方法。

在我国，不少人认为公共关系的目标既抽象又含糊。比如说，创造一个美好的组织机构形象，那么什么是组织机构的美好形象？创造美好形象的目的又是什么呢？就医院来说，难道只有医院的形象美好，才会有患者前来就诊吗？有的人对组织机构花费巨额资金做广告感到迷惑不解，具体到公共关系部门制造舆论、组织记者招待会以及利用各种传播媒介的目的也是模糊不清的。所有这些都是对公共关系的目标认识不足，故而影响着我国公共关系工作的有效开展。

许多社会组织之所以竭尽全力地树立自身美好的形象、良好的信誉，这是因为它们深知美好的形象、良好的信誉将会给组织带来巨大的利益。美国国际商用机器公司规定了一项服务至上的制度："保证在24小时内回答顾客的每一条意见。"美国凯特波勒拖拉机公司也规定"48小时内将顾客需要的零件送到世界上任何地方,如果不能做到这一点,顾客可以免费得到零件"。当然,有胆量如此保证,是因为他们对自己的产品质量及服务水平,有绝对的把握和信心。

为此,一个社会组织一旦在公众心目中留下良好的印象,它便有了经久不衰的生命力。公共关系的目的正是要沟通社会组织和公众之间的联系,进行双向的信息传递,从而在社会公众心目中树立本组织的良好信誉和形象。同时,公共关系也是推动组织实现总目标的动力因素。

2. 对组织行为的预测和发挥组织主体功能

所谓组织行为的预测,就是指公共关系人员要利用所收集的各种信息进行综合分析和判断,考察组织现已实行的政策和行为在公众中产生的作用和影响,进而对组织今后将要采取的政策和行为与公众可能的意愿之间的吻合程度做出预测。就卫生机构(如医院、卫生防疫站、妇幼保健院等)来说,要想良好地生存和发展,除了要搞好自身的业务和卫生服务等方面的工作外,还要注意处理好与内外公众之间的合作关系。卫生组织机构作为公共关系的行为主体,就是要善于发现公众对自身的意见和看法,捕捉各种有利于完善自身机构的信誉和形象的有价值的信息,并对自己在公众心目中的形象进行评价,经常分析各类公众的需要、动机、态度及其变化趋势,及时做好预测工作。对于卫生组织机构的公共关系人员来说,应注意做到:

第一,及时、准确地向决策者提供有关公共关系的信息。公共关系人员首先应该将信息中关于组织机构声誉及知名度的情况,迅速地报告给决策者,尤其是提醒决策者在适当的时机开展公共关系工作,以便引起良好舆论,保持组织良好的生存环境。其次,要向决策者提供产品或服务在公众中受欢迎的程度以及组织在市场竞争中所处的地位等方面的信息,以使组织能及时地把握自身的现状,调整自身的状况,不断提高产品和服务的竞争力。最后,还应该向决策者提供有关市场及公众意向的预测信息,使组织的有关部门判定出与公众意向及社会舆论相吻合的发展规划。

第二,立足于公共关系工作本身,提出各种有实用价值的建议。组织中的公共关系人员应该有其职业的敏感性,要时刻牢记公共关系工作的宗旨,要时时刻刻重视打造组织的美好形象和创造有利于组织的典范。因此,要根据组织环境的变化和发展,及时向决策者提供咨询信息。如在组织初创时期,应尽快让相关公众了解组织的产品和服务,使公众从一开始就能形成良好的"第一印象",当组织的产品和服务顺利发展的时候,可以通过传播沟通,保持和发扬组织的良好声誉,并进一步扩大组织的影响力。而当组织处于不顺利的阶段时,或者由于外部或内部的原因使组织的形象遭到破坏时,公共关系人员应该本着实事求是的态度,深入调查,及时提出调整和完善的建议,并迅速地将组织所采取的修正举措传递给公众,求得其谅解而重振声誉。

上述无论是向决策者提供有关公共关系方面的信息,还是提出各项有益的建议,都是为提高组织行为的预测功能和发挥组织的主体功能服务的,组织作为公共关系的主体,还应认识到不仅公众的心理、意向在变化,社会舆论在变化,同样,组织自身也在不断地发展和变化,要使自身的良好形象在公众心目中久盛不衰,就要保证组织的发展趋势和公众的意向始终相吻合,以一个简式表明,即:

$$d = \text{distant}\ (f, g)$$

式中 f 为组织的趋势,g 为公众的意向,d 是一个随时间变化的函数,上式称为评估函数,它表示组织行为与公众意见的关系,随着时间的变化,应该使两者之间的距离缩小,这就是说,社会组织通过坚持不懈地开展公共关系活动,会使组织的工作与公众的需求或意愿越来越合拍、越来越吻合。

(二) 公共关系的行为客体——公众

1. 组织机构与公众

如果你是一名医生,那么一提起"公众"这个词,你就会联想起你的患者,如果你是一名教师,就会在脑子里浮现你的一群学生,而作为卫生组织机构,它的公众则是内部职工以及与之有来往的服务对象和单位等,确切地说,卫生组织机构的内部职工以及与卫生组织机构来往的服务对象和单位就是卫生组织机构的特定公众。

所谓公众,从公共关系的角度来说,是指一些受公共关系的主体——社会组织所执行的政策、行为影响而形成的有特定利益的群体,卫生公共关系活动,就是要与相应的特定公众搞好关系,这些特定的公众也就是卫生公共关系的活动对象或行为客体。

2. 公众的基本特征

无论是哪类公众,他们都存在一些共同的特点,这些特点是:

(1) 合群性

公共关系所指的公众都是由于有着某种共同点或面临共同的问题而结合在一起所形成的某一类特定群体。这些共同点包括共同的需要、共同的目的、共同的理想、共同的志趣等。例如,某些人往往是为了购买药品或药材才到药店去的,因此他们都是药店的公众。

(2) 相关性

"公众"虽然广泛存在,但实际与某一组织机构发生关系的"公众"通常是有限的。凡是不与某一组织机构发生关系的公众,也就不是该组织机构的公众,某组织机构的特定公众对该组织机构往往具有特定的要求,与组织机构存在着一定的利益关系。例如,医院患者往往希望医院的医疗水平高、医疗设备先进、医疗服务完善等。这就是说,特定的公众都要求从相应的组织机构中获得某些应得的权益。由于公众与组织机构的这种相关性,特定公众或目标公众的选择和确定就成了公共关系的重要课题。

(3) 层次性

对社会组织来说,所面临的公众既可以是某个个体,也可能是某个地方性组织、全国性组织,甚至是国际性组织。

(4) 多变性

组织机构的运行是动态、变化的,公众往往也处在变化之中,这主要表现在某社会组织在工作过程中解决了公众原来所面临的共同问题,那么原来的公众就自然消失,随着新问题的产生,又会形成新的公众。例如,药店每天购买药品或药材的顾客在成员上、数量上、年龄上、性别上等都是变化的,每天可能会遇到各种各样的新问题,形成相应的新公众。因此药店就要根据顾客公众的多变性特点,针对特定的问题、特定的公众,把各类问题处理好,以赢得顾客公众的好感和支持。

(5) 交互性

社会组织与公众之间是相互作用的,即公共关系主体和客体之间相互制约,相互影响。例如,卫生后勤部门的住房政策、食堂管理制度等往往会影响内部职工和外部公众的切身利益,而职工的态度、外部公众的行为也会影响卫生后勤部门各项政策的实施效果。

3. 公众的分类

对于公众的分类,可以从不同的角度考虑,可以按公众内部联系紧密程度划分,也可以从公众与社会组织的关系及其紧密程度来划分,还可以根据社会组织对公众的看法来划分,等等。一般来说,大多数学者倾向于从横向或纵向两个方面对公众进行分类。横向分类的根据是:社会组织在各项工作的开展或实施过程中不可避免地会产生各种问题,因问题的不同会形成不同的公众。对因问题的不同而形成的不同的公众进行横向分类,目的是为了更好地理解各类公众在与社会组织的关系中所扮演的角色地位和角色作用,便于公共关系活动有针对性地分别解决各类问题,协调社会组织与各类公众的关系。从横向的角度可将公众划分为以下几种：

(1) 内部公众

对于卫生组织来说，所面临的公众不仅仅是外部那些相关的、有特定利益联系的群体，卫生组织的职工和股东等也是其重要的内部公众。而在卫生公共关系的具体开展过程中，内部公众的重要地位和作用常常被忽略。应加以高度重视的是：内部公众对其所在的卫生组织的评价和看法是十分重要的。如果一个卫生组织机构连自己的内部员工都否认自己，不接纳自己，不支持和拥护自己，那么它也就失去了良好生存的土壤。内部公众同样可以根据所面临问题的不同而分为好几类，如内部知识分子公众、内部政工干部公众等。

(2) 政府公众

政府公众是指对社会组织行使管理监督职能的所有社会职能部门。卫生组织机构作为社会的一分子，必须服从政府对整个社会的统一管理。卫生组织机构的一切医疗、预防、保健、卫生服务、药品经营等活动都将直接或间接地与政府打交道，搞好与政府的关系具有重要的意义。

(3) 消费者公众

消费者公众是与社会组织目标直接相关的公众，也就是社会组织经营产品或服务的消费群体，对于大多数社会组织来说，这类公众是最主要和最广泛的公众。消费者公众与社会组织的关系，在任何商品经济社会中，都是决定社会组织目标的完成，甚至社会组织生存的重要因素。

(4) 社区公众

社区公众是指社会组织所在地周围的邻居和地区政府部门。社区公共关系就是社会组织有意识地通过信息传播活动让社区公众了解自己，使之认识到自己是值得信赖的好邻居，以形成社会组织在社区中的良好形象。

(5) 新闻媒介公众

新闻媒介公众是指在社会分工中专门负责向大众传播信息的专门机构，新闻媒介公众是一种特殊的公众。它具有双重的作用：一方面，它是社会组织的公共关系客体，是公共关系的对象；另一方面，它又是介于社会组织和其他公众之间的沟通桥梁，是中介因素。这就是说，社会组织要提高良好的知名度必须靠新闻媒介公众为自己传播信息，扩大影响。

(6) 同行公众

同行公众是指和自己从事相同事业的社会组织，此类公众和社会组织之间既有竞争关系，又有合作关系，同行的信息传播往往比较灵通，同行对自己的良好肯定和评价往往更有形象价值。

(7) 其他公众

这类公众包括在社会组织正常运行中涉及的各类组织和群体以及在社会组织遇到的偶然事件中所涉及的公众。前者如原料供应、水电供应单位等，这类公众与卫生组织各项工作的正常运行密切相关。后者的重要性要视事件的影响程度而定，如因药厂"三废"问题未处理好而危害社区居民的健康，这种事件会严重影响卫生组织在社区居民中的信誉和形象。

以上是从横向的角度对公众进行的种类划分，那么从纵向的角度来看，也就是把公众作为一个过程按其发展阶段来划分，又可分为非公众、潜在公众、知晓公众和行动公众。

(1) 非公众

非公众是指与社会组织没有发生任何影响和关系的群体。这类群体虽说目前尚未和社会组织发生关系，但从社会组织运行的发展趋势进行分析，有必要对今后可能与社会组织发生关系的非公众有预先的认识。

(2) 潜在公众

潜在公众是指事实上已与社会组织发生联系但尚未被意识到的公众。由于潜在公众本身并没有意识到问题的存在，所以它不付诸任何行动，这样它对社会组织的影响就是潜在的。潜在公众对于卫生组织来说，存在有利和无利两种情况。如果对卫生组织的信誉和形象有利。那么应当尽快让公众知晓，如果情况对卫生组织的信誉和形象不利，那么既要让公众知道问题之所在，同时也让其知晓卫生组织所采取的补救措施，从而使卫生组织的信誉和形象得到较大程度的挽回和重塑。

(3) 知晓公众

知晓公众是指已经意识到问题的存在，但尚未采取行动的公众。对于知晓公众，卫生公共关系要通过各种传播媒介，积极、主动、有效地向其解释各种问题的缘由，以求得谅解和支持。

(4) 行为公众

行为公众是指不但意识到问题的存在，并且已着手采取行动的公众。面对行为公众，卫生公共关系更要快马加鞭地开展活动，竭力让公众了解卫生组织为解决问题所做出的努力，变被动为主动，变不利为有利。

4. 确定公众的意义

各类公共关系活动的主体都有自己特定的公众，也就是说各类公共关系活动的主体，其公众的范围是各不相同的。如医院、宾馆、商店、学校等，其相应的公众就各不相同。卫生组织中的公共关系人员就要善于从众多的个人、群

体或组织中准确地确定自己的目标公众,具体说来,确定公众的意义在于:

(1) 确定公众可以使卫生公共关系人员明确自己工作的对象,下工夫研究自己的工作对象,并寻找它们的特点(包括职业特点、年龄和性别特点、心理和行为特点、需求特点、风俗和礼仪特点等),从而为有的放矢地开展卫生公共关系活动提供先决条件。

(2) 弄清公众及其分类。弄清公众及其分类能使卫生公共关系人员有针对性、指向性地根据各类公众的不同特点,选择最有效的传播方式进行沟通,从而保证卫生公共关系工作取得良好的效果。

(3) 确定公众可使卫生公共关系人员把主要精力、更多的资金集中投入对卫生组织机构的发展有决定性影响的那些公众的公共关系活动中。

倘若不重视公众的确定工作,卫生公共关系工作就会目标不清,对象不明,重点不突出,浪费人力、物力、财力,策划的卫生公共关系活动也就难以"投公众所好",或者说难以符合公众的"口味",其结果是无法保证卫生公共关系工作取得良好的成效。

(三) 公共关系的行为过程——传播沟通

公共关系的行为过程是一个传播沟通的过程,传播沟通是连接公共关系主体(社会组织)与客体(社会公众)的桥梁和纽带。在现代经济社会中,卫生组织与公众的信息交流过程是双向的。卫生公共关系工作除了要注意搜集社会环境动态方面以及社会公众对卫生组织的看法、意见、评价等信息外,同时还应注意把卫生组织的有关目标、宗旨、行为举措等内部信息传输给相关公众,以求得他们对卫生组织的了解、理解、谅解和支持。这种卫生组织机构面向社会公众的双向信息传播过程便是公共关系传播沟通。

1. 传播的目的

如果说公共关系工作的根本目标在于建立良好的组织形象和声誉的话,那么,把公共关系的行为主体(社会组织)和行为客体(相关公众)连接起来的传播过程,目的就是将公共关系信息通过各种传播媒介传递给公众,以求得社会组织与相关公众之间的良好合作。具体地说,传播的目的在于:

(1) 提供和分享组织的信息

卫生组织机构要使相关公众了解自己,就必须在掌握公众心理和意向的基础上,及时、准确地向其提供有说服力的信誉或形象信息。如广州白云山制药厂,就十分注意将自己的新产品、新成果、新政策、以人为本、重视人才、从内部留住优秀人才的理念,注重社会整体效益、以顾客为中心等具体做法,通过传播媒介传递给公众。30多年来,白云山制药厂非常注重及时为广大社会公众提供各种经营信息,并与其分享所取得的新成就。因此,白云山制药厂能在激烈的竞争中始终保持产销两旺。

(2) 改变公众态度

开展卫生公共关系活动,就是要在大量信息交流的基础上,激发公众的好感,促使公众改变态度,最后引发其行为。作为卫生公共关系行为过程的传播活动,其目的就是使那些对卫生组织抱有默然态度,甚至偏见和敌意的公众,改变对卫生组织的看法,从不了解、不支持、不信任变为支持、信任的态度。例如,当医院后勤工作出现产品质量或服务态度等方面的问题时,医院后勤人员应以一种谦虚、客观的态度对待所出现的问题,不要一味推脱责任,应立刻进行细致的调查,当事实证明自己工作中的疏忽或误差时,就要马上采取补救措施,并将自己所采取的解决问题的态度和行为,通过传播沟通的手段,告知广大公众,做好解释工作,求得其谅解,进而逐渐改变公众对自己反感的态度。

态度的形成与转变既是社会化的过程,又是服从—同化—内化的发展过程。态度会随着外界条件和社会环境的变化而变化,但态度一旦形成又往往比较稳定而持久。所以,要想改变公众的态度决不是一蹴而就的。这就要求在对不同公众进行劝导传播时,一定要有针对性,在先了解不同公众的相应需要、动机、爱好等方面的基础上,多用说服力强的事实或实例做解释,进而影响其态度的转变,最终达到改变其态度的目的。

2. 传播的沟通过程

传播作为公共关系主体(社会组织)与公共关系客体(社会公众)之间的桥梁中介是一个信息交流过程。它可以是通过不同工具间的交流,如电话、电报等,也可以是人与机器之间的信息交流;还可以是人与人之间的信息交流,从卫生公共关系的角度来讲,信息的传播主要是指卫生组织与其相关公众的信息交流,不过,无论哪种信息交流都服从于信息交流的一般规律。图1-1所示的是最一般的信息交流模型。

公共关系主体与客体各自所处的地位不同,他们之间存在着种种利益上的差异,公众总不可能百分之百地按照一个社会组织的公共关系部门的意愿去理解各种信息。这就是说,社会组织与相关公众之间的信息交流是一个较为复杂的过程,这个过程的信息交流效果受着诸多因素的制约和影响。1932年,美国传播学学者哈罗拉斯韦尔提出了人类传播过程的著名的五个"W"的公式。他认为,公众传播的基本问题在于回答以下几个问题(见图1-2):

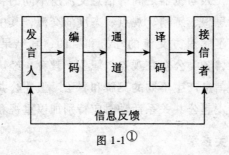

图 1-1①

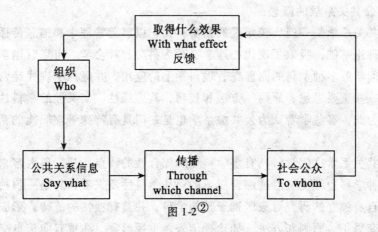

图 1-2②

(1) 谁（who），指信息的发布者，即公共关系人员。

(2) 说什么（say what），指传播的内容，有利于在公众中树立良好的组织形象和声誉的有关公共关系信息。

(3) 通过什么渠道，指公共传播的两大渠道：一是大众媒介（如报纸、杂志、广播、电视等）；二是人际沟通（报告会、演讲会、参观、座谈、记者招待会等）。

(4) 对什么人（to whom），指的是对社会组织的目标和发展具有某种直接或间接利害关系或影响的个人和群体组织。

(5) 取得什么效果（with what effect），这是评价、分析、检验实施信息传播是否有效，并在效果分析中评估公共关系工作效益的办法。

公共关系的信息交流因为是在社会组织与相关公众之间进行，因此它具有

---

① 朱丽莎. 后勤公共关系学. 大连海运学院出版社，1994：38.
② 朱丽莎. 后勤公共关系学. 大连海运学院出版社，1994：40.

与一般通信工具之间，人与机器之间等信息交流所不同的特殊性：①它不仅是信息的交流，还包括思想、感情、观点、态度的交流，其中，心理因素尤为重要。②它所需要的是了解对方交流的动机和目的，其结果在于改变态度和行为。③由于涉及面广，各类公众在观点、职业、教育、经历或经验等方面有所不同，因此会对同一信息产生不同的见解和看法。上述公共关系的信息传播特征是卫生组织机构在发起公共关系活动时应特别加以重视和考虑的。

三、什么是公共关系学

1. 公共关系学的概念

公共关系学是一门比较年轻的新学科，它以经营管理学和信息传播学作为主要的理论基础，吸取了现代心理学、行为科学、社会学、市场营销学、广告学、新闻学等多种学科的原理在管理科学上的应用，并吸取了现代经营和行政管理的一些重要思想、原则、方法和技巧，其边缘性、交叉性的学科性质显而易见。为此，有些学者认为公共关系学也是一门具有特殊管理职能的新兴管理科学。

公共关系学这门学科具有多学科性和综合性的特点，从学科内容来看，它是由多种学科边缘交叉渗透综合而成的；从学科性质来看，它是一门独立的科学，以自身独立的研究对象区别于其他学科，并具有独特的范畴，形成了独特的一整套思想、原则和方法。如珍视信誉、重视形象、注重双向信息交流、注重社会整体效益的思想、坚持公众利益第一、科学指导为原则等，这些方面构成了公共关系学独立的理论体系和方法，并且广泛地应用于社会各个领域之中，充分地体现出其独特的现代管理功能。

公共关系学还是一门实践性很强的应用学科。它的核心是：在信息社会里，依据信息传播的科学原理，运用恰当的新闻和传播工具，促进社会组织与相应的内外公众的信息交流，以达到社会组织的内求团结、外求发展的目的。为此，卫生组织机构应结合自身的实际情况来学习、研究以及应用公共关系学，否则就会浪费公共关系学这门学科的实用价值。总之，公共关系学是研究现代社会中各类组织机构，借助信息传播媒介与相关公众建立良好合作关系的方式、方法及规律的科学。

2. 怎样掌握公共关系学

任何学科的学习都包含两个层次：理论学习和实践学习。其内在逻辑是：理论是基础，而实践既是源头，也是归宿。针对公共关系学的特点，学习公共关系学的理论知识，提高公共关系能力也应当紧密围绕着这两点来进行。

（1）打下坚实的理论基础

理论源于实践而又指导实践。对于初学者来说，首先需弄清公共关系的内涵，认真把握公共关系的本质和规律，这样才能开好头，有个正确的导向。

①阅读具有权威性、代表性的公共关系学名著，了解和掌握公共关系理论与思想的起源、发展阶段与时代内容，在比较中明确、坚定公共关系的正确观点，把握公共关系学的动态变化和发展趋势，掌握公共关系学研究的基本方法，为理论和实践创新奠定坚实的基础。

②阅读与公共关系学密切相关的名著，如市场营销学、管理学、消费心理学、新闻学、传播学、舆论学、广告学、社会学、语言学等，这是由公共关系学作为一门边缘性学科的性质所决定的。学习这些理论，会极大地充实、丰富阅读者对公共关系学的认识，拓宽学习的视野，增添解决问题的方法与途径，提高学习者的综合素养。

③阅读公共关系方面的报纸杂志，了解和掌握公共关系学最新的理论动态和实务动态，并作为参考，及时调整自身的公共关系目标与行为。

④注重借助典型公共关系案例，培养初步的解决实际问题的能力，并从中吸取成功的经验和失败的教训，为公共关系实践奠定良好的基础。

（2）以科学理论指导实践活动

只有将理论用于指导实践，理论的现实价值才能够得到充分的展现。从另外一个角度来看，公共关系学是一门应用性学科，这决定了公共关系学的生命力在于运用，通过运用来检验它的原理、原则的正确性、指导性和可操作性。只有通过公共关系实践，才能真正理解公共关系的作用和价值，才能更好地把握公共关系理论，迅速地提高公共关系工作能力。

这里所指的实践是指运用公共关系学的有关知识，去调查机构、公众和媒体的公共关系状态，辨清机构所面临的问题和困境，以便更有针对性地开展公共关系活动，并从中引出带有规律性的认识，以指导公共关系实践。

（3）总结公共关系实践，促进实践成果向理论层次的上升

实践活动的经验固然重要，但它只有在上升到理论的高度之后才具有普遍的指导意义。因此，这里要做的就是从公共关系实践活动中总结、概括出其共性规律与个性化特征，从而为环境变化时，卫生组织所应采取的反应提供理论指导。具体的学习方法有以下几种：

①经验总结法。经验总结法是指通过有目的地整理公共关系工作的经验，总结出公共关系工作规律的一种研究方法。例如，对公众的态度和行为倾向的经验总结进行高度概括，可以得出公共关系工作对象的行为反应特征，并可以

据此将其划分为具有不同特征的群体。及时对卫生组织机构内、外部公共关系成功的经验和失败的教训进行经验总结,会对卫生组织机构公共关系活动的有效开展起到巨大的指导作用。

②观察法。观察法是指通过学习者自己的视听器官直接或者是借助于摄影机、录音机、录像机、闭路电视等视听设备间接地观察社会公众的语言、表情、动作等,并对其进行总结分析的一种方法。除了观察公众的日常活动及行为,总结出规律性的认识外,观察环境的变化、政府立法和执法动态及措施、竞争者状态以及市场动态等都是观察法所要做的补充工作。

③个案法。个案法是以某一个机构成员所开展的公共关系活动作为重点研究对象,从而系统、全面地认识、解释和把握公共关系活动运行的规律,并在合理的范围内适度推广,以对其他类似的公共关系实践进行有针对性的指导的一种方法。

④询问调查法。这是公共关系中最常用的一种方法。它是指运用一定的技术手段,通过收集二手资料、访谈、调查问卷等方法,了解卫生组织机构当前所处的公共关系状态、拥有的优势以及存在的不足,预测公众的态度倾向,从而为卫生组织机构的公共关系活动指明方向。

第二节 公共关系的形成与发展

公共关系作为一种客观存在着的社会关系和社会现象有着久远的历史,然而,作为一门专门化的社会职业,形成一门较为系统和完整的学科体系,至今只不过一百零几年的时间,这就是说,公共关系学是一门既古老又年轻的科学。

一、古代朴素的公共关系

如果把公共关系理解为公众关系,那么这种关系在人类社会诞生之日起,就已经存在了。当人类进化到一定时期,为了自身的良好生存与发展,通常以民族为基础形成群体部落,这些群体部落往往推选出有威望的人作为领袖,并挑选少部分能干的人协助管理,这就形成了一定的社会组织,这些原始的社会组织一方面支配、管理部落成员,包括分配它们的收获、财产;另一方面又必须代表绝大多数部落成员的利益,即公众的利益,这样才能获得公众的信任和支持。凡是遇到重大事件,部落组织都必须及时向公众传告,听取其意见,甚至举行"公民投票"来做决定。这就形成了原始状态的组织与公众的关系。

公共关系是一种客观存在的社会关系。任何社会组织即使不了解公共关系这个概念，也没有有意识地开展公共关系活动，但对内对外的各种活动，却始终处在某种公共关系的状态之中。现代公共关系的某些思想和某些活动，也古已有之。

中国自古以来非常重视守信用，讲信誉，孔子说，"与朋友交，言而有信"，"人而无信，不知其可也"，又说"民无信不立"。这些都是说国家一旦失去了人们的信任，就无法生存下去。王道的"民本"思想是：国以民为本，民以信为本。唐代魏征把政权比做舟，把民众比做水，向太宗提出警告，"水能载舟，亦能覆舟"，历代成功的统治者几乎都把政权建立在取信于民、争取公众支持的基础上。众多的商店过去往往挂着"真不二价"、"童叟无欺"的牌子，以表明该店的诚实可信，这些与现代公共关系活动中主张建立信誉，取得公众的信任与支持的原则是一致的。

在人际关系方面，中国古代思想家也曾提出过对后世有深远影响的行为准则，如孔子的"己所不欲，勿施于人"，墨子的"兼相爱，交相利"，孟子的"天时不如地利，地利不如人和"。此外，中国古代还十分重视信息反馈的作用，孙子兵法说，"知彼知己，百战不殆"，这就强调了掌握信息的重要性。

以上所举都是我国古代历史上类似公共关系的思想和活动，当然，不仅是中国，在欧美或东方其他国家均可找到许多同样的例子，这无非说明，公共关系是不随人的主观意志而转移的客观存在，无论哪一类社会组织都要面对各种公众，处理好与各种公众的关系，都要良好地适应社会环境，改善社会环境，以求良好地生存与发展。

二、现代公共关系的形成与发展

公共关系是商品经济的产物，大约在20世纪初起源于美国。有些学者认为，现代公共关系的产生取决于两个条件：一是商品经济的发展，卖方市场转化为买方市场；二是政治上的民主，公众由被愚弄而转为受尊敬。可以说，公共关系的产生，是当时的文化背景、政治背景、经济背景等方面的历史条件综合作用的结果，是社会进步的具体体现。

1. 现代公共关系在美国的形成与发展

早在18世纪，美国就在废除奴隶制度、立宪运动和总统的竞选活动中开展过公共关系活动，如美国第三届总统杰斐逊曾表示："报纸要对政府提供一种其他机构无法提供的监督作用。"1832年，美国的第七任总统安德鲁·杰斐逊出身贫寒，没有雄厚的经济实力，但凭借他那和蔼可亲和平等待人的态度，广结良缘，取得了社会各界人士的支持，他曾公开宣称："如果政府能像老天下雨一样注意到对一切事物都平等相待，同样地钟爱高地位和低地位的人，以及富人和穷人的话，那么将是十分幸运的事情。"杰克逊的思想观点经过广泛宣传，深深地赢得了美国公众的心，继而在美国选民的拥戴下，以高于竞争对手五倍的选票而得以连任。

1882年，美国律师多尔曼·伊顿在当时的耶鲁大学毕业班演讲中第一次使用了公共关系一词，并将之解释为"大众利益"。这一新名词引起了当时在座听讲的大学生的思考。但公共关系的流传和普及应归功于美国学者爱德华·伯内斯（Edward L. Bernays）。他于1923年完成了世界上第一部公共关系学专著《舆论之凝结》。在爱德华·伯内斯的基础上，我们可以将公共关系在美国的产生和发展划分为三个阶段：

第一阶段：萌芽阶段（1900—1918年）

1903年曾经担任过《纽约时报》等几家报纸、杂志的记者和编辑的美国学者艾维·李（Ivy Lee）开办了第一家公共关系事务机构——宣传顾问事务所，称为世界上第一个向客户有偿提供公共关系劳务的人，故此被誉为"现代公共关系之父"。

1906年，艾维·李遇到将其新思想付诸实践的好机会，当时，洛克菲勒财团正被罢工弄得焦头烂额，万般无奈之中向艾维·李求救，艾维·李为此设计了三项措施：首先，聘用有威望的劳资关系专家来调查，核实导致罢工的煤矿事故的具体原因，并公布于众；其次，邀请工人领袖协商并参与解决这次劳资纠纷；最后，他建议洛克菲勒增加职工工资，救济贫困，开办医院及学校，建立研究机构、博物馆，并为慈善事业捐款。果然，罢工很快平息，洛克菲勒也摆脱了"强盗大王"的臭名声，开始在社会上树立好形象。事后，洛克菲勒说："在科罗拉多州的大罢工中，艾维·李扮演了一个十分成功的角色，为约翰·洛克菲勒家族的历史增添了十分重要的一页。"因此，艾维·李的名声大振，美国电话电报公司、铁路公司等大企业都抢着聘他为公共关系代理人。

艾维·李的公共关系思想是"说真话"，"公众必须被告知"，并提倡"门户开放原则"，这些思想和原则在美国的公共关系发展史上占有重要的位置。但艾维·李很少做公众舆论的科学调查，而是凭经验，凭直觉地开展公共关系工作，因此，这段时期公共关系活动的特点是只有艺术性，缺乏科学性。

第二阶段：发展阶段（1919—1929年）

前面曾经提到过的爱德华·伯内斯是奥地利人，1891年生于维也纳。他是著名的奥地利心理学家弗洛伊德的外甥，其思想颇受其舅舅的影响。1923

年和1928年他先后写了《舆论之凝结》和《舆论》两本专著。在书中系统地阐述了公共关系学的原理和方法，使之形成较为完整的学科体系。1923年，他在纽约大学开设了公共关系学的课程，第一次把公共关系学引进大学讲坛。同年，他十分有创意地提出了"公共关系咨议"这一概念，进一步拓展了公共关系的职能，他在《舆论之凝结》中，解说了"公共关系咨议"的两重作用：一是推荐各种公众舆论，促进社会组织能执行合乎社会公众行为的政策；二是通过各种舆论，宣传这些政策和行为，以获得社会公众的好感和支持。他还认为，公共关系人员应促使社会组织履行社会责任和义务。

爱德华·伯内斯的公共关系思想主体是投公众所好，他提出，社会组织首先应做调查研究，以了解和确定社会公众的爱好，一切以公众的态度为出发点，然后有计划、有目的地进行宣传，争取公众的谅解和合作，并尽量满足公众的需求。在他看来，只有在一定科学理论指导下的劝说活动才具有巨大的威力，因而，他将艾维·李创造的公共关系经验和艺术，转化为较为系统、科学的理论，为提高公共关系的职业化、科学化程度做出了重大贡献。

第三阶段：兴盛阶段（1927年至今）

1929年至1933年，资本主义世界爆发了空前的经济危机。这场危机使美国经济倒退30年，英国经济倒退40年，然而，却有些资金不雄厚的企业能够顽强地生存下来。有人认为，这些幸免于难的企业，最根本的是懂得在危机中有效地运用经营策略，采取了广泛的公共关系活动，博得了包括政府、股东和工人、市民以及国内外银行、交通、企业等有关部门的信任、支持和合作。面对新的现实，美国的许多工商业界人士幡然醒悟。于是纷纷在自己的企业中设计公共关系部门或聘请公共关系顾问。20世纪50年代以后，公共关系的实践和理论有了新的发展。这一时期有两位公共关系权威人物：美国学者卡特利普和塞特，他们的主要著作有《公共关系咨询》和《当代公共关系导论》。两位学者在著作中多次提到了"双向对称"的公共关系模式。引起了许多国家研究人员的兴趣和重视。双向对称的要点是：公共关系的最终目的是在社会组织和相关公众之间形成和谐的关系。这就要求，一方面，社会组织将意图和信息传播给公众；另一方面，公众将意愿和反馈信息传给社会组织，形成双向沟通，对称平衡。

1973年，美国新闻教育协会正式通过了《公共关系教育大纲》，用以指导公共关系教育合理、有序地进行，到目前，美国已有400多所大专院校开设了公共关系课程，61所大学有学位授予权，37所大学开设了公共关系专业硕士课程，13所大学设有攻读博士学位的公共关系专业的研究生课程，据统计，

20世纪50年代美国的公共关系从业人员有两万余人，20世纪60年代激增到10万人，至今，公共关系从业人员超过20万人，比20世纪50年代增长了10余倍。在从事公共关系的专业人员中，大学本科生占54%，硕士占29%，其规模与人员质量是世界上其他国家难以相比的。

2. 公共关系遍及世界

1920年，公共关系由美国传入英国，并迅速地流传到其他英语国家。

1924年，被称为"政府公共关系部的原型"的英国交易局开始用大规模的宣传活动来促进贸易发展。

1926年，英国成立了第一个正式的官方公共关系机构"皇家营销部"，更是运用一切力量进行全方位的公共关系活动，取得了惊人的成功，"买英国货"成为当时世界许多地区人们的口号。

1946年公共关系在法国崭露头角，法国在战后的建设过程中认识到，企业、工厂应向社会和公众开放，这既能收到良好的经济效益，又能使社会组织在社会中提高知名度，树立良好的形象。法国经济学家倡导建造向社会与公众敞开的"玻璃屋"，建设现代企业。当时，有一家公共关系机构就取名为"玻璃之屋"，象征着公共关系在法国是一种开明的经营观念和方法。

1946年荷兰出现了首批公共关系事务所，随后德国、意大利、瑞典、芬兰、挪威乃至日本、澳大利亚、新加坡、中国香港地区、南非、巴西等国家和地区纷纷效仿。

1950年至1955年期间，公共关系在中美洲、南美洲等地区也蓬勃发展起来，1955年，国际公共关系联合会（IPRA）在英国宣告成立，到20世纪后期，英国已有公共关系顾问协会170多家，澳大利亚有公共关系顾问公司近600家，加拿大公共关系协会已有七个地方分会。

1957年以后，日本兴起了对海外开展公共关系活动的热潮，成立了"国际公共关系公司"。该公司在全世界38个国家和地区建立了业务合作关系，在纽约、巴黎、中国香港地区设有分公司。1964年日本公共关系协会成立，许多学者认为，公共关系是促进日本经济在短时间内迅速腾飞的重要因素。

3. 公共关系在当代中国

（1）公共关系实务的兴起和发展

早在20世纪60年代，公共关系就已传入我国香港、台湾和澳门地区，并且得到迅速发展。尤其是我国香港地区，公共关系的理论研究和实务工作开展得更是有声有色。许多跨国公司在香港分公司内部设立公共关系机构，聘用那些受过专门训练的人员从事公共关系工作。此后，各个企业、酒店和宾馆纷纷设立内部公共关系部门,社会上涌现出一批公共关系专业公司,从业人员迅速增加,公共关系在中国香港地区的健康发展,为其迅速传入中国内地创造了良好的条件和基础。

1980年,深圳、珠海、汕头、厦门被定为经济特区,公共关系作为一种经营管理技术,首先在这些开放城市的合资企业中出现,这些企业的公共关系部经理大多由海外经过专训的人员担任。为了适应特区建设的需要,提供经验和技术,1980年深圳蛇口华森建筑设计顾问公司率先成立,这是我国内地第一家公共关系性质的专业公司。1982年深圳竹园宾馆(深圳与港商合资)成立了公共关系部,1983年北京长城饭店(中外合资)成立公共关系部,1984年广州中国大酒店以及广州的花园酒店、东方宾馆、白天鹅宾馆等企业和服务机构均设立了公共关系部。这些企业和服务机构所开展的公共关系活动在团结内部员工,吸引国内外顾客,提高知名度、美誉度等方面很快就显示出现代公共关系的魅力。不久,广州白云山制药厂也率先成立我国国有企业的第一家公共关系部,该厂每年拨出总产值的百分之一作为公共关系的活动经费,20多年的事实证明,其公共关系工作是卓有成效的。

此后,公共关系自沿海至内地迅速发展和蔓延。1984年底,中国科学院新闻研究所公共关系课题组对广州白云山制药厂的公共关系工作进行了考察。同年12月,《经济日报》发表了长篇通讯《如虎添翼——记广州白云山制药厂的公共关系工作》,并配发了题为《认真研究社会主义公共关系》的社论,阐述了对引进和发展公共关系的原则性和指导性的意见。接着,《广州日报》、《北京日报》、《世界经济导报》、《文汇报》等报刊先后载文介绍我国新兴的公共关系事业的发展情况以及公共关系在当代中国兴起和发展的必要性和紧迫感。《认真研究社会主义公共关系》社论的发表,有力地说明了公共关系在中国已经受到重视,凭借新闻媒介的强劲东风,使公共关系很快吹向全国各地。

1986年,中国环球公共关系公司在北京成立,经营代理美国博雅公共关系公司及其客户在中国的公共关系事务,同时代理中国各大公司在海外的公共关系事务,这是我国第一家独立的公共关系公司,随之,上海、广东、天津等省市也陆续成立了专业的公共关系公司。公共关系在极短的时间内在中国内地有了蓬勃发展之地。

目前,我国公共关系市场十分活跃。《中国公关业2002年度行业调查报告》显示,2002年中国公共关系市场(不包括港澳地区)继续保持增长势头。对北京、上海、广州三地市场的抽样统计说明,整个行业年营业总额估计达25亿元,比2001年的20亿元增长了25%,此外,进入我国的国际公共关系公司无论是年营业额，还是从业人员的人数均保持稳定增长，年均增长率均达15%。国内公共关系公司继续增加，年平均增长超过30%，据推测，北京、上海、广州三地的中小公共关系公司超过500家，专业公共关系公司从业人数超过5000人，全国专业公共关系公司总数达到1000家，全国专业公共关系公司的从业人数可能超过10000人。① 我国公共关系产业发展快，潜力大，已广泛被社会接受和认可。可以相信，一个充满希望和阳光的公共关系产业终将诞生。

(2) 公共关系理论教育与研究的形成

1985年1月，深圳市总工会最先开办了公共关系专业培训班，1985年6月，北京大学举行了公共关系讲座。1986年9月，深圳大学正式开设必修和选修的公共关系学课程，接下来，复旦大学、中山大学、杭州大学、南京大学、中国科学技术大学等也纷纷开办公共关系培训班和公共关系课程，与此同时，国家教育委员会也下达文件，规定在高等院校的行政管理、企业管理、工业经济、旅游经济、广告学、市场营销、新闻传播等专业中，均必须开设《公共关系》课程，国家教育委员会高等教育自学办公室、中共中央组织部干部教育局、中共中央宣传部理论局、劳动人事教育局也联合发文，规定政治管理和行政管理专业都必须开设《公共关系概论》课程。从此，公共关系学这门专业基础课程正式引入高等学校。

在此期间，公共关系学专著、译著、教材就像雨后春笋般不断出版，如明安香的《公共关系学概论》，居延安的《公共关系学导论》，许锡文等编写的《公共关系学教程》，毛经权主编的《公共关系学》以及居易主编的《公共关系译文集》等。1988年1月，浙江省公共关系协会主办了《公共关系报》。该报是我国第一家公共关系专业报纸，主要反映浙江和全国公共关系方面的工作动态和理论研究成果，传播海内外公共关系信息，1989年1月，山西省公共关系研究会和中国公共关系专业委员会联合主办了中国第一家公共关系专业杂志《公共关系》。该杂志设有理论话题、成功之道、企业之友、人际关系等栏目，探索和研究公共关系的基本原理，介绍公共关系的实施方法和基本技能，报道公共关系的实践经验等。各种公共关系研究组织也纷纷成立，1986年1月广州中山大学成立了中国第一个公共关系协会，1986年12月上海市委统战部成立了上海市公共关系协会，1987年5月中国公共关系协会在北京成立。此后不久，全国各省市也陆续成立了公共关系学术团体，1991年4月，中国

---

① 吴勤堂.公共关系学.武汉大学出版社，1994：24.

国际公共关系协会也在北京成立了,该学会成立后,促进了国际性、全国性、地区性的公共关系组织和学术团体之间的沟通、交流和合作,为推进中国公共关系事业的发展做出了重要贡献。

第三节 卫生公共关系的研究内容和范围

一、卫生公共关系的研究内容

(一)卫生公共关系的概念

公共关系学是社会生产高度发展的产物,是现代社会化活动不可缺少的内容,不但在企业、商业、交通等服务行业中起着重要作用,而且在政府、事业单位也发挥着有益的功能,例如,在医院、卫生防疫站、妇幼保健院、疗养院等卫生组织中,也通过开展卫生公共关系活动促进了自身的发展,提高了知名度,增进了社会效益和经济效益。

其实,卫生组织中的某些机构,如工会、党委、行政办公室、宣传科等一直在自觉、不自觉中开展着"内求团结、外求发展"的公共关系工作,只是尚未将之提高到应有的重视程度,还缺乏有意识地运用公共关系的原理和方法去开展有组织、有计划的公共关系活动。

事实上,医院、卫生防疫站、妇幼保健院、疗养院等卫生组织要想提高服务质量和工作效率就必须运用公共关系手段,充分调动职工的积极性,增强其责任心,与相关公众搞好关系,取得他们的信任和合作。尤其要重视开展双向的信息传播活动,加强卫生组织与相关公众之间的信息沟通和交流,加深彼此的了解,进而顺利地完成自身特定的工作任务。

卫生公共关系是指卫生组织在进行各项业务活动中,通过信息传播,使内部公众(如职工)和外部公众(如患者)了解自身的政策和行为,与其公众之间建立相互信任、理解支持的合作关系,从而促使卫生组织的目标有效实现的一种特殊管理职能。要弄清卫生公共关系是一种特殊的管理职能,还有必要理解公共关系的内涵或特点。卫生公共关系的内涵和特点主要涉及以下几个方面:

1. 卫生公共关系是指卫生组织和其相关公众之间的合作关系。卫生公共关系是双向的信息沟通过程,卫生组织作为公共关系的行为主体,在发起公共关系活动时,要懂得双向对称性的传播原理,既要重视将信息传递给卫生组织的内外公众,同时还要将公众的意愿、要求、建议等反馈回来,并根据公众的反馈信息，迅速地对自己的工作进行修正、调整和完善，卫生组织与相关公众的关系如同鱼和水，是相互制约和相互影响的，卫生组织的工作或服务水平直接关系到相关公众的利益得失，而相关公众的舆论又影响着卫生组织的生存和发展。

2. 卫生公共关系是指卫生组织为树立良好的形象而开展的社会舆论活动，卫生组织在社会公众心目中享有崇高的威信，良好的信誉，对其业务活动的良好运行有着重要的社会支持作用。如医院某个科室的某个医生或护士的高超医术和高尚医德受到舆论的肯定和赞扬，则有利于提高医院的美誉度。因此，卫生公共关系就是要随时随地地注重良好社会舆论的营造。

3. 卫生公共关系就是要实现双赢。所谓双赢，就是既要考虑卫生组织自身发展的利益，更要考虑到相关公众的利益，也就是要注意满足卫生组织与相关公众双方的利益，为此，卫生公共关系要遵循平等互利、互相尊重、真诚合作的原则。

4. 卫生公共关系注重长远利益。卫生公共关系不仅关注眼前的需要，而且更看重社会公众的长远利益，如对于性病和艾滋病等，除了积极采取医疗预防的措施外，还应该及时地向卫生防疫单位报告，共同采取有效的预防措施，从而使更多的社会公众免遭危害。这种做法，会使卫生组织获得良好的口碑，而且这种注重长期社会效益的思想会给卫生组织带来良好的经济效益和稳定的生存环境。

5. 卫生公共关系是一种专业性工作，卫生公共关系工作有其行业的特殊性，故而应形成独立的专业，建立专门的独立机构，培养专业人才，在卫生工作的整体中发挥公共关系独特的作用和功能。

（二）卫生公共关系的研究内容

卫生公共关系是公共关系学中新兴的一个分支学科，主要研究卫生工作中有关的公共关系活动的基本规律、基本原理和基本方法，依据卫生公共关系的内容和任务，开展相应的卫生公共关系工作，以达到卫生组织内求团结、外求发展的最终目标。卫生公共关系的工作内容主要包括以下几个方面。

1. 卫生组织良好形象的建立。卫生公共关系工作的主要目的是建立卫生组织的良好形象，卫生组织形象的好坏是检验卫生公共关系工作开展情况的试金石。卫生组织的形象是社会公众对卫生组织的宏观感觉和认知，是一种整体的评价。卫生组织的形象往往会受到多种因素的影响，而其中最重要的则是卫生组织的人员素质、服务水平、服务态度和服务质量。卫生组织只有在社会公众的心目中树立了值得信赖的良好形象，才能获得社会公众的拥戴和支持，也才有利于卫生组织的生存和发展。卫生组织究竟如何在公众心目中树立良好的形象,这需要卫生公共关系学去探讨和研究,特别是要明确良好形象的标准和要求,采取什么样的途径和方法,可以达到建立良好形象的目的,还应弄清影响良好形象的诸多因素以及良好形象对卫生组织进一步发展的作用。

2. 卫生公共关系的传播媒介和信息交流。卫生公共关系的建立是依靠有利的信息的交流,而卫生组织与社会公众之间双向信息交流的途径和手段是卫生组织传播的媒介,这里面包括各种信息传递的方法,如广播电视网络、工作通讯、黑板报、有关卫生组织的规章条例、文件及工作规划等。卫生公共关系应利用多种传播媒介,进行卫生组织和相关公众的双向信息交流。如果要了解社会公众对卫生组织的看法、意见、建议等,可以通过召开公众代表会、公众座谈会或公众招待会等形式来进行信息的收集和反馈。另外,还可以通过日常工作活动中,与相关工作的接触,了解相关信息。研究卫生公共关系传播是卫生公共关系的重要研究内容。

3. 卫生公共关系的职能。卫生公共关系的职能是达到卫生公共关系目标的功能表现,主要包括三项:一是通过卫生公共关系的活动,在社会公众中树立卫生组织的良好形象和信誉;二是增进卫生组织和相关公众之间的相互信任、理解和支持;三是达到卫生组织的目标效益和公众的最高要求。

4. 卫生公共关系的组织设置。卫生公共关系的工作和活动,目前大多是在没有公共关系专业机构的情况下,主要由行政办公室、工会、宣传科等部门承办的。由于公共关系的专业性强,并且有其应遵循的原则和方法,在重视培训公共关系人员的同时,还应设置公共关系的专门机构。例如,医院建立公共关系部或公共关系科专门从事医院的公共关系工作,其他卫生工作组织也应依据自身的具体情况,设置相应的公共关系机构,逐步使卫生公共关系工作步入正轨。

5. 卫生公共关系的活动方式。公共关系的活动方式是多种多样的,不论采取哪种活动方式均要适合公共关系活动目标的要求。一般说来,首先应从调查研究入手,根据现状与问题,制订出公共关系计划和活动方案,确定出公共关系活动的目标和特定公众,有针对性地开展公共关系活动。最后还要对公共关系活动的效益进行评价,总结活动的经验和教训,研究进一步的工作打算。

6. 制定卫生公共关系的规范和条例。根据卫生组织的实际情况,制定出卫生公共关系的规范要求,包括活动内容和工作方法、公共关系工作的条例和专业人员的守则、公共关系的评估方法与指标等。只有制订好公共关系的规范和条例，才能保证活动的顺利发展，才能有效发挥公共关系的活动效能。

7. 卫生公共关系专业人员的培训。既然公共关系工作专业性强，又有特殊的规范和条例，因此要达到公共关系活动的预期性效果，就必须培养专门的公共关系人才。只有经过严格培训的公共关系人员，才可能胜任卫生公共关系工作。为此，卫生公共关系工作者除了要求具备一般的公共关系的理论知识之外，还应具备一定的与卫生领域相关的基础知识，并且要了解和掌握卫生组织工作的一般规律和特点，只有这样方能使卫生公共关系工作得以顺利地开展。

8. 培养和提高卫生工作人员的公共关系意识。卫生组织工作人员要建立全员公共关系意识，也就是要根据公共关系的要求，将自己的日常工作与本机构的良好形象和信誉的建立结合起来。这种全员公共关系意识是一种强烈的活动力量，是开发公共关系工作、克服困难的有力保证，它要求普通人员建立卫生公共关系意识，对领导的要求更高，卫生组织的领导层要带头学习公共关系知识，将公共关系理论融会贯通，内化公共关系的思想，在各项工作中广泛渗透公共关系的理念和行为。

（三）卫生公共关系的研究途径

每门学科都有与其研究对象相适应的研究方式和途径，卫生公共关系学以卫生组织机构的内部公众和外部公众为研究对象，最根本的研究途径就是从卫生公共关系工作的实际出发，做到理论联系实际；借助他人之长；吸取相关学科的精华；系统、动态地分析研究。

1. 理论联系实际

卫生公共关系要向实际学习，从对现实的公共关系的工作调查和研究入手，做到理论联系实际。卫生公共关系学是交叉学科，有颇强的社会实践性。因此，卫生公共关系学必须从卫生公共关系的实践中去发现、去总结、去研究，进而了解卫生公共关系的基本特征、基本目标、基本原则、基本方法和方针，明确卫生公共关系的职能和程序，了解卫生公共关系的组织机构；要把卫生公共关系的理论研究和调查研究结合起来，在实际调查和研究的基础上，总结卫生公共关系工作者在实际工作中的成功和失败经验，提炼、概括出理论观点，并在长期实践中加以验证，最后将肯定的观点，形成公共关系概念，继而上升为卫生公共关系的理论。

2. 借助他人之长

卫生公共关系学要研究和借鉴其他领域（如企业商业）的公共关系成果，将其先进的做法和经验，引入卫生领域之中，要结合卫生组织自身的工作实际和特点，有针对性和指向性地学习和借鉴。

3. 吸取相关学科的精华

卫生公共关系学要研究、吸取与公共关系学相关的学科，如传播学、管理学、行为科学、心理学、广告学、市场营销学等。研究这些学科，既可以丰富卫生关系的学科内容，又可以促进相关学科的协调发展。

4. 系统、动态地分析研究

研究卫生公共关系学，要自觉地运用辩证法，克服形而上学。要用全面的历史的观点，依时间、地点、条件为转移，去观察、分析卫生公共关系的实践和理论，防止脱离具体条件，机械、孤立、静止地去研究和阐述各种卫生公共关系的方式和方法。

二、卫生公共关系的研究范围

探讨卫生公共关系学的研究范围，首先应当明确卫生公共关系的研究对象，因为卫生公共关系的研究范围通常是围绕着研究对象展开的。倘若对卫生公共关系的研究对象缺乏清楚的概念，也就无从了解和把握卫生公共关系的研究范围。

（一）卫生公共关系的研究对象

每门学科均是对某一特定领域内特有规律的研究和总结，而这些规律的集合也就构成了该学科的研究对象。由此我们可以认为：卫生公共关系的研究对象是卫生组织机构的公共关系及其发展变化的规律。一般说来，卫生组织机构的公共关系有三个最基本的构成要素：卫生公共关系主体（卫生组织机构）；卫生公共关系客体（相关公众）；卫生公共关系行为过程（传播沟通）。这三个基本要素的发展变化规律构成了卫生公共关系学研究的具体对象。

对于卫生公共关系主体（卫生组织机构）来说，要研究它的特点、运行方式以及运行中的各类关系要素、卫生组织机构的工作目标和卫生公共关系的具体目标及相互间的关系，研究如何发挥卫生组织机构的功能等；对于公众，要研究公众的构成和分类、公众心理分析和公众行为预测等；对于传播沟通，要研究传播原理、传播规律、传播工具和传播机制，以及它们在卫生公共关系中的作用。

（二）卫生公共关系的研究范围

根据卫生公共关系的研究对象以及公共关系发展和实践的特点，卫生公共关系学的研究范围主要包括：公共关系历史、公共关系理论和公共关系实务三大部分。

1. 公共关系的历史

公共关系的产生有其深刻的历史背景，是多种社会因素共同作用的结果。因此，研究公共关系学，必须充分研究公共关系的历史。它包括公共关系实践发展史和公共关系理论发展史。对公共关系实践发展史来说，主要涉及早期的公共关系思想与现代公共关系是在何时、何地产生，由何人创立，分析其起源与发展的经济条件、历史条件、政治条件、文化条件和科学技术条件等；对公共关系理论发展史来说，就是要了解公共关系成为一门职业和一门学科是如何形成的，当今的公共关系态势，未来的公共关系趋势和前景，一整套完整的公共关系理论体系的框架和结构等。说到底，公共关系历史就是要探讨公共关系的发展沿革。

2. 公共关系的理论

（1）公共关系的原理

公共关系原理主要探讨公共关系的基本概念、公共关系的基本职能、基本原则等问题。

①公共关系的基本概念

分析公共关系的定义范围、公共关系的含义、公共关系的构成要素、公共关系与其他一些相关的现象的异同，以及公共关系的活动模式如何划分，以对公共关系做出一个科学、合理的界定。公共关系的基本概念主要说明"公共关系是什么"。

②公共关系的职能

通过监察分析环境、策划宣传沟通、顾问调整决策、实现平衡协调这四种职能的分析，使读者认识公共关系的作用和价值。公共关系的职能主要用来解决"公共关系有什么用"的问题。

③公共关系的基本原则

公共关系的基本原则是指导、规范公共关系所有实践的准则。公共关系的理论原则是：公共关系必须以公众利益为出发点，必须以公众的研究为依据，必须以事实为基础等。公共关系的实践原则是：真实信用原则、平等互利原则、统一协调原则和整体效益原则。公共关系的基本原则主要用来指导"公共关系应如何运行"。

（2）公共关系的主体

公共关系主体是发起公共关系活动、主动向公共关系客体施加影响的各种社会机构。它是公共关系工作的承担者，也是公共关系活动的发动者，是构成公共关系的首要因素。公共关系主体主要用来解决"公共关系由谁来开展"

的问题。

①社会组织机构

研究公共关系中的社会组织机构，根据社会组织机构各自不同的性质、任务和目标的不同，其所采取的公共关系活动侧重点也有所差别。如卫生组织机构开展公共关系活动的目的就是要树立卫生组织机构的形象，故此关于组织机构形象的研究，也是公共关系主体研究的主要内容。

②公共关系专门机构

卫生组织机构的公共关系活动需要有一个专门机构来组织实施，所以卫生公共关系专门机构的组织形式、卫生组织机构内部公共关系部门的职能与地位、设置的原则、模式，以及根据卫生组织机构内部公共关系部门的职能来配备人员等问题，都在卫生公共关系研究的范畴之内。

③公共关系专业人员

公共关系活动的具体执行者——卫生公共关系专业人员，所应具备的素质能力和职责范围以及卫生组织机构如何对其进行培训、管理、测评等也都是卫生公共关系学所要研究的重要内容。

(3) 公共关系的客体

卫生公共关系客体是卫生公共关系活动传播沟通的工作对象，也是卫生组织机构内外的有关公众。只有那些与卫生组织机构存在某种联系，并对卫生组织机构生存与发展具有影响的个人、群体联结而成的整体才是卫生组织机构开展卫生公共关系的对象。研究卫生公共关系客体是为了解决"公共关系对谁做"的问题。

(4) 公共关系媒介

公共关系媒介主要是指卫生组织机构与公众保持沟通和联系的手段和渠道。它是构成卫生公共关系所必不可少的重要因素。这一部分主要研究：传播理论与技巧、沟通的主要方式以及在不同情况下能产生的效果。它主要用来解决"公共关系用什么手段沟通"的问题。

3. 公共关系实务

公共关系理论是公共关系学的核心，但它只有在和公共关系实务结合起来时，才能发挥出巨大的能量。公共关系理论对公共关系的应用起着巨大的指导作用；公共关系在社会实践中得以应用，又为公共关系理论的丰富、发展、深化和完善提供更新、更好和更全面的材料，并对公共关系理论的正确与否加以检验。

在公共关系实务部分，卫生公共关系的研究重点是卫生组织机构实现既定公共关系目标的操作以及操作过程，主要涉及：卫生公共关系目标的选择和制定，在卫生公共关系目标下进行信息的收集和处理，卫生公共关系活动方案的策划，方案实施的组织和人员落实，卫生公共关系活动中应当遵循的礼仪，卫生公共关系交涉及应急处理，评估和善后处理，等等。它主要用来解决"公共关系如何实施"的问题。

第二章　卫生公共关系的思想、职能和目的

对于一个卫生组织机构来说，卫生公共关系有两层意思：一是指卫生公共关系是一种管理思想，是领导者为保证卫生事业的目标有效达成而确立的一系列思想、政策和策略；二是指卫生公共关系是现代卫生组织的一种管理职能，是卫生组织中的公共关系人员为贯彻执行本机构的公共关系政策和策略所进行的一系列有目的、有计划、有步骤的行动。在现代卫生组织中，从最高决策者到普通的成员，都应树立公共关系思想。可以说，是否树立正确的公共关系思想是一个卫生组织能否取得成功的重要基础和条件。

第一节　卫生公共关系的思想

不同的组织机构，不同的领导者，往往会有不同的公共关系思想。但是在当今新的历史时期里，卫生组织的领导和公共关系工作者最起码要具备和树立下列四个方面的公共关系思想。

一、珍视信誉、重视形象

卫生公共关系中最重要的是珍视信誉、注重形象。信誉是商品经济高度发达的产物。商品经济是开放型、竞争型的交换经济。卫生医疗服务市场竞争越激烈，卫生组织就越是要讲究信誉。信誉是良好形象的基础，所以珍视信誉、重视形象是公共关系基本思想中的重要内容。

（一）卫生组织形象的定义

所谓卫生组织的形象，是指社会公众和职工对某卫生组织的整体印象和评价。卫生组织的这种整体形象可以分解为许多形象要素，但最重要的是以下几个方面。

1. 服务形象

服务形象即卫生工作人员的服务态度、服务方式、服务水平、服务内容等在社会公众心目中留下的印象。

2. 产品形象

如药品的质量、价格、名称、外形、包装等给社会公众的整体印象。

3. 职工素质形象

职工素质形象即卫生工作人员的文化素养、技术水平、职业道德、精神面貌、言谈举止和穿着打扮等给外界的整体形象。

4. 环境形象

这主要是指卫生组织机构的建筑物形象、卫生环境和文化环境等带给社会的印象。

5. 社会成员形象

任何一个卫生组织都是作为"法人"而存在的,是社会的一名成员。因此,必须对整个社会负责任、尽义务。卫生组织在履行社会职责的过程中必然会给社会公众留下相应的印象。这种给社会公众留下的相应的印象也就是卫生组织的社会成员形象。

上述几个方面的形象要素对于卫生组织机构的形象塑造起着直接的影响作用。

(二) 良好的形象是卫生组织的无形资产

在当今竞争激烈、开放性的社会环境中,良好的形象对于卫生组织的生存和发展起着至关重要的作用。良好的卫生组织形象能在相关的社会公众中创造出一种对该卫生组织所有产品和服务的消费信心,对该卫生组织的新产品和新服务项目的认同态度,使该卫生组织在市场竞争中取得领先地位。

良好的卫生组织形象能增强内部职工的忠诚感和归属感,提高卫生组织的凝聚力,并有利于留住内部的优秀人才。此外,良好的卫生组织形象还有利于增进社区及政府对自身的了解和好感,从而得到社区居民的信任和支持以及政府的帮助。由此可见,良好的形象是卫生组织取之不尽的无形资产。

(三) 信誉是卫生组织的生命

当今的市场竞争说到底就是组织信誉的竞争。信誉高的组织机构在竞争中取得优势,得以生存和发展;丧失信誉的组织机构则被淘汰。

卫生组织的信誉和形象是紧密相关的。良好的信誉是良好的形象的基础。具有良好信誉的卫生组织才能取信于相关的社会公众,才能使之对卫生组织从了解到理解,从理解到信任,从信任到产生合作的动机和行为,从而有利于卫生组织目标的实现。当然,卫生组织要建立并保持良好的信誉和形象并非一日之功,而需要日积月累的努力,长期不懈的公共关系工作。

二、注重双向信息沟通

卫生公共关系活动的信息交流必须是双向的、全面的，既有信息的输出和发布，又有信息的搜集和反馈。从公共关系的调节作用来看，信息的搜集和反馈比信息的输出或发布更为重要。

卫生公共关系对外的信息输出或发布应着重于卫生组织机构的政策、策略、方针和措施；着重于发布各类活动的信息以及宣传卫生组织的整体形象，而信息的搜集与反馈则应注重于了解舆论和民意，了解和掌握社会公众的心理和需求，使舆论导向有的放矢，保证卫生组织机构对外界环境的各种变化能及时做出调节和变通，从而使卫生组织和外界环境达到相对的平衡。

为使卫生公共关系的信息交流能真正达到双向沟通的目的，要讲究信息传递的科学性、真实性和及时性。在搜集信息时要注意采用科学调查的方法，做到定性和定量分析相结合；在运用信息时，应注意对其可靠性、适用性进行论证；在发布或传播信息时要科学地采用适当的传播工具和传播方式。信息的交流还应坚持真实、全面、客观、公正的原则，既不要弄虚作假，也不能文过饰非。对反馈的信息不要报喜不报忧，更不要根据自己的主观意愿和兴趣爱好任意处置。只有这样，卫生公共关系才能监测和调节各种变化的环境，沟通卫生组织上下和内外的关系，有效发挥卫生公共关系的预警和协调作用。

三、尊重公众利益和要求

卫生公共关系在实现卫生组织的利益和公众利益统一的过程中，必须首先考虑公众的利益，尊重公众的要求。现代公共关系明确要求在实现组织与公众的互惠互利时，必须首先尊重公众利益的满足。为此，卫生组织要了解相关公众的心理和需求，把重点放在满足公众要求的基础上。卫生公共关系工作不能仅仅满足于"不损人利己"，而应在各项卫生公共关系活动的运行中，时刻都要对公众的利益负责。

卫生公共关系要求卫生组织的一切决策和行为，在为自身争取利益之前，必须先"利他"。卫生公共关系是在不违反道德原则和法律的前提下，以"利他"的方式来实现"利己"，进而达到"利他"和"利己"的协调统一。要从思想上明确，"让人先得益，最后自己才有利"，是卫生公共关系的行为准则。

在某些情况下，卫生组织的利益和公众的利益有可能难以两全，还可能产生对立和矛盾。每当这些情形出现时，卫生组织均要做到"先人后己"，做出

"自我"让步。从当时的一时一事来看,卫生组织的利益会受到一定的损失,但从长远的角度来看,可以说这是卫生组织的一种效益投资,能赢得公众的信任和赞誉、支持和合作,使卫生组织获得更多的长远利益。

有时,卫生组织还应主动地让"利",以满足公众的利益来博取其好感。从"争名"和"争利"的角度来看,卫生公共关系更看重"争名"。这种"争名"正是为了使卫生组织能有一个有利于生存和发展的环境,能在未来的竞争中"争利"时有潜在的稳固基础。

四、注重社会整体效益

社会整体效益是由社会公众长期的根本利益汇集而成的,具体包括经济效益、生态效益、社会效益。卫生组织的生存与发展与整个社会的发展密切相关,注重社会整体效益应是卫生组织的根本任务。从经济效益的角度来说,卫生组织要为满足广大公众日益增长的卫生服务需求,提供更多更好的质优价廉的医疗卫生服务,让公众得到实惠,为国家发展减少经济负担。卫生组织在追求自身经济效益的同时,首先应注重社会经济效益。从生态效益的角度来说,卫生组织要注重维护生态环境。如果某个卫生组织在医疗卫生服务过程中,不注意生态效益,加剧环境的污染,严重地破坏生态平衡,那么即使其经济效益再好,它的社会整体效益也是不好的。因此,卫生组织应自觉保持经济效益和生态效益的一致性,使自身与周围生态环境形成良性循环。从社会效益的角度来说,卫生组织是社会成员的一分子,必须有高度的责任感。卫生组织不仅要考虑自身的具体效益,而且还要考虑有益于公众的身心健康,有利于社会精神文明建设的社会效益,使卫生组织利益与社会效益相一致。因此,卫生组织应加强自身的精神文明建设,并将其理念渗透于一切政策方针之中。

究竟应如何有效地注重社会整体效益呢?具体来说,卫生组织注重社会整体效益应该做到:

1. 明确卫生组织的社会责任和义务

卫生组织对社会公众负责意味着要为社会公众提供合格的产品、良好的服务,最大限度地满足其医疗卫生服务的需要。卫生组织的一切活动都应严格遵守国家的卫生政策和法令,不允许有任何损害社会公众利益的行为发生。

2. 积极投入社会服务,加强精神文明建设

卫生组织除提供产品和服务外,还应积极投入社会服务,参加社会公益活动;关心城市建设、环境保护;支持社区公共事务;从事社区福利事业;开展社会性的文体活动;促进文化教育事业的发展及良好社会风气的形成等。

3. 主动接受社会监督

卫生组织应及时地向社会各界传播自己的政策、方针、措施，使自身置于社会监督之下，并主动搜集社会对本机构的意见和评价，根据反馈信息对本机构的政策和行为进行修正和完善。可设置监督电话、意见箱、工作来访日，定期召开公众座谈会；还可聘请公众代表直接参加卫生组织的咨询和决策工作，使卫生组织的行为更加符合社会整体效益。

第二节 卫生公共关系的职能

卫生组织的领导者和公共关系工作者只有建立了公共关系思想，熟悉公共关系的职能，才能卓有成效地开展公共关系活动，达到塑造卫生组织的美好形象、提高其知名度和美誉度的目的。

一、沟通信息

（一）信息是卫生公共关系活动的基础

卫生公共关系学是一门分析发展趋势，预测其结果，为卫生组织的领导提供决策咨询的科学，而要实现科学的预想，需要掌握大量关于历史和现状的信息。卫生公共关系人员只有掌握了大量的信息运用科学的分析方法，才具有预先测度的本领。因此，对信息的收集、整理和传递、反馈，是卫生公共关系部门的重要职责。

卫生组织中的各职能部门都要进行信息收集的工作，如公众的满意度、收费要求、医疗、护理服务质量等，但各职能部门所收集的信息往往局限于自己的业务或技术领域，而卫生组织的领导进行管理和决策所需要的信息是非常广泛的，如需要了解和掌握各种经济信息、政策信息、社会环境信息、竞争对手信息、消费倾向信息、公众对自身形象评价信息、公众物质和精神需求信息等。收集上述广泛的信息是卫生组织中其他职能部门所无法完成的，它是卫生公共关系部门的职责。

广泛、全方位地收集信息，应该说是公共关系部门自身开展活动的基础，只有知己知彼才能有效地进行卫生公共关系活动。因此，善于从新闻媒体、社会交往和各种专门性活动中获取信息，并选择和整理出来卫生组织所需要的信息，及时反馈给有关人员和部门，是卫生公共关系人员必须具备的专业技能。

随着大众传播的发展和进步，新闻媒介能大量而迅速地传播全国乃至世界各地的各种信息。从沟通的意义上来说，新闻媒介已经成为组织与组织、组织与社会、微观与宏观之间的一种桥梁中介。因此，卫生组织从动态上把握这种联系的能力越强，则其公共关系工作越见成效。

（二）对信息的敏感和处理

卫生公共关系人员必须注意培养和提交自己的信息意识。信息意识突出表现于对于信息的敏感性。同样的信息，有的人能立即意识到它的价值，而另一些人则可能反应迟钝。现代社会的信息量大而丰富，有些信息往往有很强的时效性，错过时机，一个有用的信息就会变得毫无价值。因此，能否及时而准确地捕捉有用的信息也就是对信息的敏感度如何，就成为衡量卫生组织中公共关系人员工作质量的重要标志。

卫生公共关系人员不仅要及时、广泛地收集信息，而且要对信息进行分析、综合、比较。因为任何事物总会呈现出几个不同的侧面，对这些不同侧面要分别进行研究、解剖。事物的内在矛盾总有主要矛盾和次要矛盾之分，必须加以分析和区别。每个卫生公共关系人员所处的环境以及所拥有的知识、经验总是有一定的局限性，因此要从多方面观察问题。一个人即使有突出、优异的才能，他的认识也同样是有限的，所以必须听取各种不同的看法、意见，采集各种不同的信息，从而有效地进行综合判断。另外，任何事物都是动态变化的，有进步和落后，有一般和特殊，有真有假，只有进行比较，才能看透，才能掌握事物的本质。总之，卫生公共关系人员只有对采集到的大量信息，经过分析、综合、比较后，才能掌握全面、真实、有用的信息，才能判断出哪些信息反映的是事物的假象或暂时的现象，哪些信息反映的是事物的本质，从而对公众环境的发展趋势做出科学的预测，帮助卫生组织的领导做出正确的决策。

（三）信息的向外传递

信息的沟通是双向的交流，卫生公共关系人员不仅要收集外界的信息，还应该向外界传递卫生组织机构的信息，即向外界进行宣传。宣传是重要的，否则，即使你做了卓越的工作，人们也往往难以知晓。为此，必须通过各种传播媒介，将卫生组织的各种信息及时、准确、有效地传播出去，争取公众对卫生组织的了解和理解，提高其知名度和美誉度，树立良好的社会形象，创造良好的社会舆论。

现代卫生组织的决策，不仅仅是领导者的事情，要使领导的决策成为干部和群众的自觉行动，首先要使干部和群众赞同领导的决策，然后自觉地采取措施贯彻领导的决策。而要做到这一点，最主要的就是通过信息的传递将领导的意图、计划、方案、办法告诉干部和群众。

上述一系列的信息传递工作是一个卫生组织各职能部门分别需要进行的工

作,但是卫生公共关系部门要做好协调、沟通工作,从而使信息的传递成为卫生组织全方位的工作。

卫生组织在向外传递信息时应当明确以下几个方面:

1. 成功的信息传递必须建立在良好的工作和正确的行为的基础上。所宣传的各项工作要得到公众的认可,动机是诚实的,表述是可信的。

2. 影响公众的观点不是靠宣传的数量,而是靠宣传的质量。要注重宣传的内容以及公众对内容的接受程度。已经向外传递的信息并不等于公众所收到的信息。

3. 并不是所有的卫生公共关系活动都要进行宣传,有时候不进行宣传反而是明智的,即有时候是"无声胜有声"。

4. 过分的宣传往往事与愿违,夸大的渲染可能在一定的时期内起作用,但以后便会适得其反。而进行虚假的宣传,只会败坏卫生组织的声誉。

5. 卫生公共关系人员向外传递的信息,要尽可能被大众传媒所采用,从而使自己的信息能传递给广大听众或观众。要提高信息传递的成功率,卫生公共关系人员就必须善于创造有新闻价值的事件,以吸引新闻界的注意。

二、建立信誉

卫生公共关系中最重要的是珍视信誉,注重形象。信誉是商品经济高度发达的产物。商品经济是开放、竞争型的交换经济;商品交换越频繁,市场竞争越激烈,对卫生组织机构来说,就越是要讲究信誉。因此,"信誉至上"是现代卫生组织的行为准则。

讲究信誉是提高卫生组织竞争能力的体现。在社会主义初级阶段,商品经济不能逾越,卫生组织之间的竞争也是客观存在的,优胜劣汰的规律也必然起着作用。新时期的竞争,集中到一点实际上就是信誉的竞争。卫生组织的信誉高则必然形象好。良好的信誉和形象是卫生组织的无形资产和无价之宝。某个卫生组织在外界有了良好的信誉和形象,其产品与服务就能得到用户或公众的信任和肯定,从而可以提高自身在行业中的竞争能力,增加自身在外界的信任感。

信誉是一种非物质性的意识形态,必须通过具体的形象来表现。卫生公共关系人员要善于运用一些便于传播、便于记忆的象征性标记,使人容易在众多的事物中辨识。如有特色的商标,卫生组织特定的建筑物,医院的院名、院徽、院服、院歌等都能加深外部公众对卫生组织的印象。

卫生组织要在公众心目中建立良好的信誉,首先要重视为公众提供优良的服务。优良的服务是卫生组织在社会公众中建立起良好信誉的重要基础。其次,要重视信誉的整体性原则。因为对于卫生组织来说,建立信誉是一种全方位的工作,应通过全体卫生工作者共同努力来完成。再次,要重视建立信誉的长期性原则。信誉的建立是长期努力的结果,不是一朝一夕之事。要明确建立信誉是卫生组织的一项持久性的战略目标,是卫生公共关系的长期任务。

卫生组织的信誉度是由其知名度和美誉度两个部分组成的。知名度和美誉度之间既密切联系又互有区别。知名度用于衡量一个组织名气的大小,美誉度则关系到组织名声的好坏。知名度是美誉度的基础,没有知名度就不可能有美誉度,一个默默无闻、不为公众所知的组织,不可能得到公众的赞誉。但是,如果一个卫生组织只知道提高自己的知名度,而忽视了自己美誉度的提高,甚至美誉度很差的话,其结果就不是什么"誉满全球",而是使自己"臭名远扬"了。

三、协调关系

如果说卫生公共关系建立信誉的工作是要使公众对卫生组织产生信任感,那么,协调关系、争取谅解的工作,就是一种广结良缘的工作,是要在公众中树立起一种可亲的形象。

卫生组织所面临的众多复杂的社会公众,对于自身的目标和发展,均具有一定的利益关系、影响和约束力,并且这种关系处在不断变化之中。为此,现代卫生组织必须开展广泛多样的社会交往活动,处理好各种关系,增进与公众之间的感情,创造一个宽松、融洽、友爱的环境,减少产生误会的可能性,即使发生矛盾时,由于双方原来有比较融洽的关系,也容易使矛盾得到妥善的解决。因此,协调关系是一种防患于未然的工作,是防止卫生公共关系纠纷发生的重要一环。

对于纠纷的发生,卫生公共关系人员要建立起防御意识。如果缺乏这种防御意识,就可能对出现的分歧、矛盾掉以轻心,甚至置之不理,使小矛盾变成大冲突,从而造成纠纷,给卫生组织带来麻烦,甚至造成不可挽回的严重损失。卫生公共关系人员必须明确,卫生组织与相关公众之间出现矛盾,或者是由于公众对组织行为的误解引起的,或者是由于组织行为不当所造成的,但都是有客观基础的,都是由某种客观事件或客观情况引起的。卫生公共关系的职责,就是要及时弄清引起矛盾的客观因素。如果是组织行为不当引起的,应促使组织纠正;如果是公众误解引起的,应通过适当的途径,向公众解释清楚,消除误解。

有时，卫生组织尽管采取了一系列的预防措施，但由于现代社会的多样性和复杂性，矛盾与纠纷的产生仍然是不可能完全避免的。因此，一旦纠纷发生，卫生公共关系人员应妥善加以解决，将纠纷给卫生组织带来的信誉和形象的损害程度减至最小。

公众对卫生组织的不满，总有一定的原因。因此，在遇到抱怨、不满的公众时，首先要以同情的态度耐心地听取他们的申诉，然后查清公众反映的情况是否属实，弄清事情的详细情况和来龙去脉。在此基础上，与申诉者充分交换意见，沟通思想，尽量满足他们的合理要求，即使不能满足他们的要求，也要尽量向他们做出充分的解释，使他们感到满意，从而使对方谅解。

四、决策咨询

卫生公共关系机构和人员在卫生组织的内部不是决策者，而是决策者的咨询机构和咨询人员。他们在实现信息沟通、建立信誉、协调关系的职能的同时，也在不断地收集各种有价值的情报和消息，并提出各种可行方案，供决策者进行决策。

决策者在决策过程中之所以依靠咨询，是因为：

1. 现代社会节奏快，信息流量大，决策过程中面临的不确定因素很多，决策者个人无法掌握所有的信息，也无力弄清所有不确定因素。

2. 现代社会的复杂性，使卫生组织与各方面有着千丝万缕的联系，卫生组织的决策者在决策时必须考虑这些因素。然而，要想把各种因素的相互关系弄清楚并处理好，仅仅靠几个领导者是难以做到的。

3. 现代社会要求卫生组织的领导者应该是博学多才的，但事实上，即使是卓越的领导者，也绝不可能无所不知，样样精通。领导者应该也只能把主要精力放在考虑全局性、战略性的问题上。

4. 领导者进行决策时，如果缺乏或不依靠咨询，那么决策的结果就会带有主观性、经验性的色彩，容易产生片面性、局限性。因此，现代决策必须依赖咨询。公共关系人员可以提供科学依据，公共关系机构则通过自己的一系列工作予以贯彻实施，而卫生公共关系人员则是卫生组织决策者的重要助手和参谋。

五、策划专题活动

在卫生组织的运行过程中，常常会出现需要卫生组织来安排某种非日常事务类的专门活动来达到一定目的的情况。所谓专门活动，就是公共关系学意义上的专题活动。

专题活动的种类颇多,有庆典性活动、推销性活动、信息发布性活动、联谊性活动等。不论哪一种活动,要取得预期的良好效果均离不开信息传播。而卫生公共关系正是通过信息传播活动,在这些专题活动的设计、策划及安排过程中起着重要的作用。每个卫生公共关系人员往往要在专题活动中做一些具体的工作:布置会场、筹划发言稿、编写新闻公报、拟订出席者名单、接待招呼客人等。

六、注重人的需求

从社会关系的角度来看,卫生组织机构各项工作的运行就是与社会各个方面的人的因素发生关系的过程。社会公众对运行中的卫生组织的态度趋向如何,在很大程度上取决于其需求是否得到满足。由此可见,社会公众的需求是否得到满足与卫生组织营造良好的卫生公共关系状态或环境有着密切的关系。一般说来,社会公众的需求越能得到满足,卫生组织的公共关系状态或环境就越好,反之,则难以形成良好的关系或环境状况。为此,使卫生组织机构在其运行的日常事务中照顾到社会公众的需求,以其为中心,投其所好,也就成为卫生公共关系的重要职能。

第三节 卫生公共关系的目的

卫生公共关系是以追求良好的卫生公共关系状态为目的,要求达到"内求团结,外求发展"的卫生公共关系目标。这种良好的卫生公共关系状态具体表现为一个卫生组织在社会公众中享有美好的形象和信誉,具有较高的知名度和美誉度。因此,卫生公共关系又可以说是一种为卫生组织机构创造美好形象的艺术。它强调的是成功的人际关系、和谐的氛围,以期赢得社会各界公众的了解、信任、好感和合作,为卫生组织的生存和发展创造"人和"的环境。

良好的组织形象是卫生组织机构的无形财富,它能给卫生组织带来无限的经济效益和有利条件。具体来说:

1. 良好的组织形象有利于卫生组织的生存和发展

卫生组织的良好形象能博得公众的信赖,能获得顾客的欢迎。如某卫生组织不仅服务态度好,而且技术水平、服务质量高,时时事事从社会公众的利益出发,让其满意称心。社会公众也就自然会争相接受该卫生组织的服务和产品。这样一来,该卫生组织的形象也就赢得了公众,增大了相应的服务量,增加了社会效益和经济效益,在激烈的市场竞争中站稳了脚跟。即使是推出新的服务,公众也会因该卫生组织的良好形象而不产生怀疑或不信任的态度,可以缩短新服务被顾客接受的观望时间,有利于该卫生组织的开拓创新。

2. 良好的组织形象有利于调动卫生工作者的积极性

卫生组织的良好形象的塑造不仅依赖于外部公众,同时也依赖于内部公众。良好的组织形象能增强卫生组织内部职工的自豪感和光荣感,增强职工的自信心和工作责任心,鼓舞其士气,满足其自尊心的要求,从而激发他们的工作热情和干劲,为卫生组织的发展创造坚实的内部条件。同时,良好的组织形象又能获取外部公众的信任和理解,这样职工就会自觉不自觉地把卫生组织的利益与自己的个人利益统一起来,增强了归宿感,产生荣辱与共、休戚相关的观念,形成卫生组织强大的内在活力和动力,增强了竞争力。

3. 卫生组织的良好形象有利于吸引和聚集人才

社会公众对卫生组织的评价是多方面的、全方位的,不仅包括服务态度的优劣,工作方针、政策计划是否合理,管理水平、技术水平的高低等,同时还包括是否有利于人才的培养,能否任人唯贤,量才使用,用人之长,是否有宽松、和谐的人才成长环境。人是社会人,都有自尊的需要,实现自我价值的需要,卫生组织的良好形象的塑造,提供了人才发挥才干的舞台,当然也就有利于吸引人才、留住人才、聚集人才。在当今竞争的年代里,有了人才就有了一切,卫生组织也就有了在竞争中立于不败之地的重要资源。

4. 卫生组织的良好形象有利于得到公众的合作

有竞争力的卫生组织,其服务或产品通常被社会公众优先选择。结构合理、管理科学、知名度和美誉度较高的卫生组织,当然能获得相关公众的合作。就一个有业务往来的单位而言,它们理所当然地会同一个讲信誉、守信用,具有可靠性和安全感的组织机构打交道,这是一般的规律。因此,只要有良好的卫生组织形象,就能够获得社会各界公众的支持和合作。

由此可见,卫生公共关系的根本目的就是为卫生组织广结良缘,制造良好的形象和社会声誉,即以追求卫生组织良好的公共关系状态为目标,为卫生组织制造"人和"的环境氛围。然而,为卫生组织塑造美好的形象,使卫生组织与公众之间有一个良好的公共关系状态,是一项艰巨而复杂的系统工程,卫生组织的所有公共关系工作都要围绕这个目的展开。否则,是难以创造一个和谐的生存和发展的"人和"环境的。

第三章 卫生公共关系的工作方式和活动种类

第一节 卫生公共关系工作的规划、目标和预算

卫生公共关系工作涉及面广、内容繁杂，如撰写新闻稿、广告费、宣传资料、年度报告、来往信函、请帖等；对各类公众、竞争对手的情况进行调查，收集、整理、保存情报、资料、图片，分析和研究，提出建议和对策；评价卫生组织在公众心目中的形象；同政府有关部门、上级领导部门、新闻界、内部职工、社区等保持经常的联系等。上述卫生公共关系的日常事务性工作，必须确定目标，进行规划，做出预算，这样才能减少盲目性，并使人力、财力、物力落到实处，进而取得良好的卫生公共关系工作效益。

一、卫生公共关系工作规划

（一）卫生公共关系工作规划的内容

卫生公共关系工作规划必须在组织整体发展规划的指导下做出，具体包括以下内容：

1. 评价卫生组织的公共关系状态

向卫生组织内外各类公众调查、了解对本卫生组织的卫生政策、卫生行为、卫生服务、整体形象等的认识与态度，找出产生这些态度的原因，开展相应的公共关系活动。

2. 确定卫生公共关系的工作目标

卫生公共关系工作目标是卫生公共关系活动的出发点和终止点，确定了卫生公共关系活动的目标，有利于通过目标来指导卫生公共关系人员的工作，支配、控制其行为。

3. 确定卫生公共关系工作的目标公众

确定卫生公共关系的目标公众，有利于有针对性、指向性地开展卫生公共关系活动。这种有的放矢的卫生公共关系工作，将会取得事半功倍的活动

效率。

4. 明确卫生公共关系的活动方式和沟通渠道

包括选用的传播媒介、演讲宣传人员、卫生组织考虑发行的内部刊物、创立卫生组织的风格及标志等。

5. 卫生公共关系工作预算

对卫生公共关系工作规划中的卫生资源进行合理分配，确保卫生公共关系工作的有效开展。

6. 选择评价卫生公共关系工作效果的方法

采用科学的定量、定性方法将预算执行结果与卫生公共关系工作效果相结合。

（二）卫生公共关系工作规划的要求

1. 规划中的卫生公共关系目标进行具体说明与论证

卫生公共关系目标是规划工作的出发点，它的正确与否以及人们对它的理解程度都关系着卫生公共关系规划的成败。必须在制订规划之初对其进行充分论证；对卫生公共关系目标的基本内容、制定依据、约束条件、实现的可能性和意义等做出详细说明，以便被广泛地接受和正确地理解。

2. 卫生公共关系的工作方针

卫生公共关系目标对卫生公共关系人员的行动起指导作用，主要是通过卫生公共关系的工作方针去实现的。为了成功地开展卫生公共关系活动，应注意卫生公共关系工作方针的选择与运用。如根据卫生组织在不同时期的形象、声誉，分别开展进攻型、防御型、矫正型等卫生公共关系活动。由于卫生组织在不同时期所开展的卫生公共关系的活动种类不同，因而相应的卫生公共关系的工作方针也不尽相同。

3. 确定卫生公共关系工作的重点

有了卫生公共关系工作的重点，卫生公共关系部门就可以把主要力量放在重点上，以达到花较少力量取得较好效果的目的。卫生公共关系工作的重点主要涉及以下几个方面：

（1）卫生公共关系工作中的薄弱环节

如有些卫生组织偏重于搞好外部公众关系，而长期忽视内部公众关系。卫生公共关系部门要注重加强这些被忽视的薄弱方面，搞好内部的公众关系，尤其是要关心内部职工的意愿和合理要求，并尽量满足，以提高卫生公共关系的整体效益。

（2）卫生公共关系工作中的要害环节

在卫生公共关系调查中，利用反馈信息是关键的一环。但有些卫生公共关系人员只重视收集、处理新生信息而忽视反馈信息，这会阻碍卫生公共关系工作的顺利进行，或使卫生公共关系活动不能取得圆满的结果。

（3）卫生公共关系活动的长处和优势

在其他各项工作都落实的基础上，扬长避短，以自己的优势战胜竞争对手的劣势，以此为工作重点能取得较为明显的效果。

4. 明确卫生公共关系工作的步骤

卫生公共关系目标的实现，不是一蹴而就的，必须分阶段、有步骤地进行。如确定各个卫生公共关系计划的先行、活动；各项卫生公共关系活动开始、结束的时间；各项具体工作在时间顺序上的排列、互相之间的衔接、转换和协调等，这些都必须在卫生公共关系规划中明确显示，这样才能保证卫生公共关系活动有计划、有条不紊地开展起来。

5. 制订近期卫生公共关系活动计划和应变计划

卫生公共关系规划很重要的一个方面就是对近期的卫生公共关系工作制订较为详细的行为计划，一旦卫生公共关系规划审定下达，就可以立即付诸行动。此外，一个完整的卫生公共关系工作规划，必须包括应变计划，以应对预测之外的突然变故，从而减少卫生公共关系的活动差错。

二、卫生公共关系的工作目标

卫生公共关系的工作目标是关于卫生公共关系活动的方向和所要达到的水平的具体规定，是在质与量两个方面做出的预期指标。

（一）卫生公共关系工作目标的作用

卫生公共关系工作目标的功能和作用是多方面的，表现在：

1. 指导、控制、协调卫生公共关系工作。从事卫生公共关系工作必须遵循卫生公共关系工作目标所规定的任务、方针、措施，处理各种意外情况也应以目标为约束条件，以目标的实现作为出发点来协调自己的行为。

2. 指引卫生公共关系的行为。首先要确定的是卫生组织在今后较长时期建立的形象目标，在此基础上确定近五年和本年度的工作目标。有了长远目标，就有了前进的方向，可保持统一的行动，在完成一个个低层次的目标后，向较高层次的目标努力，这样不断地积累经验和成果，逐步实现卫生公共关系的最终目标。

3. 评判卫生公共关系工作的得失。凡是有利于卫生公共关系目标实现的行动，都是正确的；反之，则是错误的。卫生公共关系工作目标的实现与否以及实现的程度如何,是衡量卫生公共关系工作效果的尺度。

4. 决定卫生公共关系工作规划的成败。只有卫生公共关系目标正确,才可保证卫生公共关系工作规划的成功;反之,则会产生失败的结果。

(二) 确定卫生公共关系工作目标的要求

为了使卫生公共关系工作目标发挥其应有的作用,必须做到:

1. 卫生公共关系工作目标必须具有全局性、整体性

卫生公共关系工作目标必须与卫生组织的整体发展目标相协调,要反映各方面的要求。既要考虑现实,也要考虑未来;既要考虑卫生组织内外公众的需要,同时又要考虑卫生组织自身效益的实现。

2. 卫生公共关系工作目标必须积极而稳妥

卫生组织的全体人员应当明白,卫生公共关系的工作目标通过大家的积极努力是完全可能达到的。但在确定卫生公共关系工作目标时,应持谨慎的态度,因其关系到卫生组织的声誉、形象、生死存亡。

3. 卫生公共关系工作目标必须具体而实在

卫生公共关系工作目标应有具体的内容,目标层次越低越应具体,而不能将卫生公共关系工作目标定位于几句干巴巴的空洞口号。

4. 卫生公共关系工作目标必须具有明确性、可变性

卫生公共关系目标的表述应清楚明了,目标各方面的主次、轻重以及在发生矛盾时的取舍原则应明确,实现目标的责任者及制约条件应尽可能的明朗化。此外,卫生公共关系工作目标应具有可变性。一旦主客观情况发生根本变化,卫生公共关系人员可对既定的卫生公共关系工作目标做出相应的改变和调整,以适应各种突如其来的情况、新动态。

5. 卫生公共关系工作目标必须具有一定的衡量标准

卫生公共关系工作目标应有一整套指标体系,如不易量化,也可采用其他方法来确定。

三、卫生公共关系的工作预算

在制订卫生公共关系工作规划时,不能不考虑预算问题。卫生公共关系工作预算涉及时间—费用分配,能直接控制、管理卫生公共关系工作的运行和进程。在委托外部公共关系公司开展卫生公共关系活动时,预算是最有效的监督管理手段。预算要与产生的卫生公共关系效益结合起来,要以能否实现卫生公共关系工作目标作为标准来确定。

(一) 卫生公共关系工作费用

开展卫生公共关系工作要花费一定的人力、物力、财力，大至巨额赞助、捐赠款项，小至接待来宾的饮料费用。以一个卫生组织的公共关系部门为例，公共关系日常工作费用大致包括：

1. 卫生公共关系人员的工资支出。
2. 卫生公共关系部门的日常开支，如办公费、空调费、照明费、清洁费、车辆费等。
3. 办公文具、出版、邮政、电话、电传等费用。
4. 摄影、放映电影、幻灯和录像等费用。
5. 购买书报杂志费。
6. 设备的购买、维修或租借费用，如电视机、摄像机、录像机、扩音机等通信设备及打字机、复印机等办公自动化设备的费用。
7. 必要的招待、宴请、旅游、娱乐活动等费用。

在进行卫生公共关系工作预算时，应把所有可能需要支付的费用都开列出来，减少额外的开支，有效地监督卫生公共关系工作经费的使用。

(二) 卫生公共关系工作的预算

卫生公共关系工作的预算是在明确了卫生公共关系工作费用的基础上进行的。它主要包括两个方面的预算：一是指本年度的卫生公共关系的预算；二是指某个时期单项的大型的专项卫生公共关系活动的预算。但一般来说，卫生公共关系部门都是将单项的卫生公共关系活动预算打入全年度的工作预算之中。

具体说来，卫生公共关系工作的预算项目包括：工资（卫生公共关系部门所有人员的工资性支出）；办公费（办公文具、空调、照明、清洁、车辆费以及邮政、电话、电传、购买书报等杂志费等）；业务活动费（摄影、放电影、幻灯和录像费用以及招待、宴请、旅游、娱乐活动等费用）；设备费（电视机、摄拍机、录像机、扩音机、打字机、复印机等设备的购买、维修或租借费用）；专项公共关系活动费（大型的卫生公共关系活动，可单独列出预算条目）；咨询费（请公共关系公司人员就本卫生组织机构的公共关系活动提供咨询，一般以小时来计算）。

(三) 卫生公共关系工作的预算控制

卫生公共关系工作预算通过工作项目开支计划、工作量的记录和计算、工作进程阶段开支计划三个方面分别计量来控制，使开支严格按预算计划进行，不得随意突破数额或超前使用。

在控制预算时，应掌握一条原则：卫生组织领导、卫生公共关系部门领导,卫生公共关系人员应经常分析研究卫生公共关系工作的进展情况,对原定计划中现在看来可有可无的项目进行削减和缩并。此外,应当关注卫生组织的信誉和形象塑造的动态情况,广泛收集信息,并根据情况的需要,不失时机地增加应当花费的费用,灵活地开展计划外的卫生公共关系活动,以维护和拓展卫生组织的原有市场。

卫生组织领导、卫生公共关系部门领导和卫生公共关系人员应既会节省开支,又要善于捕捉开展卫生公共关系活动的新机会,一旦抓住新的机会,就应该合理、灵活地补充一些该花的费用,不能因严格地控制预算而坐失良机。

第二节 卫生公共关系工作的工作方式

卫生公共关系工作的方式方法主要有"四步工作法"、"计划先行法"、"综合技巧法"等。

一、四步工作法

形象调查、制订计划、组织实施和检测效果被称为"四步工作法"。

（一）形象调查

1. 卫生组织机构的三种形象

（1）理想形象

卫生公共关系人员在充分掌握本卫生组织的基本情况（包括政策、方针、管理、服务水平、职工素质等因素）,了解上级主管部门和本卫生组织领导层对组织形象的期望水平,以及全体职工对本卫生组织机构的希望和要求的基础上,综合判断自身能够达到的最佳状态。

（2）自我评价形象

卫生公共关系人员对本卫生组织机构现实情况所做的评价,与理想形象相对照,其差距就是本卫生组织全体成员应当努力奋斗的方向。

（3）公众评价形象

利用科学方法调查社会公众对本卫生组织的印象和评价,了解知名度、信任度和美誉度等内容。社会公众的评价形象与理想形象和自我评价形象之间的差距可为卫生公共关系计划的制订提供可靠的依据。

2. 形象的调查

（1）书面资料调查

对已有历年统计资料、档案资料、样本资料等进行研究分析,从中找到卫生组织发展的契机和目标。

(2) 对公众的调查

对卫生服务对象、职工、新闻界、社会公众的调查采用这种方法的特点就是能直接获得第一手资料，目的性明确，可以对某些问题做深入探讨。如民意测验是一种比较客观的能准确了解民意的形成与变化的现代科学方法。这种科学方法由美国新闻学和心理学博士乔治·盖洛普首创，是卫生公共关系调查应用最广泛的方法，用来发现具有普遍代表性的公众的兴趣和利益，建立信息反馈，作为制订与修正卫生组织的政策、措施的依据。

(二) 制订计划

在形象调查的基础上，根据卫生公共关系工作的目标，制订出卫生公共关系工作计划。卫生公共关系调查的结果显示出卫生组织的形象通常有三种情况：形象良好、形象不佳、形象不明。卫生公共关系部门应当对卫生组织所反映的相应情况做深入、细致的调查研究。也就是找出形象良好或不佳的原因，然后制订出切实可行的方案措施。在制订维护和改变卫生组织形象的公共关系计划中应遵循以下原则：

1. 组织利益、公众利益和社会整体效益的统一

卫生组织公共关系计划的制订必须有利于自身的发展、形象的改善，卫生公共关系计划是为了巩固、加强与公众的良好关系，同时又要注重满足公众的要求。卫生公共关系人员既不能过分地强调自身组织的利益，又不能一切投公众所好。这两者应该是相辅相成的，并且要统一在社会整体效益上。

2. 知名度和美誉度的统一

卫生组织的知名度和美誉度不一定同步发展。有些卫生组织虽说名气很大，许多社会公众都知晓，但对其却没有信任感，没有好印象。因此，卫生公共关系人员在设计卫生组织形象时，要力求使两者统一。

3. 卫生公共关系工作计划要注重实效性和创造性

卫生公共关系工作计划要及时、适时和持续。所谓及时，即遇到开展卫生公共关系的绝好时机或突发性重大事件时，要及时做出反应。所谓适时，是指在计划、方案已排定，尚未予以实施时，要细加推敲，适时开展卫生公共关系活动，既不能贸然实施，也不可贻误时机。所谓持续，是指卫生公共关系效果需日积月累而成，卫生公共关系工作有时需要三番五次反复持续进行，要把握好实施的时间间隔。如某卫生组织开展某项新的卫生医疗服务，通过新闻媒介做宣传，仅仅一次或两次是不足够的，这样就必须采用卫生公共关系广告形式，反复进行传播。从而给社会公众留下深刻的印象，提高知名度。

此外，卫生公共关系计划还应有新意，不能总是在过去的形式和内容上重复，要有所创新，别具风采的卫生公共关系活动更能显现出卫生公共关系人员的智慧和才能。

4. 卫生公共关系工作计划要注重可行性和平衡性

卫生公共关系计划必须是切实可行的，必须有人力、物力、财力等资源的保证。还必须制订出相应的应变计划，使计划具有变通性、灵活性。此外，制订卫生公共关系计划要讲究平衡性，既要有所侧重，又不能放弃其他方面，要具有长远的眼光，注意各方面关系的平衡、协调。

5. 卫生公共关系计划要与卫生组织机构的整体发展规划及社会环境相适应

卫生公共关系计划要在参照卫生组织的发展规划和年度计划的基础上制订，卫生公共关系部门必须与卫生组织的其他部门协调配合，并利用社会环境中的有利时机如节日、重大活动日，适时地推出卫生公共关系活动。

（三）组织实施

在组织实施过程中，需要运用各种公共关系技术和方法，尤其是宣传与沟通的技巧。宣传与沟通是影响卫生公共关系工作的重要因素。对宣传与沟通的内容，即信息，要求真实、有效和可被接受；对宣传与沟通的对象，即公众，要定位准确，并选择适当的沟通方式施加影响；对宣传与沟通的方式，应注意媒介的选用、活动规模及程度的掌握；对时间、地点的选择，程序形式的确定，内容、费用的安排要特别斟酌，在实施中要严格控制工作进度，以保证卫生公共关系计划有步骤地进行。

在卫生组织发展的不同时期，卫生公共关系工作计划的实施策略是不同的。如在卫生组织的初创时期，其宣传与沟通的策略是设法让公众对自己产生良好的第一印象。在卫生组织遇到风险时，卫生公共关系人员要与领导密切配合，采取灵活、有效的宣传、沟通方式，影响公众，使卫生组织转危为安。在卫生组织顺利发展的时期，则应保持和巩固卫生组织机构的声誉，进一步扩大其知名度和美誉度。制订适宜的预防方案，以防形象受损。在卫生组织形象被损害时，卫生公共关系人员对于社会公众的误解，要耐心解释，澄清事实的真相；对于自身的过失，要实事求是地做检讨，并将补救措施如实告知社会公众，求得其理解和谅解，进而重塑形象。

卫生公共关系工作计划的组织实施，包括撰写新闻稿，召开记者招待会、新闻发布会，组织讨论会，筹划卫生组织领导人的演讲、报告，举办展览会，策划媒介事件，制作宣传资料、新闻电影、录像和广播讲话，组织参观访问等。

（四）检测效果

通过检测计划实施效果，既可总结经验，酝酿下一阶段的卫生公共关系目标，又可经过反馈信息找出不足，修正和完善原定目标，使之更符合卫生组织的利益、社会公众利益及社会整体效益。

1. 自我评价

卫生公共关系工作告一段落后，应当进行自我评价，这不仅是对卫生公共关系活动本身的成败得失进行经验总结，也是对卫生公共关系人员自身的思想水平、业务素质的一次检查。通过自我评价，能找出自我的差距，以利于卫生公共关系人员保持清醒的头脑，胜不骄、败不馁，使卫生公共关系工作取得更大的进展。

2. 专家评价

专家评价的方式有很多，可以是专家咨询法，也可以是同行评议法；既可发放征询调查表，也可召开座谈会；可以是按照程序进行的正规活动，也可以是非正式场合的私人交谈。这对于卫生组织公共关系活动效果的评价更具有客观性、公正性和权威性。

3. 公众评价

社会公众对卫生组织公共关系工作的评价最客观、最能体现卫生公共关系工作的价值，也是最重要的检测、评价环节。倘若某卫生组织经自我评价和专家评价都认为公共关系活动效果不错，然而民意测验则效果不佳，那么卫生公共关系的工作效果最终的评估可以说是不理想的。这种结果说明对公众的利益、意愿、需求等方面注重不够，也可能是宣传、沟通手段未取得良好的效应，使公众产生误解。这时卫生公共关系部门不但要修正卫生公共关系计划，还应反省自己的评价方式与手段，纠正偏差。

在三种评价的基础上，卫生公共关系部门要把一定时期（如一年）的计划、预算与实施结果相比较，写出既有理论分析，又有实例佐证的工作总结报告。应以社会公众、专家的评议为依据，说明卫生公共关系计划的完成程度和存在的差距。社会公众评价中对新闻舆论的分析要考察其量的方面，如统计报道的次数、篇幅；质的方面，如参与报道的报刊级别、影响力以及读者、政府有关方面的反映等，使总结报告更有说服力。

二、计划先行法

计划先行法强调"卫生公共关系"工作程序应经过如下几个阶段：

1. 现状分析

卫生公共关系人员应深入调查分析卫生组织的生存环境，职工及其他公众的思想意识、态度、价值观念，获取确实的定性、定量数据资料。把这些信息、情报提交给领导层和其他部门的人员，使他们对面临的形势和问题有充分的认识，并能做出全面、客观的评价。

2. 确定目标

卫生公共关系工作目标的确立必须分清主次，区别重点与一般，强调实施方法或手段的科学性、合理性以及经济上的可行性。

3. 公众选择

对卫生组织面临的公众要做全面的分析，确保正确、可靠地定位于相关的公众群体。随后再进一步划分具体的对象，使卫生公共关系工作做到针对性强，措施或手段能落到实处。

4. 费用实施预算

加强卫生公共关系工作的费用预算有助于计划的科学性，体现卫生公共关系人员的勤俭作风和负责态度。对每个具体的项目都应列出预算开支。

5. 效果试评

在卫生公共关系计划施行前，就应对可能产生的绩效做出预测性的评估，即对"确立目标"这一环节的再次审核。还要初步确定知名度、卫生公共关系互动的效果能够达到百分之几等定量指标。效果测评是计划先行法的突出特征之一。

三、综合技巧法

卫生公共关系工作的综合技巧法是从方式上说明卫生公共关系工作的活动性质，是从某一侧重面或侧重点来划分卫生公共关系工作的方法。

综合技巧法讲究的是卫生公共关系活动要有灵活性和针对性。要求卫生公共关系人员根据公共关系活动不同的侧重点，捕捉时机，变通性地临场发挥。如借助大众传播媒介，通过宣传、沟通、交流等途径建立良好的卫生公共关系网络的宣传法；应用推销卫生医疗服务，把卫生公共关系工作重心放在服务方向、服务设施和服务内容的服务法；利用举办社会公众感兴趣的各种社会活动，扩大卫生组织的影响，提高声誉的兴趣法；通过面对面的人与人的交往所进行的卫生公共关系活动的交际法；收集、整理、反馈各类信息，使卫生组织行为尽可能地与国家的总体发展目标、市场变化趋势及民情民意协调起来的征询法；当卫生组织的既定目标与客观环境发生冲突时，制订有针对性的卫生公共关系计划，保证卫生组织目标实现的进攻法；卫生组织初建时期，为开创其新局面而在卫生公共关系方面做出努力的建设法；在卫生组织创出稳定发展的局面后，所开展的巩固信誉和形象的卫生公共关系的维系法；为防止卫生组织自身的公共关系失误而采取的防御法；当卫生组织出现工作上的失误时，为减少损害、重振信誉和形象而开展卫生公共关系活动的矫正法等。

综合技巧法追求的是动态效应，强调依据具体形势随机应变。实际上，上述方法相互之间是有所交叉和重叠的。如"维系法"可看做"防御法"的特定表现，"兴趣法"可看做"建设法"之类。卫生组织在具体开展卫生公共关系活动时，要具体情况具体分析，灵活地选择适当的方法，不要机械地理解这些概念，而应在充分掌握每一种卫生公共关系活动特点的前提下融会贯通，发挥自己的特长和技巧，依据不同的环境、对象、目的来有的放矢地开展卫生公共关系活动。

第三节　卫生公共关系的活动种类

卫生公共关系是一种有计划、有目的的活动，不同的卫生公共关系目标，必须用不同的卫生公共关系活动方式去实施、实现。在以上综合技巧法中，已提到各种卫生公共关系的活动方式，下面再具体阐述其种类及特点。

一、宣传型公共关系

宣传型公共关系是指卫生组织通过宣传工作来提高卫生组织的知名度，形成有利的社会舆论，其特点是利用一定媒介对自身进行宣传，主导性、时效性强。事实上，宣传型公共关系就是一种对外传播信息的工作，其主要途径有人际传播、小组传播和大众传播。尤其是大众传播，其影响面和波及范围是相当大的，可以说大众传播媒介是支配和控制社会舆论的一个重要途径。因为，在现代社会中，大众传播媒介所接触的公众数量往往以千、万、亿为计，对人们的心态、人们的思想与文化状况、社会经济状况等有着巨大的影响作用。

卫生组织利用大众传播媒介开展宣传型公共关系活动，其主要方式有：

1. 运用公共关系广告形式

把卫生组织形象的塑造作为广告的中心内容，着重宣传卫生组织的管理经验、经济效益、社会效益和已经获得社会声誉的发展过程等。

2. 策划专题活动"制造新闻"

如卫生组织中的新服务的开展、新设备的开启使用、新人才的引进等新闻活动，可以吸引新闻界报道。这种不支付费用的宣传，其效果比公共关系广告更有说服力和吸引力,从而更有利于提高卫生组织的知名度。

3. 举办各种活动,通过纪念会、庆祝礼,或利用名人、明星等特殊人物的声望等来达到提高卫生组织知名度的效果。

对于卫生组织来说,利用大众传播媒介开展卫生公共关系活动,不能被动地等待机会的到来,而是要主动创造机会、掌握机会,有效地利用大众传播媒介为自己服务。

二、交际型公共关系

交际型公共关系是指不借助其他媒体,而只是在人际交往中开展卫生公共关系活动,通过卫生组织与社会公众的直接接触,建立感情,达到建立良好关系的目的。交际型公共关系的特点是具有直接性、灵活性,并带有强烈的人际感情色彩。

作为卫生组织的公共关系人员,应充分发挥公共关系的才能和技巧,扩大和发展卫生公共关系网络。首先,要注意完善自我形象,掌握交际的礼貌礼仪和交际艺术,善于运用有声语言,善于与人交朋友和打交道。其次,要注意经常和社会公众保持联系,注意平时的情感投资,这样有利于缩短彼此的心理距离,培养长期良好的人际关系。最后,可以通过各种团体交际形式的招待会、工作餐、宴会、茶会、舞会、慰问等进行交际活动,增进人际感情。

三、服务型公共关系

服务型公共关系是一种以提供优质、周到的服务为主要手段的卫生公共关系活动方式,其特点是人与人之间的直接传播沟通,传播符号多种,人情味足,反馈灵敏,调整迅速。这种活动方式是用实际行动做好工作,赢得社会公众的好感依靠的不是宣传,而是优质而周到的服务。

在现代社会的发展中,卫生组织之间的竞争主要体现在服务上,哪个卫生组织服务周到、热情,它就能赢得更多的公众,抓住更多公众的心。服务型公共关系不能仅靠卫生公共关系部门单独行动,而需要全体卫生工作人员共同配合。服务型公共关系的真谛在于体现出卫生组织的整体素质,反映出每个卫生工作人员的精神风貌和高尚的社会主义品德,同时还反映出卫生组织的全方位建设与公众的需求的日渐吻合。

卫生组织在开展服务型公共关系的活动中,尤其要注意做到"投公众所好"、"善服务措施",尽可能在社会公众的角度为其着想,满足其意愿,完善服务内容和方式,竭尽全力地赢得广大公众的信任和支持,提高卫生组织的声誉，树立良好形象。

四、社会型公共关系

社会型公共关系旨在利用举办各种公众感兴趣的社会活动，扩大卫生组织的社会影响，提高社会声誉，赢得公众的支持、赞赏，为树立良好的社会形象创造条件。

社会型公共关系的形式主要有两种：一是以卫生组织本身的重要活动为中心而开展的，如新项目、新发明的嘉奖会，大型设备的启用剪彩等活动，邀请各界嘉宾、渲染喜庆气氛，借此扩大卫生组织的影响。二是以帮助他人特别是赞助社会福利事业为中心开展的卫生公共关系活动。例如，医院可组织业务技术人员到学校，现场为教师、学生体检；到"福利工厂"、"聋哑学校"为残疾人免费义诊等。使卫生组织在社会公众中树立起注重社会责任的好形象。此外，卫生组织还可与大众传播媒介联合举办各种知识、智力竞赛等，以提高卫生组织的知名度。这些活动从近期来看，往往难以给卫生组织带来直接的经济效益，但从长远来看，却为卫生组织带来不可估量的社会效益。这种社会效益就是卫生组织赖以生存发展的良好信誉和形象。

社会型公共关系具有公益性、文化性的特点，其活动范围是无限的，可大可小，可繁可简，只要能紧扣主题，引起公众的兴趣、好感，就可能获得良好的卫生公共关系效果。

五、征询型公共关系

征询型公共关系是以提供信息服务为主的公共关系方式，它通过新闻监测、民意测验、社会调查等方式了解掌握信息和社会动态，为卫生组织决策提供参考。其特点是长期性、复杂性、艰巨性。

征询型公共关系还应把对卫生组织的预测工作作为它的主要内容，对卫生组织发展的社会环境进行全面的分析和预测。如探索性地预测，即对未来社会和卫生组织环境做具体规定，假设未来仍然按照过去的趋势发展，从而可以根据现有的信息、资源、知识的基础，探索未来卫生组织发展的可能性。

应该说，任何卫生公共关系的工作方式都带有一定程度的"征询"色彩。因为任何卫生公共关系工作的开展，都必须有明确的方向和目的，都必须有准确的估计和评价。方向如何确定？目的如何达到？现状如何评价？趋势如何估计？都需要采取不同程度和不同形式的征询调查和分析。否则，就难以准确定位卫生公共关系的工作目标。

六、建设型公共关系

建设型公共关系是指卫生组织为开创新的局面而在公共关系方面做出的努力。在一般情况下，开展建设型公共关系，卫生组织所能把握的时机是：卫生组织开办前后的一段时间，更换卫生组织名称的时机，改变服务内容、服务方式的过程等。在这种特殊的时机里，卫生组织要积极主动地向社会公众介绍情况，或者通过策划大型的公共关系活动，在社会公众中造成一定的影响，对开创卫生事业、开拓市场、树立声誉都会有积极的意义，并可以为卫生组织创造更好的条件和环境。

在开展建设型公共关系的过程中，有时也会有自然形成的时机。这种时机，不在卫生公共关系人员的预料之中，但却必然存在。如卫生组织在某种危机到来之前，卫生公共关系人员可能并未想到会发生意外的情况。这要求卫生组织平时就应关注自己的工作或服务带给社会公众的影响，在问题的潜在发生过程中及早发现，并立刻制定切实可行的卫生公共关系计划，以使问题出现转机，确保或重新塑造良好的社会形象。

有些卫生组织很早就懂得通过大众传播媒介向社会征集卫生组织的名称、徽标；或向社会公开招聘人才等都是开展建设型公共关系活动的良好举措。

七、维系型公共关系

维系型公共关系是通过各种传播媒介，比较平淡地持续传递信息，使卫生组织在长时期内对社会公众起潜移默化的作用。它用于稳定、巩固原有的良好关系。其特点是通过优惠服务和感情联络来维持现状，不求大的突进，但也不中断。

由于卫生公共关系是一项综合性的工作，受各种因素影响的可能性很大。卫生组织纵然已有良好的卫生公共关系状态，但倘若不注意维护，则也会发生变化。为此，卫生组织在稳定发展之际，仍有必要采取维系型公共关系活动方式，对自己的卫生公共关系状态进行加固，以确保其长期性。

八、防御型公共关系

防御型公共关系是指卫生组织为防止自身的公共关系失调而采取的一种公共关系活动方式。这种活动方式的正确运用，可以保证卫生组织防患于未然，加强卫生组织的公共关系意识，使其各项工作都能够有利于卫生公共关系目标的实现。开展防御型公共关系的一个重要前提在于卫生公共关系人员必须确切了解卫生组织自身的卫生公共关系现状，并能敏锐地发现其失调的预兆和问题，以便能及时采取具体的措施，把不利于卫生组织发展的因素消除于萌芽之中。

防御型公共关系的特点是采取防御和引导相结合，以防为主的策略。其方法主要有：采用调查、预测手段、了解潜在危机、提出改革方案。

九、矫正型公共关系

矫正型公共关系是用来消除因主客观原因给卫生组织带来的不良影响（风险或严重失调），恢复卫生组织被损害的良好形象和信誉的公共关系活动方式。其特点是及时发现、及时采取应付措施，妥善地处理，以挽回损失，重新树立卫生组织机构的声誉和形象。

卫生组织在与社会公众的交往中，难免有失误之时、疏漏之处，这时就要冷静、理智地面对现实，多站在社会公众的角度去分析问题，以让其满意为目标去解决问题。其基本工作程序是：及时发现问题、及时纠正错误、及时改善形象。其中的"及时"最为重要。

十、进攻型公共关系

进攻型公共关系是指在卫生组织与外部环境发生某种冲突时，以攻为守，改变环境，创造新局面。其特点是：内容形式新颖，能有效吸引社会公众的注意和兴趣，有利于迅速提高卫生组织的知名度和美誉度。

卫生组织在现实的生活中不可能事事如意。在许多情况下，不管卫生组织多么善意，多么协调，多么注重以社会公众为中心，但客观环境与主观愿望之间的矛盾和冲突始终存在。对此，卫生公共关系人员应该以自己的智慧和能力来减少卫生组织与社会环境之间的摩擦，保证卫生组织既定目标的实现。

以上介绍的十种公共关系活动种类，其分界比较模糊，相互之间也往往有交叉。因此，卫生公共关系人员要灵活掌握运用，不能机械地理解概念，否则是很难把握其要领的。

第四章 卫生组织内部公共关系

卫生组织良好的内部公共关系是开展有效的外部公共关系的基础和保证。良好的外部公共关系应该从内部做起。要搞好卫生组织内部公共关系，需要弄清卫生组织内部公共关系的宗旨和目标，掌握处理卫生组织内部公共关系的方法。

第一节 卫生组织内部公共关系的宗旨和目标

健全的卫生组织机构，高度的组织效能，以及全体工作人员的协调合作精神，是卫生事业发展的根本保证。卫生组织内部公共关系就是要为卫生组织创建一个良好的内部公共关系状态而设置目标以及开展工作。

一、卫生组织内部公共关系的宗旨

一个现代化的卫生组织，其机构庞杂，人员众多，难免存在科室之间、人员之间的误解和矛盾。卫生组织内部公共关系的宗旨，就是增强卫生组织内部的凝聚力，提高卫生组织的整体素质，团结全体工作人员，不断地加强卫生组织的建设，促进自身良好的发展。卫生组织内部公共关系的宗旨，简言之，就是"内求团结和增强凝聚力"。

"内求团结和增强凝聚力"这一宗旨是由卫生组织内部公共关系的原则所决定的，是在处理卫生组织内部公共关系活动中实现的。坚持内求团结对于建设现代化的卫生组织至关重要。卫生组织是运用医学科学技术为社会公众服务的，在提供具体卫生或医疗等服务的过程中，往往需要多个科室，多专业的紧密合作。就医院来说，一个患者痊愈出院，往往凝聚了医生、护士、医技科室、后勤服务的辛勤劳动和智慧。因此，卫生组织全体工作人员通力协作、同心同德是卫生组织兴旺发达的根本保证。卫生组织的领导者更是要从思想上确立和重视"内求团结和增强凝聚力"这一宗旨，扎扎实实地开展卫生组织内部公共关系活动，建立卫生组织全员公共关系意识，不断调动工作人员的积极性、主动性和创造性,使其齐心协力地为卫生组织自身的发展做出努力和贡献。

二、卫生组织内部公共关系的目标

卫生组织内部公共关系的根本目标,就是要创造和谐的"人和"环境,使医院的工作目标与工作人员的需求协调一致,激励全体工作人员的士气,增强其归属感,从而促进卫生组织的健康发展。

结合卫生组织的特点和对内部公共关系的需求,其具体的目标有:

(一) 加强纵向联系,增强信任感

积极开展一些有利于信息沟通、情感交流的公共关系活动,如球赛、讨论会、舞会、座谈会等,创造卫生组织的领导和工作人员、管理决策部门和下属科室之间的互动机会,促进彼此了解,使全体工作人员能逐步理解,并自觉地执行卫生组织的各项规章制度,提高对卫生组织领导和决策的信任感。

(二) 加强横向联系,增强协作精神

除要注意纵向联系外,横向联系也是不可忽略的重要环节。要高度重视卫生组织中各机构或部门之间,工作人员之间的横向的信息交流,使各部门、各科室、各岗位在分工负责的前提下,相互理解、相互协调、相互协调、相互支持,提高工作效率和卫生组织的整体功能,以保证卫生组织整体功能的有效运转。

(三) 提高责任感和自信心

卫生组织是否能在激烈竞争的市场环境中良好地生存和发展,与全体工作人员昂扬的斗志和主人翁精神是分不开的。因此,应使全体工作人员深刻认识到,卫生组织的兴衰存亡及取得的各项成就,与其自身的努力、贡献密切相关。每项工作成就之中,都凝结了每个工作人员的智慧和汗水,使他们对卫生组织的付出得到应有的认可、尊重,进而有效地激发广大工作人员的工作干劲和热情。

(四) 提高向心力和归属感

满足工作人员的合理需求,是提高其工作积极性的原动力。因此,应通过关心工作人员的生活、改善和提高其福利待遇,解决其生活和工作中的实际困难,使工作人员切实感到卫生组织的关怀和重视,体会到卫生组织这个大家庭的温暖,就会强化工作人员对卫生组织的感情,进而使卫生组织真正地抓住每个工作人员的心,使其自觉自愿地固守于卫生组织中。

第二节　卫生组织中的工作人员关系

一、工作人员关系是卫生组织内部最重要的公共关系

工作人员是卫生组织的主体。卫生组织的一切活动都要依赖他们的理解和支持，这样才能有效地付诸实施。工作人员关系处理得好坏是能否搞好卫生组织工作的关键，它决定着卫生组织目标和效益的实现，体现出卫生组织的综合素质。

工作人员不仅是卫生组织最重要、最直接的内部公众，同时也是卫生组织与外部公众接触最广泛、最直接的媒介，是卫生组织对外联系的"窗口"和"前沿"。每个工作人员的素质和形象直接反映着卫生组织的素质和形象，而且是卫生组织整体形象的缩影，还可以说是卫生组织的代表和象征。由于工作人员是外部公众最直接的接触者，所以他们良好的精神风貌、和蔼的态度、端庄的举止、热情的服务、精湛的技术、负责的精神将会给外部公众留下美好的印象，很自然地会给卫生组织塑造良好的形象。

另外，工作人员作为社会成员，必然会和社会各方面的人打交道，在交往的过程中，往往会谈及自己对本卫生组织的看法和感受，如果他们对自己的所在机构感到满意，认为在本卫生组织中能充分发挥自己的才华，本卫生组织内部凝聚力强，关系融洽和谐，就是在为本卫生组织做好的宣传。尽管每个工作人员只是普通成员，然而他们的口碑效果往往胜于广告、海报的宣传效应。为此，要树立良好的卫生组织形象，应处理好工作人员的关系。

卫生组织中的领导者，在内部公共关系的建立中处于特殊的地位，他们对于卫生组织内部公共关系的成效，具有决定性的作用。如果卫生组织中的领导者缺乏公共关系意识，良好内部公共关系的建立也就无从谈起。所以，处于公共关系核心地位的卫生组织领导者，必须具有较强的公共关系意识。这不仅是卫生组织公共关系活动顺利开展的必要条件，而且是处理好工作人员关系不可忽视的重要方面。

二、协调工作人员关系的相关因素

要协调卫生组织同工作人员之间的关系，应注意理顺两个方面的问题。

（一）物质利益关系

物质利益关系是工作人员最关心、最敏感的问题，是能否保持工作人员工

作干劲和积极性的基本前提。物质利益关系主要涉及工资、奖金、各种福利等衣食住行方面的问题。这些问题直接关系到工作人员生存的基本需求，会极大地影响工作人员对卫生组织的信赖感、归属感。因此，卫生公共关系人员应高度重视，及时沟通和传递信息，协助卫生组织领导者千方百计地满足工作人员合理的物质需求。

1. 工资和奖金

在物质利益关系中，工作人员往往最关心的是工资和奖金。在我国目前卫生组织中工作人员工资水平偏低的情况下，工作人员希望增加收入的愿望是完全可以理解的。卫生组织应在国家工资、奖金政策允许的范围内，积极妥善地解决工资、奖金问题。由于调整工资，卫生组织本身没有自主权，合理发放奖金就十分重要了。发放奖金的目的是为了调动工作人员的工作积极性，对那些工作成绩突出的工作人员给予奖励。然而，发放奖金是大有学问的，如果发放合理，就可以起到激励工作人员的作用，反之则可能打击其工作积极性。因此，必须坚持奖勤罚懒、奖优罚劣的原则。但是在我国，由于传统意识的影响，平均主义思想在人们心中已根深蒂固。所以，应严肃认真地对待发放奖金的问题。首先要坚持原则，廉洁奉公；其次要多同工作人员积极沟通，尽可能减少和消除工作人员的不满和误解；最后尤其要注意防止少数领导者利用职权中饱私囊。总地来说，在奖金问题的处理上，一定要坚持原则，有效而科学地处理好"激励"和"团结"这两者的关系。

2. 福利待遇

福利待遇是工作人员物质利益的重要组成部分。改善工作人员的福利待遇，可以免除工作人员的后顾之忧。要注重满足工作人员归属感的需求，加强工作人员以自身卫生组织机构为家的观念。如果工作人员对自身卫生组织机构有了强烈的归属感，并树立了以卫生组织机构为家的思想，则会产生持久的工作干劲和热情。国外有些组织机构，职工的福利待遇无所不包。我国的卫生组织机构更应重视这些问题。在严格管理的同时，尽量提高工作人员的待遇，从各方面关心工作人员的生活，满足他们的合理需求，解除他们的后顾之忧，从而使他们全身心投入于工作之中，为卫生组织机构的发展贡献力量。

（二）精神利益关系

工作人员的精神需求，从心理学的角度来说，主要包括：尊重的需要，即自我尊重和受到他人的尊重；自我实现的需要，即个人能从事发挥自己特长的工作，从而调动和挖掘自己的潜力。

从尊重的需求来考虑，卫生公共关系人员应高度关注工作人员的心理特征和精神需求。知识分子通常更看重精神鼓励，他们希望实现自我的价值，才智得到充分的发挥，事业上多出成果，并希望自己的知识和劳动成果能得到社会应有的尊重和认可，同时还希望在政治上、经济上能享受到应有的待遇。因此，卫生组织内部关系在处理工作人员关系时，要从尊重人出发，要多表扬、多肯定、少批评、少否定。要改变对知识分子的偏见，切实做到政治上信任，生活上关心，工作上大胆使用。

从自我实现的需要来考虑，卫生组织内部公共关系的一个重要原则就是要充分了解和发挥工作人员的长处，使工作人员的能力与工作的要求有机地匹配好。除了应根据工作人员的特长，委派其适当的工作外，还要对其加强职业教育，并为其升迁、晋升提供良好的条件和机会。如果扎扎实实地做好了人尽其才，才尽其用，同时又重视职业培训，为每个工作人员提供发展的机会，其结果会使工作人员从工作本身找到生活的乐趣和意义，在精神上产生幸福的体验，并得到自我实现的满足感，这种满足感必然会转化为强有力的工作干劲和持久的工作热情，充分激发出工作人员的潜在工作能力。

三、处理工作人员关系的基本思想和手段

1. 注重信息的交流和沟通。

在协调工作人员关系时，要力求做到上情下达，下情上知，使信息得到充分的交流、传递和沟通。"上情下达"是指卫生组织的领导者将卫生组织的内情告诉给普通员工，其主要内容包括：卫生组织中各方面的运作情况，各项政策、规章制度及其实施情况，卫生组织的远期及近期目标，新技术开发，人事变动与安排，工作人员新闻，卫生、医疗市场需求动态等。"上情下达"可使工作人员全面了解本卫生组织机构各方面的情况，了解领导的情况和意图，取得工作人员对自身卫生组织机构的理解、信任和支持，增强卫生组织的凝聚力。有效开展"上情下达"的具体方式有许多，如展开各种类型的会议、设立公告牌和海报、采用发行内部刊物、给工作人员的信、财务报告，还可通过各种形式的板报、广播等。

"下情上知"要通过双向信息交流和沟通的手段来进行。一方面，领导者要深入群众，和群众打成一片；另一方面，工作人员也要主动通过各种方式把自己的想法、建议和要求，告诉领导者。"下情上知"对领导者做出合乎实际的正确决策来说是非常重要的，应引起领导者的高度重视和支持。领导者应建立起"下情上知"的主动意识，经常深入调查研究，具体的运作方法有：设立定期或不定期的"接待日"，热情接待群众来访者；深入科室、基层了解情

况;进行家访,与工作人员谈心;设立热线电话和意见箱;积极参加工作人员举办的各种活动;发放意见征询问卷,开展民意调查。总之,做好"下情上知"的工作,有利于卫生组织的领导者及时把握工作人员的思想动态,及时解决问题,协调和密切干群关系。

2. 注重健全民主管理制度

民主管理的主要内容就是让工作人员参与自身卫生组织的管理与决策。工作人员参与管理和决策,既有利于工作人员对所在卫生组织的各种问题充分发表意见和提出建议,又有利于领导者听取群众的意见和呼声,分析和采纳群众意见。这种民主参与方式,可以加强工作人员的主人翁意识和工作责任感。从领导者的角度来看,可充分体现出尊重工作人员的民主权利,得到工作人员的理解、信任和支持。

实行民主管理要注重两个原则:一是公开性原则。所谓公开,就是要透明、开放。对卫生组织来说,就是要把卫生组织中的各项重大决策均公之于众,即让工作人员知晓所发生的各项事件和问题,并参与意见和讨论,使工作人员参政议政成为现实,以消除工作人员对领导者的不满与隔阂。二是民主监督原则。卫生组织的领导者要做到得人心、有威望,就应严于律己、廉洁奉公,提高接受工作人员监督的自觉性,加强廉政建设。

卫生组织实行民主管理,常见的形式主要是职工代表大会。职工代表大会是实行民主管理的基本形式,是在卫生组织党委的领导下,工作人员行使民主权利的组织。该组织听取和审议领导者的工作报告,讨论卫生组织中的重大问题,如业务发展规划、制度改革方案、年度工作计划和总结、财务预决算以及工作人员生活福利等。

此外,要充分发挥卫生组织中所设立的各种委员会的作用。如各种学术委员会或科学技术委员会对卫生组织的业务技术工作发挥参谋咨询的作用。作为民主管理形式的委员会,其主要的功能有参谋咨询功能和部门间横向协调功能。实践证明,各种形式的委员会的优势是有利于发挥集体智慧,有利于冲破部门之间的界限,吸引群众参与管理,发挥专家的参谋咨询作用。这些委员会组织,根据工作任务的需要,有的是永久性的,有的是临时性的。尤其是对处理涉及若干部门利益的权限问题时,其效果更是显著。

3. 注重以人为中心的管理

尊重人、理解人、关心人是改善人际关系,密切卫生组织领导者与工作人员关系的重要途径。尊重人是协调好工作人员关系的前提和保证。首先,领导者要确立工作人员是卫生组织的主人翁的思想,做到一视同仁,并把自己放在与工作人员平等的地位上,设身处地地体验其感受,急之所急,想之所想。其次,领导者要确立领导就是服务的思想,要做公仆式的领导。最后,要认可和肯定工作人员的价值,使工作人员感到自己受到领导的重视,得到心理上的满足。

理解人的内涵就是要了解人,了解人的困难、处境,了解人最迫切的需求。尤其是工作人员遇到了不如意的事,身处逆境时,如失恋、事业受挫、家庭纠纷、人际关系紧张等情形,往往会使其在心理上陷入困境。每当这种情况出现时,领导者要及时表现出关切、热情和理解的态度,尽力帮助排忧解难,使之迅速地从困境中走出来。

关心人,最根本的是从关心工作人员最迫切的需求入手,进而解决他们的现实问题和思想问题。卫生组织是知识分子较集中的地方,知识分子最迫切的需求就是充分实现自我,渴望在科研中出成果,在救治病人时做出惊人的贡献。为此,卫生组织的领导者在关心工作人员时,不仅仅是在生活上关心,最重要的是事业上关心,为他们创造条件,让他们的智慧和才能得到充分的发挥,为人民的卫生事业做出贡献。

卫生公共关系工作,实际上就是一项长期的感情投资。只有尊重人、理解人、关心人,才能保证领导者与工作人员之间、工作人员与工作人员之间,建立融洽的"家庭式"气氛。"家庭式"气氛往往使人身在其中感到愉快、开心、温暖。倘若每个工作人员都将自己看做这个大家庭的一员,时时、事事、处处想着它,并把卫生组织的命运与自己的前途联系在一起,将卫生组织的利益和自身利益融合到一起,这样必然有助于卫生组织的良好发展。

4. 注重调适工作人员的心理承受力

党的改革开放政策不仅给卫生组织带来机遇和活力,同时也带来了极大的挑战。卫生组织改革最终还是得靠全体工作人员共同参与,才能更好地实施和运行。因此,在卫生组织改革的进程中,要有效地调适工作人员的心理承受力,减少其对改革措施所产生的抵制情绪。

卫生组织的改革,涉及领导体制、人事体制、分配体制、经营管理等体制的变化,这些变化不仅改变了原来的工作程序、工作环境、社会心理环境等,还影响到每个工作人员的切身利益。对改革带来的变化,每个工作人员都会或多或少地产生相应的心理波动。从社会心理学的角度来分析,改革的冲击就是对每个工作人员的社会心理刺激,这种社会心理刺激会使人产生相应的社会心理紧张,进而产生一系列的社会心理反应。其中最显著的表现是情绪上的不稳定感、焦虑烦躁感等。如由于干部人事制度的改革,有些管理干部很自然地会担心个人前途受影响；工作人员在科室优化组合、技术职务聘任中，会担心被淘汰；后勤工作人员对于各种严厉的制约措施会感到不能适应；由于强调专家服务、职称岗位而拉开了分配档次等，所有这些都会引起工作人员的心理震动。

卫生组织的领导者应及时了解工作人员对改革的思想状态和情绪反映，适时地进行心理疏导，将其对改革的抵触情绪减少到最低限度。其实施方法有：

（1）引导工作人员参与和认同改革

组织和引导工作人员参与讨论卫生组织改革的必要性或意义，尽可能用事实或数据资料对为什么要进行改革进行分析、解释和说明。那些卫生组织改革成功的例证会充分说服工作人员，进而使之对改革产生思想上的认同感。可以说认同就是一种心理契约，是统一工作人员行动的坚实基础。

（2）增强卫生组织对个体的影响力

任何卫生组织要使自身对其工作人员产生强大的影响力，那么，改革方针、措施等一定要有效地考虑工作人员的切身利益、合理的需要，并制定出科学的计划和手段，积极地给予解决或满足。另外，在改革中，卫生组织要加强对工作人员的宣传教育工作，这也是影响工作人员，抓住他们的心的重要方式。如果切实抓住了工作人员的心，也就有利于减少，甚至消除改革进程中的阻力。

（3）充分发挥群体的影响效应

可利用群体的力量来改变个体或群体本身，即所谓利用群体动力来推进改革的方法。首先，形成共同的改革认知，统一工作人员对改革必要性、重要性的认识，使之成为一种要求改革的强大力量（即群体压力），自觉自愿地实行改革。其次，培养对改革强烈的归属感，使每个工作人员把改革当做自己的事，并为参与改革而自豪、自尊。最后，重视卫生组织规范。要根据改革的需要，重新制定出有利于改革的新规范。一般来说，新规范对工作人员往往具有一定的制约作用。

（4）注重提高改革者的威信

卫生组织的领导者在改革过程中表现出来的工作能力、良好的素质、优秀的品德等，常常显示出极大的魅力，有利于提高其非权力影响力和威望。因此，担负改革的领导者，应努力加强品德修养，提高自己的学识水平，增强自己的领导才能，从而提高自己在群体中的影响力。在领导者的影响下，工作人员则会强化对改革的认同感，推动改革不断发展。

第三节 卫生组织中科室之间的关系

任何一个卫生组织都是一个完整的系统,为了完成相应的工作任务和目标,设置了若干科室。科室之间的关系,是保证卫生组织协调运行,完成专业任务和其他各项工作任务的重要条件。如果科室之间关系不融洽,经常产生摩擦和冲突,则会影响卫生组织的正常工作。为此,搞好科室之间的关系,是卫生组织内部公共关系的一项重要任务。

一、卫生组织的科室设置及科室之间的关系

不同的卫生组织,根据工作性质、工作任务等的不同,其内在的科室设置会有一定的差异。但无论是医院、防疫站,还是妇幼保健院等卫生组织,大体上包括以下几个大系统的相应科室,即运行系统(指业务科室)、支持系统(行政、后勤管理科室)、扩展系统(指开发行部分,如科研、教学培训、新科学、新专业和新技术研制、应用科室)。

下面以医院为例,说明卫生组织的科室设置情况。按我国现状,医院一般分为诊疗部门、辅助诊疗部门和行政、后勤部门。诊疗部门包括内、外、妇儿等医疗急诊科和预防保健科。诊疗部门是医院的临床业务部门。辅助诊疗部门包括药剂科、检验科、放射科、病理科等。行政后勤部门包括各职能管理部门,是对医、教、研、防、人、财、物实施管理与保障的部门。行政后勤部门应与诊疗及辅助诊疗部门密切联系,协调成为一个有机的整体。

我们国家的地方医院,根据《全国医院工作条例》的规定,实行院、科两级管理的领导体制,也就是说,一般的医院只划分为两个管理层次。各科的科室主任在院长的领导下,对科室医疗业务、行政工作实行集中指挥,有权按照医院的计划、指示、命令和规章制度的要求,统一组织实施本科室的医疗、教学、科研工作,负责本科室医疗人员的业务培训和技术考核,提出开、调、奖、惩、意见,领导本科室的技术建设。科主任对科室计划的完成和经济效益全面负责。

由于各科室直接接受院长或分工副院长的领导,医院各科室之间是行政隶属关系的平行关系,工作上是配合、协作关系,不存在领导与被领导的关系。这种平行关系的特点:首先是依存性,各科室虽然功能、分工和运转方式不同,但都围绕医院工作的大目标来运作,各科室之间必然会相互联系,并且形成分工合作的关系。如果各科室之间闹矛盾,不团结,难以搞好合作,就会影

响医院的整个工作。其次是差异性,由于各科室性质、作用不同,加之信息沟通不及时以及科室之间互动交流不够,导致科室之间的群体意识、群体文化、价值观念等存在着差异,这些差异往往也会造成某些矛盾、冲突的产生,从而使医院工作出现某些不协调。

以上以医院为例,说明了卫生组织的科室设置及科室之间的关系问题。卫生公共关系人员应注意处理好科室之间的关系,使之形成合力,发挥整体效益。

二、处理科室之间关系的基本原则

处理科室之间关系的基本原则主要有:树立整体观念、健全管理制度、主动相互沟通、妥善处理矛盾。

(一) 树立整体观念

任何一个卫生组织都是一个完整的系统,业务科室、辅助科室、行政科室、后勤科室等共同组成了卫生组织这个完整的关系结构或系统。这个完整的系统,为了完成医疗、教学、科研和预防保健康复等社会功能,就必须建立整体观念,各科室除了要认识到自己科室的工作是卫生组织整体工作的一部分,任务完成的好坏会直接影响卫生组织整体任务的完成以外,还应从大局利益出发,切莫只考虑自己所在科室的工作和利益,不考虑其他科室的困难和问题,甚至不顾全大局。

卫生公共关系人员在协调科室关系时,要从整体观念出发,加强科室之间的横向联系和紧密衔接,相互支援,使各种工作的交叉点或衔接点能很好地结合,使卫生组织形成良好的有机整体。

(二) 健全管理制度

首先,要注意明确工作范围。科室之间在工作职责上的分工一定要清楚、明了。如果界限模糊,含混不清,往往会造成科室间相互扯皮,产生摩擦,以致造成人际紧张和不和,因此,对各种科室的工作范围、职责权限应有一个明确的界定。其次,因一项业务不应安排两个或两个以上的科室同时负责或管理,以防止多头领导和政出多门,最好清楚地指定对某项业务工作的主管人。

(三) 主动相互沟通

沟通是传递信息、交流思想、表达情感的过程。凡缺乏沟通的科室,信息传递必然不通畅,这样十分容易引起科室之间的不了解、不理解和不协调,甚至造成某些偏见和误会,进而影响团结以及工作。因此,提倡主动沟通,重视科室之间信息、情感等的交流,这对于形成科室之间良好的关系来说,是至关重要的。主动沟通的目的在于协调科室之间的思想和行动,共同努力,完成卫生组织的整体目标和中心任务。沟通的方式一般有人际沟通、文件沟通、会议沟通以及上级领导出面沟通等。

另外,还需强调的是,科室主任之间的关系也是影响科室之间关系的一个重要因素。领导者之间关系融洽与否,对科室之间的关系影响极大。为此,卫生公共关系不仅要注意科室之间的信息传递工作,还要采取一定的有效方式,为科室领导者之间的感情融洽创造条件,以达到加强交往,改善关系,增进和谐的目的。

(四)妥善处理矛盾

在工作过程中,科室之间产生矛盾的情况是在所难免的。科室之间一旦产生冲突,涉及面较小,就要采用协商的方式予以解决。倘若影响范围较大,影响工作的正常运行时,卫生公共关系人员应协助卫生组织的领导者和相关方面的负责人及时研究、磋商,妥善地把问题处理好。

在处理科室之间的冲突或矛盾时,首先,要掌握事情整个发生过程的情况甚至细节,搞清楚事件的来龙去脉;其次,根据职责分清是非曲直,并制定出相应的措施和原则,明确和理顺各自的职责,以杜绝类似的情况再次发生。最后,淡化和解除事故的影响,使双方重归于好,努力建立更密切的协作关系。

三、卫生公共关系部门和其他科室的关系

目前,就我国卫生系统的各类组织而言,多数机构尚未建立专门的公共关系部门,其公共关系工作大多是依靠各职能部门去完成。卫生公共关系工作涉及面广,往往需要有关部门给予配合,如医院职能部门中的院办公室、医务室、门诊部等,如果他们建立起公共关系思想,在日常工作中自觉开展有关方面的卫生公共关系活动,其卫生公共关系的成效将会更显著。也就是说,任何一个卫生组织,即使建立了公共关系机构,如果没有其他职能部门的协助,公共关系的活动计划和策略也就难以实施和推行。

卫生公共关系部门与卫生组织中的党、团、工会,虽然各有不同的职责,但根本目标是一致的。党、团组织聚集了卫生组织中的政治骨干,是卫生组织的中坚力量,他们分布于卫生组织中的各个科室和或部门,有的担任领导者的角色,对卫生组织的目标达成具有重要的影响作用。卫生公共关系部门在政治上要服从党组织的领导,在开展卫生公共关系业务活动时,要与党团组织密切配合,加强信息联络和沟通,并经常主动地向他们反馈或征询意见,从而使卫生公共关系活动更有成效。

卫生组织中的各种群众组织，都是卫生公共关系人员在开展卫生公共关系工作时不可忽视的力量。它们代表着工作人员的利益，是工作人员参与管理、行使民主权利的组织，是反映工作人员意愿、需求、意见等的重要途径。卫生公共关系部门要与其保持密切联系，充分发挥这些组织在民主管理、协助工作人员关系，维护工作人员利益方面的作用。卫生公共关系人员通过这一渠道，还可以反馈、了解工作人员的最迫切、最强烈的优势需求，将信息及时传递给领导层，使工作人员的合理需求能得到及时的解决或满足，并协同工作人员开展各种文体活动，活跃卫生组织的精神生活内容，为工作人员创造良好的心理环境和工作环境。

第四节　卫生组织中的非正式群体

任何一个卫生组织，都存在着非正式群体，只是数量有多有少而已。非正式群体对于卫生组织目标的有效达成，有着潜在的影响，如果不懂得对其正确地引导，这股潜在的力量有时会对卫生组织的工作带来消极的，甚至破坏性的影响作用。为此，如何正确地看待和处理卫生组织中的非正式群体，是搞好卫生组织内部公共关系的一个重要方面。

一、非正式群体的概念和特征

非正式群体是相对于正式群体而言的，上一节所谈到的卫生组织中的各部门、各科室都属于正式群体。这些正式群体是由卫生组织正式文件明文规定的，群体的成员有固定的编制，有规定的权利和义务，有明确的职责分工。而非正式群体是一种自然结合的群体，其成员活动和成员相互关系没有明文的规定，组织群体的结构无固定的形式。非正式群体中的成员往往感情深厚，有共同的兴趣和语言，在许多方面有相似性和共鸣点，并涌现出受大家拥戴的"领袖人物"、"头头"。这些所谓的"领袖人物"、"头头"，往往是由于个人的能力、品质、威信等因素出众、超群而产生。

非正式组织有如下特征：

（1）信息沟通渠道通畅。非正式群体规模小，面对面互动，群体成员感情融洽，无所不谈，故而信息沟通通畅。

（2）共同的心理特征。其成员在诸多方面存在着相似性。如共同的观点、共同的利益、相同的兴趣和生活习惯、相同的社会背景以及类似的生活经历等。

(3) 凝聚力强。群体成员彼此信任，相互依赖，相互支持，行为协调。
(4) 有自卫性和排他性。
(5) 有相对的不稳定性。
(6) 约定结成不成文的群体规范，违反者会受到群体的冷遇、蔑视和排斥。

二、非正式群体的作用

任何一个卫生组织在正式的法定关系下所存在的非正式群体，使卫生组织构成了更为复杂的社会关系体系。非正式群体对于卫生组织的工作效率、工作满意度等具有一定的影响作用。从其性质来看，既有积极的，也有消极的，甚至破坏性的。

从积极的方面来看，非正式群体可以作为正式群体的补充，满足人们交往、归属、友谊等心理需要，满足群体成员及时了解卫生组织的内外情况，沟通信息的需要，可以发挥非正式群体内在的人际吸引力，成为正式群体凝聚力的黏合剂。

从消极的方面来看，非正式群体和正式群体的目标不相一致，其活动效果对组织目标的达成起着阻抑作用。如会破坏良好的心里气氛，破坏正常的人际关系，淡化人们之间的感情等。消极型的群体活动一般都在法律允许的范围之内，如某些卫生机构中有的小群体散布流言，诽谤他人。有的小群体专门和领导者作对，领导者提倡的，他们就反对；领导者称赞、表扬的，他们就诋毁；领导者禁止的，他们却故意不理会。

从破坏的方面来看，非正式群体的目标与正式群体的目标相对立，其活动效果，对卫生组织的良好发展起破坏作用。其活动的内容和方式，超越了法律允许的范围。如贪污盗窃集团、流氓集团、赌博集团等，都是破坏型群体。

卫生公共关系人员必须重视非正式群体的作用，要通过了解或掌握非正式群体的原因、行为规范、领袖人物、目标方向、活动方式等，因势利导做好工作。

三、正确引导非正式群体

(一) 针对具体情况，有指向性地引导

1. 做好引导利用工作

对待积极型的非正式群体，给予支持、鼓励，做好引导利用工作。如针对其群体成员感情深厚的特点，引导他们之间相互学习、相互帮助，针对其信息沟通渠道通畅、信息传递迅速的特点，引导其做好后进成员的思想教育工作等。对于他们在卫生组织中所开展的某些有益的活动,如学术活动、课题攻关活动,以及对健康有益的文化娱乐活动等,则应给予肯定和支持。

2. 做好诱导转化工作

对待消极型的非正式群体,要密切关注,采取积极、有效的手段。尤其要注重从"心"开始,以"心"为中心,多给予其温暖,"动之以情,晓之以理",直至真正抓住他们的心。只有这样,才能可能打动他们,转变他们的思想和行为。切忌简单、粗暴,更不能侮辱他们的人格。

3. 采取有效的制裁

对于破坏型的非正式群体,要惩罚重要的成员,以教育其他成员,并对其他成员给予警示。制裁的手段可以是行政的,也可以是法律的。要根据具体的情况,对受惩罚的非正式群体的成员,做好耐心、细致的思想转化工作。

(二)做好核心人物的工作

非正式群体中的核心人物,即"领袖"、"头头",通常不是选举产生的,而是由个人的能力、品格、威望等情况决定的。这就是说非正式群体中的核心人物对其他成员的影响力是很大的。为此,要想做好非正式群体的工作,使之为正式群体目标的达成起促进作用,就要从非正式群体的核心人物着手。

在做非正式群体核心人物的工作时,要善于变通地根据具体情况,灵活地采取对策。对于积极型非正式群体的核心人物,可为他们提供一个施展才华的机会,让他们在决策和管理中显露身手。这样,既起到了集思广益的作用,又起到了调动非正式群体积极性的作用。对于消极型的非正式群体的核心人物,要采取各个击破的方法。认真做好说服、教育和思想转化工作。在具体的引导过程中,一定要心平气和、不厌其烦、耐心细致。可交替性地采用耐心的劝导、严厉的批评、苦心的规劝、严肃的警告。当他们的思想有所转变,行为有所进步时,应及时给予表扬和奖励。对于中间型的非正式群体的核心人物,可以在一些重要问题上征询他们的意见,对他们的某些建议积极地给予采纳。集体举办的某些业余活动,有时也请他们出面组织,尽可能给他们提供一些自我实现的机会。然后,逐步地说服其做其他成员的思想工作,渐渐地使非正式群体的目标和卫生组织机构的目标达成一致。对于破坏型非正式群体的核心人物,可采用个别谈话的方式,严肃地指出问题的严重性,对其施以心理压力。如果其认错态度端正、诚恳,则应当进行鼓励,并适当减轻惩罚,如果执迷不悟,顽固坚持错误,则应果断施以制裁。切莫对他们一味迁就,放松了管束。也就是说,不能纵容他们的破坏性行为,使这些"害群之马"更加有恃无恐。

第五章 卫生组织外部公共关系

卫生组织外部公共关系是指卫生组织机构与外部的组织、群体及个人之间相互影响、相互作用的社会关系。这种社会关系是卫生组织机构生存的基础,也是其发展的重要条件。外部公共关系,要以服务于公众以及双方的共同利益为宗旨利用多种传播手段,通过有计划的工作,对外部公众形成影响力,赢得公众对卫生组织机构的了解、好感、信任和合作,创造一个有利于卫生组织机构良好地生存与发展的外部社会环境。外部公共关系所面对的公众非常广泛,工作环境复杂多变,因此卫生组织外部公共关系要求更高的科学性、技术性、艺术性和变通性。

第一节 卫生组织外部社会环境

任何一个组织都是生存于一定的社会环境中,卫生组织也不例外。社会环境为卫生组织开展医疗卫生服务以及卫生管理经营等活动提供了物质资源、人力资源、信息资源,同时还为卫生组织的生存发展提供了所需要的政治秩序、法律保证、消费市场、观念导向等。环境的变化会直接影响卫生组织的各种活动,从这个意义上说,环境是外部公共关系的出发点,只有深入地了解环境特点,探求环境的变化趋势,不断适应动态变化的新环境,才能制定出科学、正确的公共关系工作策略。从另一方面来看,卫生组织机构的各种活动时时刻刻在对外部环境产生影响。通过自身有目的、有计划的活动,改造和完善外部环境,使之更有利于卫生组织的发展,这是卫生组织外部公共关系的重要目的所在。一般来说,卫生组织所处的社会环境,主要涉及政治环境、法律环境、经济环境、文化环境、人文环境。

一、政治环境

我国政治体制改革的新进展、政府职能的转变、各项方针政策的制定,直接影响着卫生组织的社会服务和经营管理活动,影响着卫生组织外部公共关系。社会局面是否稳定，治安状况是否良好，政治气氛是否和谐、民主、宽松，也是影响卫生组织生存发展的重要外部因素。政治环境好，则有利于保持国家经济的稳定增长，保持安定团结的政治局面，这些是卫生组织良好生存与发展的政治保证。

二、法律环境

从某种意义上讲，社会主义市场经济是法制经济，卫生组织机构的各种活动要受各种法律、法规的制约。完善的法律体系、健全的法制机构、有效的法律制度和社会自觉的法律意识，对卫生组织的管理及经营是有利的。卫生组织机构要自觉地接受各项法律的监督，约束自己的行为，做遵纪守法的模范；同时要熟悉各项法律法规，将其作为制定卫生组织机构管理及服务方针的重要依据；还要善于利用法律手段，保护卫生组织的合法利益不受侵犯，保证卫生组织在守法服务和经营管理以及正当竞争中立于不败之地。

三、经济环境

卫生组织与经济环境存在着密切的联系，经济环境对卫生组织会发生直接和间接的影响。有些卫生组织（如非政府部门开办的民营、私营医院、康复保健医院等）的经营活动时刻处于国内经济发展和经济运行的循环轨道之中。社会生产力水平、国民经济协调和发展状况、供求关系的平衡情况、经济体制改革和对外开放的发展，以及国家宏观调控经济的方针、政策和效能，都会对卫生组织机构的经营活动产生直接的影响。随着社会主义市场经济的发展，卫生组织机构面对的最重要的经济环境是市场环境。市场环境包括完整的市场体系，其中包括商品市场、金融市场、劳动力市场、人才市场、技术市场、信息市场、房地产市场、证券股票市场等。卫生组织既要依靠这些市场，为自身经营管理活动提供所需要的一切，同时又要始终准确地把握市场需求，为市场提供所需和对路的服务和经营。为此，卫生组织必须了解市场、掌握市场、利用市场、占领市场、开拓市场，还要善于创造市场。市场环境是复杂多变的，但是它的变化又遵循着许多经济规律，如价值规律、供求规律、竞争规律等。此外，卫生组织还应准确掌握市场信息，善于抓住市场供求变化的规律，并有效预测市场的发展趋势，以市场引导自身的服务及经营管理活动。

四、文化环境

卫生组织机构时刻受到它所依存的文化环境的制约和影响。如文化教育程度、社区文化习惯、价值观念、道德标准、民族精神、文化传统等,这些文化因素决定了卫生工作人员的文化素质、价值取向,也形成了卫生组织的文化氛围、价值体系、精神风貌、管理方针和工作方法。现代社会经济与文化的关系越来越密切。卫生组织要以优秀的人类文化精华去陶冶员工情操,设计卫生组织的机构形象,也要时刻参与社会有益的文化活动,让卫生组织的服务和管理时时处处体现出一种高格调的文化精神。

五、人文环境

卫生组织机构的各种活动都是在特定的人文环境中进行的。卫生组织机构中人员的意志、品质、修养、心理、人际关系是卫生组织内部的人文环境,而这种人文环境又受整个大社会人文环境的影响,整个大社会的社会公众素质、社会风尚状况、精神文化氛围、行为价值取向,都决定了卫生组织内部的人文环境。卫生组织机构的医疗、保健等服务和经营管理活动要注意社会公众生活方式的变化、消费心理趋势、社会流行时尚的转变相适应。人们的生活习惯、民族传统、宗教信仰、风俗禁忌等,这一切都是卫生组织应熟悉和了解的人文环境信息。现代卫生管理是以人为核心的,卫生组织的宗旨是为社会中的人服务,因此,要深入调查、分析,以打造适合卫生组织良好生存与发展的人文环境。

第二节 卫生组织外部公共关系类型

一、卫生组织与顾客关系

改革开放后,卫生组织机构的服务内容和服务方式也随之发生了相应的调整和改变。尤其是经济体制改革以来,整个社会的市场供求发生了根本性的变化,即从过去的卖方市场转变为现在的买方市场,"顾客是上帝"、"一切以患者为中心"等观念已逐渐被卫生领域所认识和接受。卫生组织和其他行业的组织机构一样,也受到整个社会环境的影响和冲击。随着卫生领域竞争市场的形成,卫生组织在处理与顾客关系上,也应做相应的变革。具体应努力做到:

1. 及时了解和处理顾客的信息

依据卫生公共关系的观点,应及时了解和处理以下与顾客相关的各种信息。如卫生领域的市场信息、顾客对本卫生组织的意见和建议、顾客对本卫生组织的印象和评价、顾客对本卫生组织竞争对手的评价,以及由顾客对本卫组织的态度而可能引起的行为等。卫生组织通过建立与顾客联系的制度，专门收集和反馈顾客的信息，由专人处理顾客的投诉，对顾客的意见和建议进行分析、归纳或汇总，然后在传达给决策部门，同时还应做到及时地向顾客通报本卫生组织对其意见与建议的反映，以及将会采取的改进措施。

2. 改进和完善卫生组织的工作

卫生组织在了解顾客意见和建议的基础上，应采取积极的措施对存在的问题采取有效的措施。这同时也是改善和处理顾客关系的根本。改进和完善卫生组织工作的主要措施有：调整管理方向和管理计划，改善服务态度和服务方式，完善服务项目等。改善卫生组织管理是一项具有创造性和开拓性的工作，一般化的措施往往难以达到优异的效果。因此，卫生组织应当根据具体的情况，具体分析、具体看待、具体解决，而不能死搬教条、生搬硬套、千篇一律地解决问题。

3. 搞好与顾客公众的关系

搞好与顾客公众的关系，应注意做好以下几个方面：第一，要提供优质产品和服务。提供优质产品和服务是良好顾客关系的物质基础。顾客关系是由顾客对产品或服务的需求和购买行为所决定的，没有适合顾客的产品或服务就没有良好的顾客关系。第二，完善的服务态度。完善的服务态度是良好关系的保证。良好的服务能使顾客满意而归，留下的良好感受会使之继续接受服务。第三，处理好与顾客的纠纷与投诉。处理好与顾客的纠纷与投诉，可以平息或减少由于卫生组织机构的差错和失误而引起的顾客不满，可以稳定顾客的情绪，缩小纠纷所造成的不利影响。第四，做好顾客的研究。做好顾客的研究，就是了解顾客的需要，得到顾客的信任。

4. 注重信息传播，塑造良好形象

卫生组织的相关信息主要包括产品信息、服务项目与方式、基本管理情况、改善管理的措施、人才优势信息、先进的医疗药物或设备等。卫生公共关系的传播，是一项复杂而严肃的工作。一般说来，对顾客的传播应注意传播信息的明了性，传播手段的适应性、传播形式的多样性和传播格调的感染力。乏味、冗长、手段不当和缺乏人情味的传播是不容易被顾客所接受的。卫生公共关系人员如果能在与顾客感情交流的基础上进行传播，如邀请顾客参加展览会，参观卫生组织中的各个部门，了解各个部门具体情况和信息，参与资助有益于顾客的某些社会公益活动等，将会取得满意的信息传播效果，从而达到塑造卫生组织良好形象的目的。

二、卫生组织与协作机构关系

所谓卫生组织与协作机构的关系主要是指各有关卫生组织之间在技术、人才、信息、经济等方面的协作和联合。随着社会的进一步发展，卫生组织的封闭格局已被打破，为了取得更大的卫生或医疗服务成果和效益，卫生组织之间会经常进行人才、信息、技术等的交流和共享活动。当然，这是社会进步的重要表现。在这种新格局下，一个卫生组织的公共关系部门应注意做好如下工作。

1. 讲信用

卫生服务机构与外部机构之间的任何协作方式都会首先碰到一个信用问题。进行各种协作关系和实行各种联合，不论采取什么样的方式和手段，互相打交道时都应以信用来维持本卫生组织的良好形象。信用具体来说包括：

（1）时间上的信用

卫生组织与外界洽谈合作时，只要是约定的时间，就一定要准时抵达，不要迟到，因为这是给对方留下第一印象的重要表现。作为一个卫生组织的公共关系部门或公共关系人员，一方面是在本职工作中应这么做，另一方面又要督促卫生组织的领导者和其他部门也要讲究时间信用：准时赴约或参加会议；按双方约定时间限度进行洽谈；对产品、文件、资料等都要按时交接。

（2）质量上的信用

质量信用是决定卫生组织间协作成败的关键，它包括产品质量、技术质量和服务质量。作为卫生组织的公共关系部门或公共关系人员，在质量信用上主要是做好各种宣传服务工作，保持双方的真诚友好合作关系。卫生组织应高度重视质量信用，可以说质量信用是卫生服务的生命，如果质量上不守信用，必然会影响一个卫生组织的发展前途。

2. 要公开

我国相关的任何卫生组织之间既是友好协作的伙伴，又是市场上的竞争对手。对于各自经济效益的考虑，难免在协作交往过程中出现信息障碍，尤其是技术协作总免不了要"留一手"。那种互存戒心、互相保密，甚至借协作、联合之名不惜采取各种手段窃取对方的技术、服务和产品情报的做法是不可取的。而应该敞开大门，互相学习，互相协作，取长补短，共同促进双方的顺利发展。

3. 公平、互利

卫生组织与其他机构的协作和合作关系的建立并不完全要求双方的规模、

资金、人才、技术等方面完全对等或一样,而存在某些差异是必然的情况。然而,不论卫生组织是大还是小,在协作与合作时都应遵守平等、互利的原则。卫生公共关系部门在面对和处理这些关系时,不能轻视对方是小机构,不应给其造成自己居高临下或对方受控制的感觉。

4. 签订合同

卫生组织和其他机构的协作和联合,一般都是通过合同、契约形式固定下来的。属于卫生公共关系工作的主要以广告、宣传为内容的合同,包括广告的规格、色彩、费用、展出时间、付款方式等作为合同双方的权利和义务。尤其是反映本卫生组织而选择的宣传内容、质量都要充分地进行磋商,本着平等、互利的原则,阐述各自的看法。合同一经签订;双方都得认真执行。合同签订后,卫生公共关系人员应随时注视社会舆论的反映,以便今后不断地改进工作,更好地密切卫生组织之间的友好关系。

三、卫生组织与社区关系

社区,通常是指地域范围较小,人口相对集中的地区。社区有一定的区位结构,是一定地域内个人、群体或组织在空间上和谋生中所发生各种关系的有机体。如在一个城市里,有行政区、商业区、文化教育区、工业区、农业区等。社会组织与其所在地理区域的其他社会组织或有关方面之间的关系,称为社区关系。搞好与社区的关系,直接关系到卫生组织的生存和发展,反映着卫生组织的内外公共关系状态。为此,卫生公共关系人员必须弄清社区关系的实质,使卫生组织赢得社区公众的信赖。

1. 卫生组织与社区的关系

一个卫生组织,必须了解自己是社区的一分子,它和社区里的每个公民,其他组织机构都具有若干共同的利益和基本的需求。如都需要水、电、煤、燃气、交通、运输等生活必需资源,良好的治安秩序,洁净美丽的环境,便利的商业网点,能供子女求学的学校,以及文化、健身、娱乐设施等。卫生组织必须同所在社区内的所有机关、团体,如学校、警察、消防、银行和市政建设等组织保持密切的联系。当然,卫生组织要通过积极主动的、有计划的、持续不断的努力,对所在社区进行的某些项目给予协作、协助,保持并完善所在社区的优质环境,造福于社会和自己。

卫生组织还应注意到,社区是卫生组织人力资源的重要来源。卫生组织为社区提供就业机会,卫生组织内的员工有些就是社区的居民。所以,社区关系也可以说是卫生组织内部职工关系的延伸,社区公众可能是卫生组织最可靠、最稳定的顾客和股东。卫生组织作为法人、社区的公民，必须服从当地政府的领导，遵守地方法规法令，争取地方政府机构的协助和支持。同时，卫生组织要积极参与社区内的公益活动，要与当地社会团体、机关如新闻机构等加强合作，以赢得它们的理解和支持。

2. 卫生组织建立良好社区关系的方法

(1) 增进卫生组织与社区的相互了解

可通过举办各种座谈会、联谊会，定期邀请社区各阶层人士、职工家属、教师、记者等直接到卫生机构参观、访问，采用门户开放原则，加强双方的信息沟通，使先前存在的误解、偏见随之冰释。另外，还应注意宣传卫生组织的方针、政策，双方共同探讨建设社区、振兴社区的规划。

(2) 维护社区利益

卫生组织应采取科学的措施对卫生、医疗服务过程中所产生的"三废"问题进行有效的治理。要维护和确保社区环境的整洁、优美；保障社区居民的正常生活和身心健康；与社区公众建立友爱、团结的关系；为社区公众提供就业机会；参与搞好社区市政建设、绿化、清洁活动等；全力支援社区可能发生的抗灾救灾；积极参与创设和谐的社区文化气氛等。

(3) 赞助、参与社区公益事业

卫生组织应以直接或间接的方式支持社区文化教育事业。如参与社区举办各种健康教育的培训班。对社区艺术、体育团体等给予一定的扶持，并赞助养老院、残疾人基金会、疗养院等社会福利事业。

四、卫生组织与政府的关系

政府是对社会进行统一管理的权力机构，卫生组织作为社会的一个组成部分，必须接受政府的领导与管辖。对卫生组织而言，政府既是管理的权力机构，同时也是一种特殊的外部公众。卫生组织与政府产生的关系是诸多方面的。如卫生组织的生存、建设与发展资金需要政府支持，国家计划物资需要政府来分配，卫生组织与其他单位之间的冲突或矛盾需要政府来协调，卫生组织的工作运行情况需要政府监督。总之，卫生组织中的许多工作都离不开政府的支持、监督和管理。各级政府的卫生厅、局是主管卫生组织的部门，有双重的责任。也就是说，它们既要代表政府行使管理权利，又要维护卫生组织的正当利益，保证卫生组织的良好生存与发展。此外，政府中的物价、审计部门，财政税收部门，计划物资部门等，都和卫生组织的建设和发展有着密切的关系。在卫生公共关系的实施过程中，应予高度关注。为此，只有协调好与政府的关系，争取政府的理解、支持，卫生组织才能获得有效的运转环境。

当然，随着我国经济体制的改革，政府和卫生组织之间的关系也发生了相应的变化。目前的情况是：政府部门的干预减少了，各卫生组织机构之间的竞争增强了。在这种情况下，任何卫生组织机构都不能再吃国家的"大锅饭"，不能完全靠政府部门调拨分配自己的产品。但是，尽管在新的时期里有些新的变革，但卫生组织对政府的依赖关系是不可能完全消除的。为了适应新的变化格局，卫生组织在处理政府关系时，应注意遵守以下原则：

1. 服从政府部门的行政管理

卫生组织要服从政府有关部门的行政管理，遵守政府颁布的政策、法令，注意按照政策法令的变动来修正卫生组织的方针、政策和实际行动。认真完成政府下达的各项工作任务，为促进政府各项工作的顺利开展尽最大努力。

2. 及时与政府及所属部门沟通信息

卫生组织应定期向政府所属部门汇报工作情况、工作成绩、工作中的问题和困难，以及卫生组织的发展规划等。要适时邀请政府人员参观考察卫生组织和参加各种重大活动，以增强他们对卫生组织的了解。

3. 以国家利益、人民利益为重

卫生组织应坚持把国家利益放在首位，正确处理国家利益与卫生组织利益的关系，在出现利益冲突时，卫生组织利益应服从国家利益。

由于政府公众是特殊的公众，所以卫生组织在与其打交道时应采取不同的方法：

（1）要熟悉政府机关组织结构及其职能分工情况。

（2）卫生组织应不断地向主管部门汇报情况，保持畅通的信息沟通渠道，为政府制定卫生政策提供科学的依据。

（3）卫生组织的领导者要积极参加政府部门组织的各种活动，遇到重大问题时要直接向政府领导者汇报，增强其对卫生组织的深入了解。

（4）卫生组织应经常举办各种类型的公共关系活动，邀请政府主管领导者出席。

（5）积极响应政府号召，了解政府对卫生组织的具体要求，并尽可能地完成政府布置的各项工作和任务。

五、卫生组织与新闻媒介的关系

媒介是英文"media"的汉译，一般是指大众传播媒介，包括报纸、杂志、广播、电视等新闻媒体。在社会分工中，大众传播媒体是专门从事向社会公众传播信息的。因此,所谓新闻媒介关系,实际上就是卫生组织与记者、编辑的关系。这是卫生组织最经常、最重要的公共关系。他们与广大社会公众有着最广泛的联系和沟通,也是卫生组织与社会公众开展信息交流的最佳途径。

1. 媒介关系的重要性

卫生公共关系人员工作中很重要的一个部分是与新闻媒介建立良好的合作关系。这是因为:一方面新闻媒介是一种传播工具,卫生组织可以通过这一工具与社会公众取得联系;另一方面则是新闻媒介本身也是一种公众。只有搞好了与这一"公众"的关系,才能充分发挥新闻媒介的传播作用。

在欧美国家,新闻在社会中的地位很高,舆论具有巨大的威力,新闻学者甚至把记者称为"无冕之王"。美国的政治制度是三权分立,即立法、行政、司法。而美国在有些情况下,把舆论看做与立法、行政、司法并立的"第四部门"。舆论是指人们对社会生活中某一问题的看法、主张和判断,也就是公众对某一共同关心的问题所表达的看法或意见。卫生组织要想获得社会舆论的支持,建立和维护良好的社会声誉,就要和新闻媒介搞好关系。因此,新闻媒介关系就很自然地在公共关系事务中占有很重要的地位。

2. 卫生组织与新闻媒介建立关系的内容

(1) 提供新闻消息

卫生公共关系人员要善于发现新闻,写好新闻,并经常及时地给新闻媒介提供有价值的新闻稿、资料和信息。此外,还要有计划地策划有利于卫生组织声誉的"新闻事件",以吸引新闻媒介和社会公众的注意及兴趣,从而提高卫生组织的良好知名度。

(2) 举行记者招待会

举行记者招待会主要是为了把卫生组织较为重要的成就或消息报告给新闻媒介。由卫生组织的主要负责者或由指定的公共关系部门负责人亲自出席记者招待会,对重要的成就和某些信息做口头说明和回答记者们提出的各种问题。会上也可散发书面补充材料或参考资料。有关重要的信息涉及:①卫生组织即将实施的决策;重大改革方案和发展规划;新的卫生管理方法和措施及新技术、新设备、新疗法、新产品、新服务等。②较典型的先进人物和先进事迹。③为恢复卫生组织信誉而采取的重大举措和效果。④重要人物的视察、来访或周年庆典纪念活动。

总地说来,记者招待会的内容一定要有新闻价值。卫生公共关系人员应预先做好各种资料的准备工作和会前的一般安排,使记者们能按时到会,认真听会,舒适开会,有条不紊。会后,卫生公共关系人员还应收集、反馈到会记者的反映，找出不足之处，以便进一步改进。

(3) 实地参观

为了让新闻媒介对卫生组织有较深刻的印象和了解，可采取门户开放的方法，邀请新闻媒介实行参观。通过实地参观，使记者们为报告本卫生组织的成就获得第一手资料。

为使参观获得好效果，卫生公共关系人员应做好参观前的准备工作，包括样品陈列、现场操作、参观路线、解说内容等。对待来访参观的记者要持信赖态度，不应无理地限制他们的活动范围，不应要求他们在发稿前将原稿交本卫生组织审阅。如果事后发现报道有失真之处，也应主动与记者联系，提供事实真相资料由记者自己去处理。

3. 如何处理好与新闻媒介的关系

卫生公共关系人员和新闻媒介建立良好的关系应注意：

(1) 要以礼相待

对待各种媒介的新闻记者或编辑都要友好、热情，为他们的工作提供必要的服务和帮助，不要以"利"相交，除一般纪念品外，不要送礼、设宴，更不能贿赂他们。

(2) 要以诚相待

应当向新闻媒介提供真实的材料，实事求是，既不夸大，也不缩小，更不应隐瞒缺点或不足；不要向新闻记者随意提要求，更不能要求按自己的"指令"写稿。

(3) 要平等相待

不论是哪种传播媒介，不论是大小不同的媒介机构人员，都要一视同仁。即使是曾经对卫生组织报道过不利信息的记者，也应热情对待。

(4) 要刻不容缓

对新闻媒介报道本卫生组织工作失误的信息，如果情况属实就应立即行动，迅速改正，并请记者将其改正的信息公布于众，诚恳地接受社会监督。

第三节　卫生公共关系在外部沟通中的作用

卫生公共关系的健康发展，首先，为卫生组织更好地进行外部沟通提供了多方面、多层次的网络系统，为沟通创造了良好的信息条件和舆论环境；其次，公共关系的理论及原则也为卫生组织进行沟通提供了科学的指导思想和丰富的工作内容，使沟通工作更有战略眼光和整体意识，更好地为卫生组织创造有力的外部环境和树立良好的信誉和形象服务。

一、向外部公众传递信息，树立良好的社会形象

外部公众对卫生组织是否产生好感和信任，前提是要对卫生组织有全面和深入的了解。卫生公共关系提倡"门户开放"式的管理原则，其内涵就是要求提高卫生管理的透明度和开放度，打开多种渠道，采取多种方式来宣传卫生组织的发展情况。在卫生组织做出成就和贡献时，要及时地将卫生组织的信息与公众沟通与交流，使公众对卫生组织产生深刻印象和好感，形成广为人知的良好社会形象。

卫生组织形象是指社会公众对卫生组织内在素质和外在表现的认知和评价，是由卫生组织的行为所产生，由公众舆论所评定的。公共关系的作用就是通过各种传播手段，将公司实力、产品优势、服务精神、社会贡献等形成人们可感知的具体形象，借助传播媒介的宣传，形成社会公众对卫生组织的正确认知和良好评价，提高卫生组织的知名度和美誉度。这种卫生组织形象是卫生组织机构宝贵的无形资源，它是创造卫生组织有形财富的先决条件。

二、影响公众对卫生组织的态度，创造有利的舆论环境

公共关系的外部沟通过程实际上就是一个影响和转变公众态度，创造有利于卫生组织发展的舆论环境过程。首先，要注意与持赞同、支持态度的社会公众经常保持情感和信息交流，并设法扩大他们对其他社会公众的影响，以增大影响范围；其次，更要重视对反面态度的转化工作。反面态度或否定态度一般有敌意态度、偏见态度、冷漠态度等。要通过沟通和引导使敌意态度消除，使敌意转向为同情和理解，不能任其发展，造成更大的不利影响，偏见态度可能是受社会习惯势力的影响，可能出自对新事物的保守抵制，还可能是对卫生组织片面了解产生歪曲印象。要消除偏见，使偏见转为接受或肯定的态度，就要进行全面的信息传播，使公众充分了解卫生组织机构。冷漠态度的产生原因大多是由于卫生组织未能开展使公众感兴趣，更有价值感受，更有吸引力的公共关系活动。卫生组织机构要想使公众对卫生组织行为产生兴趣，首先要使他们感受到这一切与他们的利益是密切相关的；其次则要精心设计出富有特色的、满足好奇心的、新颖的传播活动。一系列的卫生公共关系传播活动，经新闻媒介的传播，可迅速扭转社会舆论，公众由于误解而产生的敌意和偏激情绪也就逐渐消除，进而有利于为卫生组织打造有利的舆论环境。

三、沟通与公众的情感、表达卫生组织的善意

情感是形成态度的重要因素。卫生组织的外部沟通要充分利用公共关系情感沟通的作用。如利用大众传播媒介向社会公众表达亲切的问候，组织公众联欢活动，邀请公众代表到卫生组织机构来联欢、出资出力帮助社会发展福利事业、教育文化事业、公益事业等，通过这些公共关系活动表达卫生组织真诚的善意和美好的祝愿，表达对公众的尊重和关心，同时也增强了公众对卫生组织机构的信任和好感，建立起稳固的友谊。广州白云山制药厂的领导，带着自己出品的药物，千里迢迢来到上海，慰问上海公交战线勇斗歹徒，光荣负伤的乘务员，并邀请女英雄以药厂名誉员工的身份到白云山制药厂作客，这一公共关系活动经记者报道传遍全国，把白云山制药厂支持正义，敬仰英雄，弘扬精神文明的深情厚谊向公众表达出来，激起全国人民对白云山制药厂的好感和敬佩之情。

四、协调外部社会关系，争取公众的理解和支持

卫生组织机构生存在错综复杂的互相依存、互相影响的社会关系网中，卫生组织机构要借助其良好外部社会关系求得发展和成功。公共关系的作用表现在与外部公众沟通过程中研究各种社会关系的发展规律，为卫生组织的良好发展建立和谐有效的关系网络。

1. 当卫生组织机构与外部公众发生冲突和纠纷时，公共关系重视并维护双方正当的利益。"与自己的公众共同发展"，这是公共关系的一条准则。卫生组织重视自己的利益，但是公众也有自己的正当利益，这两者是互为条件、互相依存的，卫生组织只有注重社会整体的协调性，首先从公众立场出发，才可能自觉地维护公众的利益，也才可能保证卫生组织获得长期、稳定的利益。

2. 强调社会意识，将自律卫生组织行为作为协调外部关系的前奏。良好外部关系的建立和维护首先要靠卫生组织自觉地树立社会意识，经常检查自己的行为，注意保持卫生组织行为与社会发展的动态平衡，在卫生管理及经营活动中要关心社会各方面事业的发展，并主动承担一定的义务。

3. 善于在协调矛盾纠纷过程中开展形象宣传，促进卫生组织进步。外部关系出现冲突事件，会引起较大的社会关注，典型事件往往成为新闻界主义的焦点。其信息会通过各种传播媒介迅速在社会上传播开来。公共关系强调角色意识，冲突事件通常将卫生组织推到社会大舞台上开展公共关系活动，将卫生

组织在冲突事件处理过程中的认真负责态度，高效率的工作作风，对公众的良好善意以及卫生组织的各方面工作向公众进行宣传，借知名度高的时机增强卫生组织机构的美誉度。

第六章 卫生公共关系中的人际交往理论与技术

社会生活中的每一项实践活动或实际工作，都离不开与人打交道或与人交往。尤其是从事卫生管理行政、宣传、教育、外勤、公共关系等工作的人，与公众交往更为频繁，花费的时间与精力也更多，而且工作的成效大半取决于人际交往的结果。人际交往之所以有如此重要的作用，是因为它既是一门科学，又是一门艺术，既来源于社会实践，又包含着对实践具有指导意义的科学原理与方法。

第一节 人际交往的内涵

一、人际交往的定义

人际交往是指人的社会活动过程中人与人之间的信息传递、情感交流、思想沟通与相互施加影响等的心理联系过程。这是社会心理学的定义，其具有两层意思：交往是群体活动必不可少的心理要素，同时又是一种群体心理现象。

人们从事任何一项活动，欲达到预期的目的，离不开与他人接触、配合和协调，而这一过程能顺利进行的基本保证是心理上的沟通、理解与联系。即使是个人单独从事某项活动，交往的因素也同样存在着。例如，卫生公共关系人员一个人在办公室里思索、筹划；作家、学者独自在书房里写作或研究。孤立地看，他们没有与他人发生直接的联系，但从所利用的资料来看，不少是来源于别人的成果，这就少不了信息的沟通与思想的交流；而且他们的劳动成果也期望别人的认可和欣赏，这里就含有浓厚的情感交流成分。

人际交往是人与人之间的无形的心理沟通过程，通常是难以直接观察到的，但每一个交往着的人确实能体验到自己从交往中得来的印象和情绪的变化。然而，因为人们交流思想、情感或意向的载体是语言符号（文字、语言）和非语言符号（表情、姿势等），所以人际交往的心理过程又是可以通过观察并以科学实验的手段来测定的。信息论的研究揭示,交往是一方通过某一实体符号发出某一意念,另一方接受这一实体符号并理解其中所包含的意义。由此,社会心理学家又把人际交往概括为语言符号和非语言符号被两个或两个以上的人共同理解的过程。

人际交往必须是相互间有效的心理联系,如果由于某种原因使一方发出的语言符号或非语言符号未被对方接受,双方心理上的沟通就会出现阻塞。人们把这种阻塞称为"隔阂"或"误会"。在现实生活中,无论是公务交往还是私人关系,沟通的阻塞现象是屡见不鲜的。关于这种由于沟通阻塞所致的"隔阂"或"误会",差不多每个人都会有所感受。

二、人际交往的基本要素

人际交往过程实际上就是信息沟通过程,这个过程主要包括两个方面的活动:即一方发出信息,另一方接收信息。发出信息的人须把自己的意图或情感经过编码,变成语言或表情符号向外发出。收到信息的人则必须经过译码,把接收到的语言或表情符号还原成为原义,并根据个人的经验进行理解。人与人之间的心理沟通就经过了这样一个意识活动过程。它可以简化为如图6-1所示。

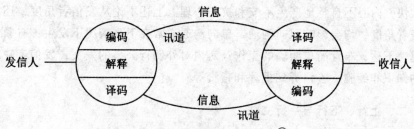

图6-1 人际交往的四个要素[①]

至此,我们知道人际交往过程存在着四个要素:即发信源、信息、讯道、接收者。在人际交往过程中,接收者收到信息以后,立即做出反应就转化为发信源,最初的发信源则转化为接收者,信息的传递也就从单向转化为双向。这种接信者收到信息后所做出的反应,心理学称做反向沟通联系或反馈,它有利于防止交往过程阻塞现象的发生。

---

① 朱丽莎. 后勤公共关系学. 大连海运学院出版社,1994:84.

第二节 人际交往的类型与特征

人际交往因时空、规模、场所、目的及接触方式的不同而各具形态和特征。其中主要有单向交往、双向交往；上行、平行、下行交往；书面交往与口语交往；语言交往与非语言交往；有意识交往与无意识交往等类型。它们各有长处与缺陷，对交往的功效各有不同的影响，下面介绍几种常见的交往形态及其特征。

一、单向交往和双向交往

单向交往，如卫生组织中的领导者对下属的命令、批评、表扬、惩罚、奖励、通报等行政交往行为，只是发出信息，而没有信息的反馈沟通。双向交往，如卫生组织中的民主生活、个别谈心、讨论、辩论、说服教育等，交往时存在着信息的相互传递与思想的交流，使人与人之间得以有效地理解和沟通。

严格地说，双向沟通才是真正的交往。在群体内部，许多人际之间的隔阂往往正是由于缺乏双向沟通所造成的。单向沟通之所以不能被看成真正的交往，这是由于：发信者有时会因为发出的信息得不到及时的反馈而无法了解对方是否真正接受和理解信息意义；收信者有时会觉得信息来得太突然或传递速度太快，内心不自觉地产生不安和抗拒心理。上述不论从发信者角度，还是从收信者角度，均会影响双向沟通。单向沟通通常在下列情况下发生：有紧急任务迅速下达；布置简单明确的工作；对内对外例行公事的发文；发信者缺乏必备的知识和经验；害怕听到批评和指责等。

二、上行、下行与平行交往

卫生组织的上级主管把政策、计划、工作步骤等向下级传达，以及工作指导、教育培训等，通常被称做下行交往。下行交往一般是单向沟通，因而不同程度地存在着单向沟通的局限。

弥补下行交往缺陷的办法是上行交往，它是卫生组织下级机构向上级机构传达信息的表现形式。其长处是便于上级部门及时了解下情，但如果把属于自己职责范围内应处理的问题，用上行交往的形式将矛盾上交，则可能造成沟通的阻塞与人际隔阂。为此，公共关系心理学十分强调创造各种条件和场所，以便于卫生组织的内部和外部公众能直接或间接地上行交往，例如，"院长信息箱"、"局长接待日"、"市长电话"等的设立。

平行交往又称为横向沟通,是指卫生组织内务平行机构之间的业务交往以及各机构内工作人员之间的沟通、交流和协调。平行交往主要用于信息焦虑、协商问题的解决和社会需求满足等目的。随着我国市场经济的纵横发展,卫生组织内务机构间的横向交往会显得越来越重要,它有利于卫生组织结构与心理环境的和谐和完善。

三、书面交往和口语交往

书面交往是指用文字发布或交流信息的行为。较为常用的是备忘录、公文、报告、书信、便条和通告等。这种交往方式具有清晰性和准确性,不容易在传递过程中被歪曲,可以永久保留。接收者可以根据自己的时间和速度详细地阅读以求理解。其缺点是,难以及时反馈接受者的译码是否正确。另外,在不同的情形下,应选择不同形式的书面交往。如信件比备忘录、印刷体比手写体,要显得正式和郑重。因此,在书面交往时,应注意这些小细节所起的作用。

口语交往是指用口头传递或交流信息的行为。如面谈、讨论、辩论、会议、授课、演讲等。这种交往方式最大的优点是发信者能立即得到反馈,能了解所传达的信息是否被正确理解。这是一种双向沟通,它使得参加沟通的双方既是发信者,同时又是接收者,并且可利用语调、表情,增加沟通的效果。其缺点是易受交往者口头表达能力的限制和信息保存方式的限制。此外,口语交往也没有书面交往准备得充分。

四、语言交往和非语言交往

口语交往和书面交往也称为语言交往。人们还有许多信息不是通过语言传递的,这就是非语言交往。某些研究表明,人们的沟通至少有三分之二是非语言的沟通。属于非语言沟通的有:声调、音量、手势、体语、颜色、沉默、触摸、时间、信号和实物等。其中体语指的是身体的姿态、面部表情等。颜色是指脸部的色调,如发红、发白等。沉默就是不说话、不表示,这也传递着某种信息。如卫生组织中工作人员要求增加工资,而领导者却沉默无语,那么工作人员就能判断出答案是什么了。时间能够表明对某事感兴趣的程度,对某事马上做出反应和三周后再做答复,其态度是不一样的。信号指的是电话铃声、下班钟声等。实物是指具体的某物,也能传递信息。如光荣榜上先进工作者的相片,常常会激励他人以其作榜样。

非语言符号所包含的意义是非常丰富的。如微笑、肯定地点头、拍拍下属的肩膀,可以使交往对象感到亲切,加深对信息的理解和兴趣,融洽交往的气氛,缩短双方的心理距离。另外,保持直接交往时双方的位置距离,把握声调的频率和神态等非语言符号,都有利于提高交往效果。非语言交往的缺点是:一般难以准确地表达信息的含义,仅能表示某种意向或情绪,而且有地域与文化背景的差异。

五、有意识交往和无意识交往

凡有明确目标的沟通行为都是有意识交往。卫生组织机构的广告、宣传、行政决策和指挥,思想政治工作和人际关系的组织、协调等一系列行为都存在着有意识交往的因素。有意识的交往实质上是为一定的目的而对他人施以影响,其主要形式是:说服,即讲道理;强制,即迫使人违心地从事某种活动;提示,即通过语言或动作提醒他人。

无意识交往是指人们在无意识接触中,不知不觉地相互接受对方的影响,俗称潜移默化。心理学实验表明,个人的许多观念行为、习惯等是在社会生活环境中的耳濡目染的影响下逐渐形成的。在形成过程中,暗示、模仿和情绪感染起着至关重要的作用。因而,无意识交往对人的心理和行为变化的影响制约力,有时比有意识交往更起作用。

第三节 人际交往情境下的个人行为反应

人际交往的对象通常是相关的他人或群体,结果是产生彼此间的影响。社会心理学中把相关的他人或群体叫"主观环境",又称情境。反过来说,个体或群体一旦处在一定的情境之中,就必然会受到情境这样或那样的影响,并随之做出相应的行为反应。社会心理学又把这种相应的行为反应称为"情境行为"。由于人们交往时所处的情境不同,因而所做出的行为反应也不相同。下面介绍几种交往情境及其行为反应。

一、"他人在场"或"观众在场"的情境

20世纪20年代,美国社会心理学家F.阿尔皮特通过实验证明,个人从事某项工作时,若有同事在场,则要比他单独进行这项工作做得好。阿尔皮特把这种现象叫做"社会促进"。随后,许多心理学实验也获得了同样的证据,而且进一步证明:他人在场,无论是作为同事,还是作为群众,对于简单工作的完成都具有促进作用。但是,此后不久又有新的实验发现,观众在场降低了

个人的工作绩效,这是由于观众在场带来了抑制作用,心理学家把这称为"社会干扰"。最后,心理学的实验终于找到了观众正在场或他人在场对个人的影响是促进还是干扰的三个相关因素:

1. 个人从事某项活动的熟练程度。若一个人娴熟地掌握了某种技能以后,如护士学会了熟练地注射技能后,观众在场对她的技能表现具有促进作用;若一个人还未熟练地掌握某项技能,观众在场对其就是一种干扰。

2. 在场观众的态度。在场观众是评头论足还是落落大方、表情自然所产生的影响也不尽相同。若观众持怀疑、苛求的态度则会引起当事人的紧张和不快;反之,使当事人平静、轻松。

3. 当事人的自我评价。当事人面对在场的观众,若担心失败而烦躁不安,就不能顺利地从事某项活动;如果当事人自信心较强,胸有成竹,能把注意力集中在所从事的活动上,他对观众在场就不觉得是干扰,反而认为是一种促进。

二、角色交往的情境

每个人在社会中都占有一定的位置,担当一定的角色,与他人发生相应的角色关系。角色关系在交往过程中,往往会决定着谁对谁具有较大的影响作用。如某个卫生机构的领导者对某下属提出了批评,即使态度有些粗暴,但这位下属就有可能敢怒而不敢言。然而,他却有可能对卫生机构更高一级的领导者反映意见和看法。出现这种心理和行为反应,原因是由于对角色关系和角色交往的情境缺乏正确的理解,个人的心理和行为完全被角色交往的情境所左右。这种受角色关系所制约的心理行为反应,被称为角色效应或身份效应。

三、亲密交往的情境

在小群体范围内,人们的相互交往会产生或亲或疏的心理关系。良好的亲近的心理是双方对交往的结果比较满意,并对双方以后的交往和情感发展具有一种特殊的影响力。社会心理学的研究发现,一个人对于自己所喜欢的人,较少持有批评的态度,往往乐意接受他的意见;而对自己不喜欢的人,往往对其的观点与提供的信息,不由自主地表示怀疑或否定。

社会心理学的"平衡理论"对亲密交往的情境所具有的特殊影响力做出了解释。平衡理论认为,个人不仅趋向于与交往情境保持平衡状态,而且趋向于自身心理状态的平衡。个人与他人形成了亲近关系,就会成为他继续与之交往的情境;为维护亲近关系,保持与之交往情境的平衡,使自己的心理处于平衡状态，就要接受交往对象的意见，与之保持一致，否则就打破了平衡。例如，甲与乙关系亲密，而乙对丙持肯定态度，甲对丙虽然不甚了解，甚至没有交往，但在亲密交往的情境作用下，很容易对丙也产生肯定的态度。同意，倘若乙对丙持否定态度，那么甲也会很容易地对丙产生否定的态度。

四、人际间称呼行为的情境

在交往过程中，一个人对另一个人的称呼和言行举止，反映了他的内在态度。这对一个人来说，乃是影响他行为反应的情境。如果你待人热情、诚恳，就会引起他人的好感，并会得到相应的回报。同样，如果你待人粗暴、冷漠，则会引起他人的恶感和相应的行为反应。这种在一定的人际称呼和行为的情境下做出的反应性行为，被称为"人际行为模式"。

"人际行为模式"在卫生机构的工作、学习和社会生活过程中的各个方面都广泛地存在着。例如，称呼这种最常见的人际关系的语言表达方式，每个人就都有颇深的感受和体验，有时称呼使用不当，往往会直接影响人际交往的效果。而一方对另一方的亲切称呼，往往会缩短双方心理上的距离。因此，在卫生管理过程中，应重视人际行为模式对管理工作的影响和作用。

第四节　最佳交往的时机选择

有时会听到卫生机构的主管或政工干部这样说，本来一个并不复杂的问题，若把精力放在刀刃上，它就迎刃而解；若工作没有做到刀刃上，三番五次、苦口婆心也达不到预期的目的。其实，管理工作就有一个把握交往时机的问题。卫生公共关系工作要想取得良好的交往效果，更应选择最佳的交往时机。根据交往对象的心理专题与当事的群体气氛，最佳交往的时机一般隐伏在以下几种状况之中。

一、交往对象出现心理不平衡状态

美国心理学家费斯汀格认为，人的意识系统是由认知元素构成的，如果认知元素（思想、观点）之间出现了不协调，即处于心理状态的不平衡之中，就会感到紧张、不安，出现激烈的思想斗争。由于人的心理功能是避免或消除紧张、不快，趋向轻松、愉悦的平衡状态，只要外界有新的认知元素对之进行刺激，使其原来的认知元素间的不协调消失，个人就会转变观点和态度，进而使心理状态转为平衡。费斯汀格的这一观点对公共关系行为或管理行为的启发

是：当交往对象的心理出现了不平衡，正在进行激烈的思想斗争，需要外界新的认知元素对其进行刺激时，正是交往欲达到预期目标的最佳时机。

二、群体获得集体荣誉感

当卫生组织机构被评为先进或受到表彰、奖励之后，在卫生机构内就会出现集体的荣誉感，保持和发扬荣誉就会成为群体的一种良好风尚。这种集体荣誉感对卫生机构群体内的先进成员起鼓舞和促进作用，对中间或后进成员是一种无形的心理压力。它虽然不具有强制性，但对群体成员来说确是难以抗衡的，会使他们的心理状态失衡。这时恰好是通过交往来团结全体成员共同进取的有利时机。利用这一时机进行交往所取得的人际和谐效应可能会超过行政命令。

三、个体或群体的情绪愉悦

在卫生机构群体处于欢愉的气氛中，或卫生工作人员露出欢乐的情绪时，容易实现交往的目的。因为在群体的欢愉气氛中，在个体的情绪愉悦中，最易激发友爱、助人的行为。反之，在气氛沉闷和心情不舒畅的时候，难以接受别人的求助。如某医院因耐心真诚地对待患者，真正做到一切以患者为中心，其优质周到的服务受到许多患者的好评。可是，该医院也不时地收到患者的批评信，这使得不少医生、护士感到委屈。一次，卫生公共关系人员请大家看本院优质服务的录像，职工们看到电视屏幕上自己笑容满面地接待顾客时非常高兴。就在这个时刻，医院领导者宣读了患者的一封批评信，职工们陷入沉思，不久即醒悟：在赞扬声中应该看到自己的不足。于是，大家立即开展了热烈的讨论，并给这位患者写了一封信，在信中表示要进一步改进服务工作。因此，在卫生组织机构的管理过程中，如果注意到最佳交往时机的选择，有时会使卫生管理工作取得事半功倍的效果。

第五节 人际交往空间的设计

空间环境是人们社会交往的具体场所，任何一种交往形式都常受到场所非常微妙的影响。为利用这种微妙的影响，近年来发达国家和我国的某些企业机构采取"开放式"办公，将所有的办事人员集中在一个大厅之中，仅用桌子、书架、黑板或花架等隔开各人的工作空间。据了解，这种办公室空间促使员工相互间做较多的接触，增进信任，精神安慰，还能使个体对群体增加归属感，提高工作干劲和工作效率。但是，这样的空间设置也有缺陷。例如，易于产生相互间的干扰，使有的人感到颇不自在，觉得自己直接处于领导的眼皮底下受监督、受约束，因而行为被动、拘谨，难以发挥独创、拓新精神。比较理想的人际交往空间可考虑以下几个方面：

一、合理地安置设施

交往空间一般有各种设施，而设施的安放位置对不同的交往对象具有不同的影响。例如，会议室座位按不同方式排列，使交往者身体之间产生不同的角度，影响交往者的交往频率和亲近性行为。通常是两人相对而坐，交往频率高，亲近表示也多；并排坐交往频率不如相对而坐。所以，群体内严肃的公务性会议、报告、政治学习、业务培训等都采用教室型的座位排列方式，为的是减少相互间的交往次数和避免交叉性交往。而联谊会、订货会等则采取围桌而坐的方式，为的是提高交往频率，增多亲近表示和交叉交往的机会。

另外，会议桌的形状与尺度，对在场的交往和交往方式也会产生影响。例如，圆形会议桌或用方桌排成圆圈形，使交往者不感到有地位上的差别，交往的沟通网络也是圆形的。卫生机构内若采用这种空间交往，会使成员有平等感，易于鼓舞士气。若用方桌排成 U 形，主持人距中而坐，则交往的主要沟通方式是轮形的。这种空间的交往方式最易产生对主持人的权威感，使信息传递准确，但也易使在场的其他人缺乏自主性而影响士气。根据具体情况的需要，卫生机构的小会议室可采用长方形、L 形、T 形的会议桌排列方式，用以举行办公会议和批阅文件。这种空间下的交往沟通方式是链形的。它具有传递信息准确性强，解决问题速度快，以及显著提高主管人员权威性的优点。

交往空间的设施安置方式对交往的影响是潜隐的、无形的，但结果有时却很显著。为此，交往空间的设施安置方式应引起卫生机构管理者或卫生公共关系人员的重视。

二、交往空间的气氛

人们进入交往场所，首先对空间的布置留下深刻的印象，若空间布置得整洁、美观，就会形成一种良好气氛，使人感到舒适。因此，交往空间的气氛也对交往的效果产生一定的影响。这是由于空间及其形成的气氛是交往的背景，它和交往对象共同构成人的知觉场。背景与对象相互作用，背景的变化影响着人对交往对象的知觉。同时，交往对象的变化也同样影响着人对背景的知觉。在日常生活中"爱屋及乌"的心理现象深刻证明了背景与对象对人的知觉所产生的巨大作用。影响交往空间气氛的因素不仅有物质的，还有精神的。例如，有权威人士或知名人士到场，交往空间的气氛顿时会发生变化，更有利于显示交往的重要性。所以，历史上的著名领袖、科学家生前的住所和办公室常常被选为交往的重要场所，并配以接待人员的良好礼仪、恰当的资料、周密的安排，其原因在于利用空间的气氛，揭示交往的严肃、庄重、隆重。

既然交往空间的气氛对交往的效果具有重要的影响，那么，卫生公共关系人员应注重创设良好的交往空间的气氛。如在空间环境的设计上，要把卫生机构的环境建设得舒适，维护得优雅，要保持地面的清洁度；玻璃、门窗、墙壁的光洁度；车辆停放和杂物堆放的整齐度；绿化、花草、树木种植或摆放的搭配合理度；室内各种器具、设备等色泽的协调度等，使社会公众一进入卫生机构的场所，就留下舒适的、美好的第一印象。

第六节 人际交往心理障碍的排除

阻碍人们正常交往的因素主要有两个方面，一是物理的，二是心理的。人类随着物质文明程度的高度发展，由物理因素造成的交往障碍已大部分被排除了，而心理因素造成的交往障碍显得突出起来。交往双方在心理上的不相容，在兴趣爱好、态度、价值观、信念等方面的差异，以及成见和偏见，皆是阻碍人际交往的主要心理因素。下面介绍三种排除心理障碍的人际交往技巧。

一、寻找共同语言

生活中有这么几句格言，"酒逢知己千杯少，话不投机半句多"，"说话说给知己人，弹琴弹给知音人"，道出了人际交往的秘诀。交往的双方必须有共同的话题，共同的语言，没有这些共同点，你就是再主动，再热情，再有耐心，对方也认为你老是想"缠住他"，必欲躲避你。即使勉强相交也会觉得难以沟通，难以合拍，有时甚至会弄得不欢而散。这是由于人与人在心理素质上的差异性是客观存在的，每个人所处的社会位置不同，承担社会角色不同，个人的知识、阅历、生活、经验和生活方式等的不同，必然会导致人们在心理上的差异性。但是，由于社会制度、地域、文化背景的相同，又使人与人之间存在着或多或少的心理相似性和共同点。

因此，寻找人们之间的共同点或相似性就成为排除人际交往障碍的技巧。这种交往技巧是可以领会和把握的。交往的过程实际上就是信息的传递、接收、理解的共享。这要以双方的共同知识和经验为前提；如果交往的话题和语言不在这个范围之内,则轨道就难以沟通,交谈之初就显得话不投机,继而使交谈难以进行,最终使沟通中断,交往无效。共同语言对于人际交往的影响,可以简化为如图 6-2 所示。

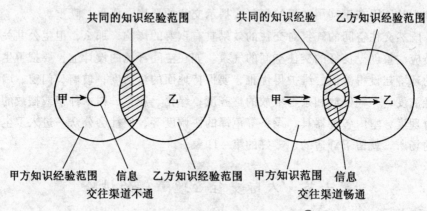

图 6-2　共同语言对人际交往的影响①

懂得了心理学原理,就可把握寻找共同的语言或话题,突破心理隔阂。当然,寻找共同的语言或共同感兴趣的话题,要依据具体的人、具体的环境或情势,随机应变,灵活变通。

二、参加交往对象感兴趣的活动

如果交往双方因为心理不相容、偏见或成见使有目的的交往难以进行,积极的一方不妨真诚热心地参加对方感兴趣的活动。这样可以保持双方的直接接触,消除彼此间的生疏和隔阂感,增进相互了解。而且共同的活动可以协调双方的行为动作,使双方在共同活动中融洽感情,使之产生心理上的互动和感应,进而为预期的交往创造有利的和谐气氛。

三、满足交往对象的需要

主动关心交往对象的生活和工作,尽可能地满足其合理要求,是沟通双方感情、消除心理障碍的有效方法。由交往而形成的人际关系反映了双方获得满足的心理状况。一般人是在认识到通过交往获得的满足超过了带来的损失时,

---

① 朱丽莎. 后勤公共关系学. 大连海运学院出版社,1994:96.

才与他人交往的，卫生公共关系中的交往同样也是如此。如果一个卫生组织机构只顾自己的利益，围绕着自身利益去寻找交往对象，不懂得让利原则，不懂得善的循环，就不可能与其他群体和社会工作建立良好、融洽的人际关系，也就不可能在社会公众心目中留下良好的形象和声誉，最终还极有可能丧失自己应得的利益。因此，满足交往对象的需求，既是人际交往的技巧，同时也是人际交往的原则。

第七章 卫生公共关系语言艺术

卫生公共关系语言艺术是在卫生公共关系传播活动中用有效的使用语言符号来塑造卫生组织的良好形象。卫生组织只有成功地运用卫生公共关系语言艺术，才能有效地畅通信息传播，协调人际关系，影响公众态度，激发公众行为。

第一节 卫生公共关系语言的内涵与语言艺术表现方法

一、卫生公共关系语言的内涵

卫生公共关系语言是指在卫生公共关系传播与沟通过程中所适用的能够体现卫生公共关系精神、产生卫生公共关系效果的那些语言形式。

卫生公共关系语言具有两个特点：（1）情感性。任何语言都是传达某种信息的一种载体和符号系统。卫生公共关系语言这种载体或符号也是要传达某种信息，只不过它在传播某种信息的过程中，要更多、更好、更艺术地传递和表达卫生公共关系活动中人们之间的情感交流。也就是说，鲜明而富有感染力的情感色彩是卫生公共关系语言的重要特色，同时也是卫生组织机构在与各种公众交往过程中所体现卫生公共关系精神的一种不可缺少的手段。（2）激励性。卫生公共关系语言艺术的激励性，是指语言符号在卫生信息传播过程中对公众所产生的一股激发进取心的动力。信息传播活动不仅仅是信息沟通，更重要的是引起信息互动，而引起互动的关键便是卫生公共关系语言必须具有激发鼓励、积极暗示的力量。卫生公共关系人员如果懂得有效把握公共关系语言的激励性特点，就能更有成效地影响卫生组织机构的相关公众的态度、情感及其行为。

二、卫生公共关系语言艺术表现方法

一般说来，卫生公共关系语言艺术的主要方法有幽默法、委婉法、模糊法

和暗示法。

（一）幽默法

幽默是指以一种愉悦的方式使人获得精神上的开心、快感。幽默的定义应该包含下列几个层面：幽默是一组特定的刺激，能引起笑等反应；幽默刺激被个体觉知之后，能产生认知或情绪上的经验；幽默产生之后，能有一些外在可观察到的反应，如笑的次数或笑持续的时间；对环境的观察具有敏感度；能依情境的变化创造出好笑的幽默事件；对幽默刺激材料能够认知，产生好笑的感觉。富有幽默感的人往往具有欣赏和表达幽默意境的能力。幽默的力量，不仅仅是博人一笑而已，它还能润滑人际关系，祛除忧虑愁闷，提高生活质量。

具体来说，幽默有以下作用：

1. 幽默表达出说话者的思想感情和人生态度。幽默的言谈，不仅是个语言风格的问题，并折射出一个人的性格特征，包括了他的生活态度、生活目标和价值观等多方面的内容，反映他精神世界的某个侧面。

2. 幽默反映出说话者的温和与宽容态度。幽默可以用于对事物的肯定，也可用于否定，但它与否定性滑稽与讽刺有明显的区别。幽默反映了说话者所持温和和宽容的态度，与讽刺、否定性滑稽的尖刻、辛辣态度形成鲜明的对照。

3. 幽默是说话者表情达意的一种技巧。听话者对幽默语言的理解过程是一种"理性的倒错"和"错误的预测"。当一个人预测某事之后，随之而来的情况超出了预测，也就是说，预测本身有失误，这时，有可能会笑起来。因为他突然发现，他的预测只不过仅是他自己觉得正确而已。

语言是否幽默，幽默性强不强，幽默的效果成功与否，关键要看它有没有造成一种包括复杂情感，充满情趣而耐人寻味的意境。

（二）委婉法

委婉又称为婉转、避讳，就是通过一定的措辞，把原来令人不悦、不忍、不便或在其具体语言环境中不容许直接说出的事情，说得听上去比较文雅、得体、有礼、含蓄。

委婉法是运用迂回曲折的含蓄语言表达本意的语言表达方法。其作用是既维护对方的自尊、给对方留面子，又给自我表达蒙上面纱，以传递某种特殊的信息。

讳饰式委婉法，就是用委婉的词语表达不便直说或容易使人处于难堪境地的语言表达方法。

借用式委婉法，就是利用比喻、双关、典故、歇后语或借用一事物或他事物的特征来代替对某事物实质问题直接回答的语言表达方法。

曲语式委婉法,是用曲折的语言或商洽的语气表达自己某种看法的语言方法。

(三)模糊法

模糊法是运用不确定的或不精确的语言进行交际的语言表达方法。在交际中,有些场合使用模糊法是十分必要的,甚至比使用精确的语言更能达到沟通目的、更能提高表达效果。

回避式模糊法,就是根据特定的场合的需要,巧妙地避开既定性内容,而从侧面隐约地把本意透露出来的语言表达方法。

宽泛式模糊法,就是用含义多样、在理解上有一定弹性的语言来传递某种信息的语言表达方法。

选择式模糊法,即说话者所提供的信息有供听话者自己选择的余地,目的在于方便对方,给对方以某种选择的机会的语言表达方法。

(四)坦诚法

坦诚法,就是开门见山、直截了当地说出某种思想或提供某种情况的语言表达方法。这种方法主要是为了维护本组织的利益,毫不含糊地提出自己的某种主张或意向,希望对方引起重视,给予考虑;同时,此种方法也是自己某种诚意的表示,若运用得当,这种诚意往往会得到对方的赞同而使关系更为融洽。

(五)迂回法

迂回法就是不正面提出要求,而是先谈与正题相关的其他事情,然后伺机再接触正题的语言表达方法。这种方法往往能够消除对立情绪,减少阻力,融洽感情,从而进一步营造良好的语言环境。

第二节 卫生公共关系语言艺术的运用

一、把握话题的艺术

1. 寻找话题

在和人交谈的过程中最怕没有话题而冷场,这就要学会"没话找话"的本领。一个好的话题,通常是初步交谈的媒介、深入沟通的基础。话题最好双方都熟悉,并且均感兴趣。

找话题的方法有多种,比如,可以从眼前的事物谈起,眼前的事物生动、形象，如果双方有共同的语言，那么交谈就有利于往下进行；还可以刻意地找对方感兴趣的事物作为开头，活跃氛围，以利于交谈的进一步深入。值得注意的是，要想找到双方都感到对路、合拍的话题，其关键在于要对谈话对象的情况有所熟悉和了解，要摸清其兴趣爱好、个性习惯、文化水平、身份地位等信息。否则，话题不投机则有可能出现尴尬的局面。

2. 展开话题

话题由一方提出后，要把话题深入展开，其方法有多种：

（1）相互举例法。表示赞同对方的观点或看法，然后举例来印证对方的话题，这种方法会使双方产生共鸣，进而使交谈气氛变得轻松、协调、自然。

（2）单向倾听法。认真、投入地倾听对方发表见解，使对方感到受重视、受尊敬，谈话氛围和谐。

（3）询问回驳法。对于有分歧的话题，给予善意的询问性反驳，这也是展开话题的一种方法。

（4）局部修正法。对对方的话题或自己的原论点，进行局部的修正，使交谈成果更加全面、正确而切合实际。

总地说来，话题展开的方法有很多，但在展开时应注意：不要不顾及对方的感受和情绪，自顾自、滔滔不绝地说；不要谈论对方不认识的人和没兴趣的事。话题展开的程度，取决于双方的交际目的和现场感受。

3. 转移话题

当对方所提问题过于敏感，不便回答，或谈论的内容与交际目的不相符时，需转移话题；在谈话内容已经颇深入、兴趣开始减退时，往往需要转移话题。

（1）欲擒故纵法。对于要交谈的主题，往往不仅仅限于从正面去开掘，亦可转移方向，逆向或旁敲侧击。如可避重就轻、避实就虚、避近就远、避开本人而谈论他人。或者先从与话题有关的一些人和事谈起，使其放松戒备，进行交谈，发现矛盾、漏洞、线索、心中所想所思，遇到适当时机突然将话题跳跃到实质性问题上去，使其回避不及。不动声色，欲擒故纵，产生的线索也就越多。有时候直接询问于事无益反而有害，抛砖引玉、巧妙引诱，运用得好，能够取得意外收获。欲擒故纵法的良好把握关键在于使交谈对象放松戒备，消除疑虑。

（2）移花接木法。当你遇到敏感的话题时，如果不想正面回答，可绕开这个问题而谈与其有关的问题，这就是交谈中的移花接木策略。

（3）自然转换法。谈话双方都感到再就原话题谈下去无多大兴趣，这就要采用自然转化法,把谈话转到另一话题上,其转换方法主要有以下几种:①让旧话题自行消失。你可以停止在这方面的意见表示,让大家保持片刻的沉默,然后就开始另一话题。②在谈话中,巧妙地插入新的话题,把旧的话题打断。所谓巧妙,就是让对方在无反感、不经意中接受新的话题。但需注意,不要在别人还有话要讲时插入。③从旧话题中往前引申一步,转移到新的话题上去。

谈到转移话题,还应注意话题的结束。当交谈目的已基本达到,或者交谈时间已长而对方开始有倦意时,则应选择好时机结束话题。总之,结束早了,让人感到谈兴正浓、意犹未尽;结束晚了,会出现对方厌倦、冷场等难堪局面。故此,在交际时,应十分注意结束谈话、起身告辞的"火候"。

二、问话的艺术

双方交谈时,为了营造一个良好的谈话气氛,主动的一方应适当地向对方发问,给对方创造开口说话的机会,以免长时间地唱独角戏而影响沟通效果。

1. 启问

启问就是开始问话,它往往产生于两个素不相识的交谈者身上,问话者对于对方的情况往往没有底,即启问时不知道对方是什么样的人,有何生理缺陷或隐私,也不知其社会阅历、心态如何。然而,交际关系的建立总得有第一次的问话,而第一次问话正是对方对自己产生第一印象的重要基础。启问的确有颇深的学问和技巧,对其驾驭的好坏会直接影响人际交往的效果。要使启问获得成效,需注意三点:第一,启问应能激发对方对话题的兴趣;第二,启问应考虑对方是否有能力回答;第三,启问切忌带有成见,不要问对方反感的话题。

2. 追问

追问是启问的展开或转移,也需运用得体。好的追问会使对方谈兴更浓,因为追问意味着你对对方谈话的理解、共鸣或是感兴趣。切忌追问那些使对方陷入窘迫而尴尬或反感的问题。

三、说话的艺术

谁都会说话,但谁也不能保证自己在任何时候都说话得体。说话既是一门学问,同时也是一门艺术。

1. 称谓

称谓,也就是称呼。它是交际活动的开始,称谓是否恰当往往会影响沟通效果，甚至会决定一次交际活动的成败。因此，对于称谓问题，万不可掉以轻心，应注意讲究艺术以及称呼对象的差异性。具体说来，要注意民族差异、地域差异、职业差异、职务差异、年龄性别差异等。例如，对于担任一定职衔的人，一般以其职衔（职务）称呼。即便是平日较熟的人，在正式场合也应以职衔相称，以示尊重。

2. 介绍

在交际活动中，与陌生人见面，第一程序就是介绍。介绍包括自我介绍和作为第三者介绍他人。无论哪一种介绍，都应以热情、真诚、礼貌、得体为原则，使双方通过见面的第一程序形成一种和谐的气氛，而不宜采取冷漠的态度。

（1）自我介绍。一般原则是简洁明了，留下述谈话题，既要使对方了解自己的情况，同时又无自夸之嫌。这样，双方会自然形成一种融洽心理，谈话易于深入。在自我介绍中，也可结合递送名片做一点简要的说明。

（2）介绍他人。一般原则是先把身份低的介绍给身份高的，把男士介绍给女士，把主人介绍给客人，把晚辈介绍给长辈，把年轻的介绍给年长的，介绍的语言亦应简洁并能给双方的交谈留下话题。

3. 安慰

安慰就是使人放下心理包袱或负担，使人心情安适起来。应当留意的是，要认真体味被安慰者的心态，有的放矢地对其安慰才有效果。被安慰者之所以需要心理安慰或支持，往往都是有什么难以解除的烦恼或困惑。安慰者在对被安慰者进行开导的过程中，一定要耐心、细致，动之以情，晓之以理。如果不了解其心态如何，漫无边际地说大话、空话，无异于隔靴搔痒，于事无补，甚至会引起对方反感。另外，还必须强调的是，在安慰对方时，切忌正襟危坐地摆出教训人的架势去讲大道理。

4. 劝架

劝架是一门学问，也是一门艺术。当然，最紧要的是要有一颗与人为善的心。在劝架时要注意五点：第一是要了解情况。对原因复杂的争吵，要尽可能详尽地把情况摸清，力求把话讲到当事人的心坎上。盲目劝架，讲不到点子上，非但无效，有时还会引起当事人的反感。第二是要分清主次。吵架的双方有主次之分，应对措辞激烈、吵得过分的一方做重点工作，这样往往容易平息纠纷。第三要婉转批评。人在吵架时，火气大，出口伤人，耳不闻劝告。因此，劝架时一般要语气和缓，措辞恰当；需要批评时，也要说得婉转，尽量不用激烈尖锐的语句，切忌火上浇油。第四要风趣幽默。吵架时，双方表情僵硬，气氛紧张。这时，若用一两句幽默的话语，可以使紧张的气氛往轻松方面转化，甚至化解难堪局面。第五要客观公正。劝架要态度公正，分析中肯，批评合理，劝说恰当。既不能无原则地和稀泥，更不能厚此薄彼，偏袒某一方。

5. 道歉

道歉是对被自己有意无意伤害了的对方表示歉意。道歉对消除隔阂或宿怨，恢复感情乃至增进友谊有一定效果。道歉时应注意以下几点：道歉要真诚；道歉要及时；道歉要堂堂正正，不必卑躬屈膝；道歉方式要因人而异，灵活对路。如可打电话道歉、可亲自登门道歉、可送鲜花和礼品表达歉意等。

四、听话的艺术

在人际交往中，做一个耐心而又机敏的听众十分重要，它会使你显得更加善于合作。专心致志和富于思考的听话习惯，也会受到他人的喜爱和尊重。听话时要注意几个细节：一是要有积极主动的参与精神与强烈的交流愿望。听人讲话要保持认真的态度，专注的精神和入神的姿态。二是不要轻易打断对方的说话。一般说来，在听话过程中打断对方的说话常常被看做不礼貌的行为。倘若实在有必要打断，亦应先给以某种暗示，然后用十分谨慎而又得体的语调请求插话，但插话不可太长，插话完毕后，还应稍微表示歉意，说声"请包涵"、"请原谅"等。

第三节　卫生公共关系无声语言艺术

一、无声语言的概念

无声语言是借助于非有声语言来表达情意、传递信息的一种伴随语言，是一种特殊的语言形式。无声语言主要包括表情语言，动作语言和体态语言，这种语言非常丰富，同时也非常个性化。在社会交往过程中，要善于运用自己的无声语言，同时也要善于解读对方的无声语言。

有些学者认为，有声语言在社会信息的传递过程中所占的功用仅为35%，而无声语言在社会信息的传递过程中所起的作用则是65%。由此可见，无声语言这种重要的信息沟通途径是不容忽视的。可以说，倘若没有无声语言相伴随，没有无声语言的辅助作用，那么有声语言的功能将是颇有限的。人类的交际实践表明，有声语言离不开无声语言，而无声语言离开有声语言也是无能为力的。无声语言可分为两大类，即默语和体语。

默语是话语中的短暂停顿，即沉默，其书面形式用省略号表示。体语就是人体语言的简称,它是通过人的身体(整体或部分)的动作、表情及服饰来传达信息的一种无声伴随语言。如服饰就是一种静止的无声语言,它不像动作、表情那么引人注意,但也是一种重要的体态信号,它展示出主人的形象和风度。在社交活动中,得体的衣着打扮至少有这样四个作用:第一,它能体现人的内在精神风貌、生活情趣和审美追求。第二,这种文明的仪表能赢得对方的信任和尊重。现代心理的研究成果表明,服饰在建立"第一印象"的所有因素中占有最重要的地位。第三,美的服饰能使人的形象更加富有魅力。第四,衣饰可以律心,心清则话明。成功的装束可以增强自尊心,提高自信力。因此,在平常的社交活动中,除了要注意把握好动作和表情的良好状态外,还必须注意发挥服饰在社交和口才中的作用。一般地说,服装、发型、饰物、化妆等,都要以美观、大方、入时、合群为准则,既不可胡子拉碴、不修边幅,也不要浓妆艳抹,过分打扮,更不能奇装异服,不伦不类。体语类别关系如图7-1 所示。

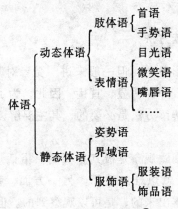

图 7-1 体语类别关系[①]

二、无声语言的特性和原则

(一)无声语言的特性

1. 多义性。同一种姿态,可发出几种不同的信息,即一个动作可表示好几个意思。

---

① 王克安. 现代公共关系学. 中国商业出版社,1994:264.

2. 地区性。有些动作只用于某个地区。同一动作在不同地区意思可能不同。

3. 民族性。每个民族都有自己所独特的动作,或者是同样的动作在不同民族中表示的意义不同。

4. 间接性。无声语言往往起辅助作用,其意义的传达及影响方式往往是间接、衍生的,只有在对主体本身的观察、思考、联想和想象中才能完成。

5. 形象性。其提供给人们的是真实可感的种种形象,具有可以直接观察的直观性。

(二) 无声语言的原则

1. 目的性原则。使用无声语言,要以交流思想和信息表达情绪和情感、表示态度的目的为前提。

2. 针对性原则。使用无声语言,要灵活变通,可因人、因地、因时等而有所不同。

3. 文明性原则。使用无声语言,其动作、表情等选择应该是文明的、健康的、合乎礼貌的。

三、无声语言的解读方法

无声语言是直观、形象的,但一般来讲,受者对其意义的解读是间接的,其指代意义不像有声语言那样明显、直接。因此,为了能够准确地领会无声语言的含义,遵循正确的解读方法是必要的,其主要解读方法有:

1. 细微观察和分析

在非语言交际中,细致观察是极其重要的。俗话说"人心隔肚皮"、"人心莫测",是指人的内在思想难以揣摩。另一方面,我们又说"察言观色",是说人的思想总是会流露出来的,是可以观察到的。但是,观察必须仔细,否则容易发生偏差,引起误会。

2. 借助联想和想象

人体语言有时要比有声语言更富有表现力和感染力,往往同一种姿态可以发出几种不同的信息。因此,必须将各种姿势联系起来考虑,在观察的基础上,借助思考、联想和想象,才能对某一种体态姿势做出正确的理解。

3. 结合语词,注意情景

人体语言的指代意义是间接的、衍生的,它往往与有声语言有机地结合在一起,相互"配套",才可显示出它的丰富内涵。因此,解读无声语言的内在含义,必须与有声语言结合起来,要善于综合观察和思考,这样才能得到完整而准确的领悟和理解。

4. 区分对象，正确解读

在解读无声语言时，必须结合地域、民族文化、风俗习惯以及不同的地位、权力、文化层次和年龄等，即根据特定的对象来判断其真实意义，而不可简单化，不要机械地"辨认"，更不能读错。同样的无声语言，在不同的地域、不同的场合、不同的文化层次、不同的地位与权力、不同年龄的人中，会有不同的解释。

四、无声语言的表现艺术

（一）手势语艺术

手也会"说话"，是人们的第二副面孔。平常我们频繁地使用手势，传达多种信息。手势是人类进化的历程中最早使用的交际工具，其表达的内容非常丰富。交际活动中常见的手势及其所传达的信息主要有以下几种。

1. 双手互动

（1）双手摊开。这显示着坦率、真挚、诚恳、无保留。

（2）双手攥拳。这显示的是决心、愤怒或敌意。

（3）双手相搓。这显示的意义是跃跃欲试，或对某一事情结局的一种急切期待的心理。

（4）双手紧绞。这显示出精神紧张、焦虑或敌对情绪。

（5）双手指尖相合。双手指尖相合，开成屋脊形，显示着自信。

2. 手辅动作

（1）双手交叉搂在脑后，一般表示有权威、占优势、有信心、高傲。

（2）以手支头，大多显示不耐烦、厌倦或思考。

（3）以手托下巴，通常显示老练、理智。

（4）以手掩嘴，多反映吃惊或神秘。

（5）以手捏弄拇指，显示的意义是心中紧张、缺乏自信。

（6）以手捏烟、让烟白白地烧着，一般是表明正在紧张地思考。

（7）以手摸脸、摸鼻子、擦眼睛，大概是说谎的反映。

3. 背手

（1）有地位的人背手，表示至高无上、自信甚至狂妄。

（2）背手伴随漫步，显示的意义是在默默地思索。

（3）一般人双手背后，大多是用以显示自己的"胆略"，起"镇定"作用。

（4）双手背在身后，不是手握手，而是一手握另一手的腕、肘、臂，往往表示沮丧不安并竭力自行控制，暗示当事者心绪不安的波动状态。

4. 双臂交胸

（1）双臂交叉胸前，双拇指翘出指向上方，可能是防卫和敌对情绪的表示，同时又显示出十足的优越感。

（2）双臂交叉胸前，紧紧相抱，是一种防御的表示。

（3）面对面交谈时，对方双臂交叉，一般是不愿听你的话的表示，尽管他口头上对你的话十分赞许。

5. 指语

（1）双手插在大衣或裤子口袋里，伸出两个拇指，显示骄傲。

（2）伸出小拇指，表示蔑视、小看人。

（3）把手指放在喉咙上，表示"吃饱"（俄国）、"被人炒了鱿鱼"（日本）。

（4）举起右手握拳，伸出食指和中指成"V"字形，象征"胜利"。

（5）跷起大拇指，显示的意义是高度赞扬（中国），要求搭车（澳大利亚），叫对方滚蛋（希腊）。

（6）一边说话，一边用手指头不由自主地轻轻地弹桌子，表明内心紧张、情绪不安。

（7）一边说话，一边用手指着你，表示激动、愤怒或相当自负。

6. 握手

在社会交际活动中，手的动作以握手最多。握手是现代社会生活中最平常、最普通的沟通交流手段。握手是一种双向的信息交流，能表达出许多复杂的情感关系。如友情、问候、祝愿；谅解、和解、理解；真诚、亲密、平等；疏远、淡漠、应付等。

握手也有一些讲究和技巧。握手时用力的大小、时间的长短、握手的不同部位和方式，都是不同的情感的流露和表达。尤其在许多正式的场合，握手握得好能给人留下良好的感觉；握得不好会让人心生厌恶之感，倘若掌握不好分寸，就会影响人际交往的效果。因此，在与对方握手时，请注意避免或把握好以下的握手方式和细节：

（1）击剑式握手

所谓击剑式握手，就是在跟人握手时，不是正常、自然地将胳膊伸出，而是像击剑式地突然把一只僵硬、挺直的胳膊伸出来，且手心向下。显然，这是一种令人不快的握手形式，它给人的感觉是鲁莽、放肆、缺乏修养。僵硬的胳膊，向下的掌心，都会给对方带来一种受制约感，因而，彼此很难建立友好平等的关系。所以，我们在与他人握手时，应避免使用这种握手方式。

（2）戴手套式握手

与客人见面，你如果戴着手套而不想摘下来时，可不与人握手，打个招呼也行；如果要握手，一定要摘下手套。戴手套与人握手是不礼貌的一种做法，它意味着你厌恶别人与你的手相接触。有人以为，只要我主动与他握手，戴手套也没关系，同样对他表示热情、友好。其实，这种看法是不对的，即使对方是你的好朋友，效果也不会好。

（3）死鱼式握手

所谓死鱼式握手，是一种比喻的说法。意思是说，伸出的手软弱无力，像一条死鱼，任对方把握。大家知道，握手本身就是一种表示亲热和友好的礼节，如果你伸出的是像死鱼一样的手，那就会使对方误以为你无情无意或觉得你性情软弱。同样，对方如果伸给你这样一只手，你也会有相同的感受。所以，我们在同他人握手时，应避免使用这种握手方式。

（4）手扣手式握手

所谓手扣手式握手是指主动握手者先用右手握住对方的右手，然后再用左手握对方右手的手背。也就是说，主动握手者双手扣住对方的手。这种握手方式适用于好友之间或慰问时，它通常表达热情真挚的情感，但不适于初次见面以及与陌生人或异性见面时。

（5）虎钳式握手

虎钳式握手也是一种比喻的说法。这种握手法是用拇指和食指像老虎钳子一样，紧紧攥握对方手的四指关节处。显而易见，这种握手方式也不令人喜欢。

（6）心不在焉式握手

有的人在跟人握手时，左顾右盼，心不在焉，或者一边同人握手，一边又与其他人打招呼，这些都是不礼貌的行为，是对对方不尊重的表现。正确的做法是，与人握手时，两眼正视对方的眼睛，以示专心、有诚意。

（7）持久不松式握手

有人喜欢握着对方的手问长问短，啰嗦个没完没了。看似热情，实则过分。尤其是对异性，更不能握着人家的手长时间不放。

（8）左手式握手

除非右手有不适之处，否则，绝不能用左手与他人握手。尤其是对外国朋友，这一点特别得注意。

(9) 不讲"度"式握手

做任何事都有个度的问题，握手也不例外。有人为了表示自己的热情、真挚，与人握手时，过于用力，这种做法不仅会弄疼对方，还显得粗鲁。与此相反，有人，尤其是个别青年女性，为了显示自己的清高，只伸出手指尖与人握手，而且一点力也不用。这种做法也有失妥当，让人觉得你冷漠、敷衍。显然，过重过轻都不合适。一般认为，适度的做法是用手掌和手指的全部，不轻不重地握住对方的手，然后再稍稍上下晃一下。

(10) 交叉式握手

有些场合，需要握手的人可能较多。碰到这种情形，可按由近及远的顺序，依次与人握手。切不可交叉握手，尤其是和西方人打交道，更应避免（即两个人相握时，另外两人相握的手不能与之交叉）。因为交叉会形成十字架图案，西方人认为这是最不吉利的事。

(二) 姿势语艺术

姿势语包括人的各种姿态。姿态，是通过人的立姿、坐姿、腰姿、蹲姿、俯姿等进行非言词性思想和感情交流的手段。姿态语在社会交往活动中起着特有的作用，不同的姿态，传递着不同的信息。下面主要谈谈坐姿和立姿。

1. 坐姿

标准的坐姿应是：坐落时轻而稳，颈部不弯，上身微微前倾；双手可轻搭扶手或相交于大腿之上，两腿自然靠拢，男性可翘起"二郎腿"，但不可过高，女性可小腿交叉，但不可向前直伸。在日常活动中，通常有以下坐姿形式：

(1) 架腿。坐着时将一条腿架在另一条腿上，可能是一种防御性动作，用以控制消极情绪；一条腿的小腿架在另一条腿的大腿上，形成一个"4"字形，这是一种暗示性争辩和竞争性态度。如果再用一只手或两只手扳住上面这条腿，这很可能就暗示出当事人顽固不化的思想态度。

(2) 别脚。将一只脚别在另一张条腿的某个部位，是害羞、忸怩或胆怯的女人普遍显示防御的体姿。

(3) 扣踝。踝部相扣是一种控制消极思维外流、控制感情、控制紧张情绪和恐惧心理的坐姿。

(4) 跨骑椅子。把椅子反过来，将椅子靠背朝前，双腿张开，跨骑在椅子上，显示其支配欲，具有攻击性，是一种意欲控制别人的表示。

(5) 挺腰和弯腰。挺腰笔直的坐姿是对对方及谈话有兴趣和礼貌、看重人的表现；弯腰曲背往往是缺乏信心、消极悲观的表现。

(6) 深坐和浅坐。深坐者腰部位置放低，认为眼前的事物不会引起紧张，没有必要站起来，精神上处于放松状态，展示自己心理上的优势；浅坐即正襟危坐，腰部不敢松懈，缺乏精神上的安定感，流露出心理上的劣势；若斜靠坐着，头深埋胸前，显示出内心的愧悔惶惑交织在一起。

此外，坐直身体并略为前倾，双手或双肘放在膝上，表示尊敬或对他人的言谈极感兴趣，比肩而坐，促膝谈心，显示出亲密无间和融洽和谐；重重地坐下身子，反映出内心不安，情绪烦躁；晃腿或用足尖击地，意在减轻内心的紧张；挪开身体，说明有戒备心理，想与他人保持一定的距离；慢慢后靠、斜身半躺，显示出强烈的优越感和自负心理，等等。

2. 立姿

（1）弯腰与挺腰。弯腰动作如鞠躬、点头哈腰，属于低姿态，表示谦逊、尊敬，甚至是服从、屈从；挺直腰板，这是情绪高昂、充满自信的姿态，也是进行威吓、表示无畏，力图使自己处于优势的动作。

（2）以手叉腰。这是采取行动的准备姿势。手叉腰间、两个拇指露在外面，更流露出某种优越感和支配欲。

（3）挺胸。这是精神上占优势的表现，显示出自信和得意；表现过分时，则转化为傲慢、自大。女性挺胸表示其自豪感；表现过分时，则强化了"性"意识。

（4）抱腹蜷缩。表现出不安、消沉、沮丧等情绪支配下的防卫心理。

（5）紧系皮带。这是在无意识中振作精神的表示。

（6）轻拍腹部。表示自己的风度、雅量或经过一番较量后的得意心情。

（7）昂头、垂头与侧脖。昂头显示兴奋和自信；垂头显示出苦恼、消极或精力不支；侧着脖子表示疑问、无从决定或对话题感兴趣。

（三）表情语艺术

颈部以上各部位的情感反应称为面部表情。这些部位主要是眼、眉、耳、鼻、嘴、下巴。面部表情内容最丰富，也最具表现力，不仅人的六种基本表情——快乐、惊讶、恐惧、愤怒、厌恶、蔑视，都是由颈部以上各部位表示的，而且人们可从面部表情的细微变化中看到人类各种感情间错综交叉的复杂形式，如悲喜交加的情感、又爱又恨的心理等。

1. 眼睛的表情

在表情语言中，眼睛的作用是最重要、最明显、最强烈、最深刻、最具有独特性的。它可以迅速、灵敏、充分地反映出人类的各种情感，被誉为"心灵的窗户"，具有反映深层心理的功能和"无声胜有声"的功效。

(1) 注视。在交际活动中，只有当你同他人相互对视，即注视对方的眼睛时，彼此的沟通才能建立。注视行为主要体现于以下三个方面：

①注视的时间。注视时间的长短给人的感受是不同的。当一个人不诚实或试图撒谎时，他的目光和你的目光相接往往很快地避开，给人以躲躲闪闪的感觉。倘若某人的目光和你的目光相接时间较长，那可能说明，或是对方认为你很吸引人，或是对方怀有敌意，向你表示无声的挑战。必须强调的是：在别人对你说话或你在对别人说话时，为了表示礼貌，你应始终看着对方；若躲躲闪闪、东张西望，就是对听别人的话心不在焉。但是，如果不是在交谈，一般不可老盯着别人看，因为这样会使别人感到你触犯了他的尊严，有时还会引起误解。

②注视的部位。这分为五种情形。

一是公务注视。眼睛看着对方额上的三角区（以双眼为底线，上顶角到前额），显得严肃认真、有诚意。

二是社交注视。眼睛看着对方脸上的三角区（以双眼为上线、嘴为下顶角的倒三角形），即在双眼和嘴之间，可形成一种和谐气氛。

三是亲密注视。眼睛看着对方双眼和胸部之间的部位，可显示双方有特别的好感。这是男女之间，尤其是恋人之间使用的注视部位。

四是瞥视。轻轻一瞥表示兴趣或敌意；若再加上轻轻地扬起眉毛或笑容，则表示兴趣；若加上皱眉或压低嘴角，就表示疑虑、敌意或批评的态度。

五是环视。如果有较多的谈话者在场，最好以环视或虚视的目光有意识地顾及到在场的每位公众，让他们感觉到你没有忽视他们每个人的存在；同时，也可通过多角度的目光接触，较全面地了解接受者的心理反应，以便随时调整自己的话题。

此外，在面对面的交往过程中，目光最好注视着对方，并应针对不同的对象选择不同的注视部位。这样，在谈话者方面，可通过目光的信息发射，加强有声语言的渗透力量；作为听话者，亦可通过注视的目光充分地表达倾听的专注和对说话者的尊重与鼓励。

③注视方式。眨眼是人的一种注视方式。眨眼一般每分钟 5～8 次，若眨眼超过了一秒钟，就成了闭眼。在一秒钟内连续眨几次眼，是神情活跃、对事物感兴趣的表示（有时也理解为由于羞涩而不敢正眼直视才不停地眨眼）；时间超过一秒钟的闭眼则表示厌恶、不感兴趣，或表示自己比对方优越，有蔑视或貌视的意思。

(2) 眼神。眼神是眼睛的神韵。千种目光，万般作用。目光生辉、炯炯有神，表示心情愉快、充满自信；目光呆滞、愁眉紧锁，表明其精神不振甚至无能。传神的目光传递魅力；宁静的目光给人稳重的感觉，快乐的目光给人青春的活力。恋人的目光传递甜蜜；朋友的目光表达关切；离别的目光流露祝福和眷念；相互对立之人的目光，迸发出挑战的意味。

如果对眼神做了比较细致的解读，也就能调动自己的社会阅历和人生经历来解析某些眼神。比如，一个爱恋的眼神肯定闪烁着俊男靓女如诗般的情怀；一个忧郁的眼神可能深藏着长久的孤寂和扑朔迷离的故事；一个坚定的眼神往往透示着无声的抗争和执著；一个欢悦的眼神或许潜藏着多年的艰辛和期盼。一个悲哀的眼神经常传递着莫名深情和叹息；一个平和的眼神，却可以同时交织着爱恋、忧郁、坚定、欢悦、悲哀和慈爱等。

2. 眉毛的表情

眉毛一般是配合眼睛来表达情意的，没有眉毛的脸会给人一种毫无表情和缺乏生气的感觉。眉毛单独的表情有五种：

（1）上耸。表示惊恐、恐惧、惊讶、欣喜等感情。

（2）倒竖眉角下拉。表示愤怒、气恼。

（3）皱眉。表示困窘、不愉快、不赞成。

（4）单眉上挑。表示询问。

（5）迅速上下耸动。表示亲切、同意、愉快，或是在紧张地思考某个具体的问题。

3. 嘴的表情

嘴是极富有表现力的。嘴的开、合，嘴角的上下等动作，往往能表达正反两种情感。

（1）紧紧抿嘴。表现其坚强的决心和坚定的意志。

（2）撅起嘴。不满意或准备攻击对方的表示。

（3）咬嘴唇。自我惩罚性动作，显示其自嘲或内省。

（4）嘴角向下。不满和固执的表现。

（5）嘴角稍向上拉。注意倾听的表情。

4. 下巴、鼻子的表情

（1）下巴前伸。西方人用以表示隐藏在内心的愤怒。

（2）收下巴。东方人往往以此表示内心的隐怒，或是对自己的某种观点持严肃的保留态度。

（3）下巴上抬、鼻子挺出。表示傲慢、自大、倔强。

（4）伸出下巴、鼻孔对人。表示鄙视对方。

鼻子与耳朵本身往往不能作明显的大幅度动作，它们通常附随着整个头部的动作来表示潜在的心理活动。

总地说来，在表情语言中，眼睛处于主导地位，面部表情所传达的信息决定于眼睛所传达的信息，眉毛只起强化或弱化眼睛的辅助作用。更多的是以五官动作的组合来表示一种意义，一种情感或一种关系，其中脸面就是心灵的镜子，面部表情在传达信息方面起着重要的作用，尤其在情感交流过程中，表情的作用占有极大的比例。

第八章 卫生公共关系传播

卫生公共关系工作的根本目标在于建立良好的卫生组织声誉和形象,而帮助卫生组织(公共关系主体)与社会公众(公共关系客体)沟通的行为活动过程(传播),其目的则是将公共关系信息通过各种传播媒介传递给社会公众,进而赢得社会公众对卫生组织的政策、措施等的理解和支持。

第一节 卫生公共关系的传播方式

在卫生信息的传递过程中,公共关系传播方式的选择是影响传播效果的重要因素。卫生公共关系人员在实际工作中应充分了解不同传播方式的特点和功能,并熟练地掌握其运用技巧,以便卓有成效地开展卫生公共关系传播活动。

一、人际传播与大众传播

公共关系传播方式主要有两种类型:人际传播和大众传播。

人际传播是一种人与人之间的直接传播方式,如交谈、讨论、讲解、演说、做报告等。有些传播虽然不是采取传播主体与客体直接接触来进行,如书信往来、电话、电报等,但这些传播活动从性质上看,尚未超出人际交往的范围,属于人际传播之列。

大众传播是一种通过传播媒介进行的现代化的传播方式。大众传播媒介包括报纸、杂志、书刊、广播、电视、电影、录像、网络等。大众传播是面对整个社会的传播,因而影响范围极为广泛。大众传播方式的功能,在当今飞速发展的信息社会里,已经显示出神奇的效果和威力。

二、人际传播与大众传播的特点

1. 人际传播的特点

人际传播是一种传统的传播方式,虽然影响范围小,但具有独特的功能,是大众传播所无法替代的。

(1) 简便易行。这种传播不受传播媒介的制约和限制,可以不分时间、地点、场合,随时随地地进行传播。

(2) 灵活性强。这种传播可根据不同社会公众的性格、爱好、文化程度以及与卫生组织关系的疏密程度,灵活地确定传播主题和传播角度。

(3) 传播速度快。人际传播是一种最直接的信息传输方式,在传播中,传播主体可以把信息迅速地传递给传播客体,而且会立即获得反馈信息,并可通过当场、当面的询问和回答,使问题及时地得到解释。

(4) 亲切感强。人际传播是语言艺术与人类情感相融合的交流方式。通过相互交往与沟通,易于引起心理共鸣,增进友谊,加深理解。

(5) 人际传播的局限性。人际传播的局限性主要在于这种传播局限于人际间交往的狭小范围,传播的效果与大众传播相比,影响范围和影响程度要小得多。

2. 大众传播的特点

大众传播是一种现代化的传播方式,其主要特点有:

(1) 传播范围广。大众传播借助于现代科学技术手段,大大扩展了传播的辐射面。通过报纸、杂志、广播、电视等传播媒介,可以把卫生工作信息传播到社会各个角落,造成广泛的社会影响。

(2) 灵敏性强。大众传播缩短了时空的距离,一条重要消息可以在几秒钟之内传播全球。

(3) 正规性。通过大众传播媒介传递的信息,往往会给人一种庄重可信的感觉,因为大众传播是一条正规性的信息传输渠道和途径。

(4) 大众传播方式的局限性是信息反馈速度慢、费用高。

人际传播和大众传播各具特点,并相互具有不可替代的功能。卫生组织机构在具体应用过程中,应根据工作实际需要灵活地选择。一般情况下,人际传播是基础性工作,也是大众传播的准备阶段。首先,人际传播可以广泛地建立经常性和稳定性的社会联系,为大众传播积累和提供丰富的素材;其次,通过人际传播为大众传播创造机会。例如,记者招待会、新闻发布会、展览会、展销会等场合下的人际传播,往往可以为报纸、广播、电视等新闻媒介提供最新新闻;精彩而生动的演说、报告则可能成为报纸、杂志的热门话题。

3. 卫生组织的信息传播方式与特点

在卫生组织机构的日常服务工作中,人际传播被广泛地应用,而这是由卫生组织机构的服务性质和特点所决定的。有些卫生组织机构,如医院,每天要与许多流动性、差异性等很大的社会公众(患者)接触和交往。在与广大社会公众接触和交往的过程中,医务工作者的服务态度和服务质量如同一面镜子,如实地把医院形象展现在社会公众面前。从一定意义上看,卫生公共关系状态,主要建立在卫生服务基础上。它与商业或企业有着根本的不同。商业或企业的公共关系状态,建立在企业经营的一买一卖的基础上。而卫生公共关系传播过程则主要是把有关卫生服务的状况和形象的信息传递到社会公众的心里去,与社会公众建立友好的合作关系。如果卫生公共关系人员能够自觉地把公共关系传播融入具体的业务之中,就会取得显著的效果。

当今,大众传播已被各行各业广泛地采用,卫生组织机构也不例外。可以说大众传播已成为某些卫生机构吸引和稳定社会公众,占领医疗、卫生服务等市场的重要手段。总地来说,在卫生公共关系工作中,既要注重大众传播影响面广、效率高的特点,同时又不能忽略人际传播的基础性工作,应把两者有机地结合起来,取长补短,相辅相成,以取得良好的卫生公共关系传播效果。

第二节 选择传播媒介的原则

报纸、杂志、广播、电视等传播媒介各有不同的功能和特点,为使卫生公共关系传播收到良好的效果,在选择传播媒介时应遵循下述原则:

一、根据传播内容选择传播媒介

不同的传播媒介适宜于传递不同的信息内容,传播内容对传播媒介具有较强的选择性。如卫生组织中的典型事件、先进经验等可以写成通讯报道、报告文学、研究报告等,以报纸、杂志详细登载报道为好;先进模范人物的事迹,通过广播传播更为感人;卫生组织的环境绿化、建筑物装潢情况以及服务过程的实际操作,则通过电视传播效果最佳。总之,不同的传播内容对传播媒介的选择有一定的倾向性和适应性,要在实际工作中正确地把握。

二、根据传播客体选择传播媒介

传播客体的公众类别包括年龄、性别、民族、文化程度、职业、经济状况、爱好等,这些都是选择传播媒介的重要根据。传播的目的就是要使输出的信息有效地传递给特定的公众。因此,传播媒介作为联结传播主体、客体之间的纽带,在具体的传播过程中选择正确与否,直接关系到信息从传输到接受过程的速度、流量、深度以及最终效果。例如,对于文化程度较高的公众群体,可通过报纸、刊物来传输知识性、思想性、艺术性较高的信息;对于青年公众群体，可以通过电视画面进行新颖性、趣味性的宣传，以便引起其浓厚的兴趣；对于交通不便，电视普及率不高的偏远落后地区，则以广播为传播媒介较合适。

三、根据费用高低选择传播媒介

在选择传播媒介时，要考虑经济合理性，即通过所花费用与所能取得的传播效果的比较，选择最适当的传播媒介，尽量做到花费最少而效果最佳。在大众传播媒介中，电视的传播费用最高，特别是在黄金时间播出信息，其费用是相当惊人的，但此时的收视率正值最高峰，所产生的社会影响也最大。因此，卫生组织机构的重要消息和新闻，在经济条件许可的情况下可选择电视媒介进行信息传播。而一般性信息的传播，则根据实际情况和传播目的，选择那些费用节省，并且又能达到传播效果的媒介。其实，有些费用低廉的传播媒介如报纸，如果运用得当，时机掌握得准，照样能取得很好的传播效应。

第三节　各种传播媒介的特点

一、报纸

报纸是以文字、图片、照片、图表等方式传播信息的印刷媒介。报纸有全国性报纸、地方性报纸、综合性报纸、专业性报纸、日报、周报、旬报等，种类繁多、发行量大，在我国传播媒介中占有主要地位。其特点是：

1. 选择性强

在内容上，社会公众可以根据自己的职业特点、文化程度、兴趣爱好等进行信息的选择，对自己有用的或感兴趣的内容可以全看、细看、重复看；对与自己无关的内容可以不看；对与自己有关但不甚重要的信息可以有选择地看。从时间上来看，公众有一张报纸在手，时间充裕可以细细品味，没时间可以搁置起来等到有时间再看，时间不太充裕时可以大致浏览或只看重点。从空间上看，易于购买，便于携带，随时可读。

2. 有收藏价值

报纸可以作为资料保存起来，供以后工作参考。对于一些不易理解或易于遗忘的信息，可以翻找出来重新阅读，或作为历史资料与现状对比分析，预测趋势和评价成果等。

3. 论证深刻

报纸等印刷媒介负载量较大，可以为所传播的信息提供详细的情节和各种背景材料，对复杂的问题可以进行细致的分析和全面的论证。

4. 效果持续性较长

在报纸上印成文字的信息，不会随时间的流逝而消失，可以在相当长的时间内发挥效用。

5. 制作较为容易、成本不高

但是，报纸有一定的局限性，要经过排版、印刷、传递等环节才能送到社会公众的手中，传播的速度较慢；有时会因发行环节受阻而失去时效；对于一些识字不多的人或文盲，报纸便失去了作用。从总体上看，报纸以文字为主，虽然可以附加插图，但是都以平面的形式或静态的形式出现，不及电影、电视等画面立体感强、生动而直观。

二、杂志

杂志也是一种印刷媒介，与报纸有许多相似之处，但又有其自身的特点：

1. 种类繁多，形式多样

杂志有的以文字为主，有的以图片为主，也有的图文并茂，有月刊、半月刊和周刊。我国共有各类杂志近万种，每一种杂志都有较为固定和人数众多的读者群，成为信息传播较为固定的扩散渠道。

2. 报道的内容深入、细致

杂志比报纸出版周期长，因而有较为充裕的时间广泛收集资料，整理、分析和编辑加工。杂志的篇幅多于报纸，因而报道内容受版面的限制较小，可以提供比较详细的报道，使读者对某件事或某问题有一个比较全面、系统的了解。

3. 印刷精良、感染力强

杂志的出版时间没有报纸那么紧迫，可以更好地进行设计、编排和印刷，特别是封面和插图的色泽、图案方面考究，因而与报纸相比，感染力强。

4. 保存价值大

一些专业性较强的杂志，具有较高的叙述和史料价值，反复使用的可能性大，对于读者来说保存杂志的愿望远比保存报纸的意愿要大。

杂志与报纸相比，有明显的不足之处。杂志的出版周期长，不利于时效性强的信息传播；杂志刊载的文章具有一定的理论深度和专业性，因而对读者的文化水平和理解能力有一定的要求。此外，杂志的发行量和普及率不及报纸。

三、广播

广播是一种借助于电波进行传播的媒介,是我国目前最普及的大众传播工具。其特点是:

1. 传播速度快、覆盖面广

广播是靠电讯号传递声音,几乎可以与信息的发布同步,顷刻之间可以送达范围广阔的区域之内,迅速异常,从而消除了地域的空间距离感。

2. 限制少

与报纸、杂志相比,广播以声音为媒介,因此人人都可以收听,对公众的文化水平不存在特定的要求,且不需要单独占用时间,听众可以边听边做其他事情。

3. 感染力强

广播以语言和音响作为传播的主要手段,它可以通过现场直播,使听众感觉到现场气氛,从而增加真实感。除了所传播的内容外,还能利用音调变化来传达言外之音,因而具有强大的说服力与感染力,能产生亲切感,引起共鸣。

4. 费用较低

广播无论是筹建成本还是使用人力都比报纸、杂志、电视低廉,最易推广。而且收音机是最普及的传播工具,易于购置。

广播传播的缺点是:收听某一节目必须在电台规定的播出时间,一旦错过就不容易接收;必须按播音顺序收听,一条消息,常常要听全或大部分,才能有全面的了解。

四、电视

电视也是电子类媒介,它是通过电波传递声音和图像来传递信息的。目前,我国不论城市、农村,电视均已基本普及。其特点是:

1. 电视以电波为媒介,传播速度快,在时间上具有播放的同时性,在空间上具有同位性。

2. 电视是以文字、声音、形象、色彩等相结合,最能给人以真实感,能够引起公众的兴趣。电视节目与广播节目一样,不受观众文化程度的限制。

3. 电视综合运用文字、图片、动画、音响等各方面技巧,还可以采用各种特技手段,使各种信息能够直观形象地展现给观众,具有较强的艺术感染力。

电视的缺点是:信息传递稍纵即逝,没有记录性,不便查找,故而信息不易保留；电视播放的时间和内容都是固定的，观众处于被动收看的地位，电视的传播费用、制作成本较高。

五、电影

目前，电影的信息传播影响面正在逐步扩大。在当今快节奏的社会生活中，劳碌一天的人们越来越喜欢和亲朋好友去户外活动和放松心情，故而电影院的公众群体的数量日益增加。电影的许多信息传播特点和电视相同。其优势是具有高度的真实感，艺术效果好；全面、具体、形象而直观。其劣势是制作周期长，成本高（所有传播媒介中制作成本最高）；不易大批生产、传播。

六、互联网

互联网是现代电脑技术、通信技术一体化的产物，代表了现代科技传播的最高水平。互联网的出现从根本上改变了人类的传播意识、传播行为和传播方式，具有强大的传播优势。与传统的大众传播媒介相比，互联网有以下特点：

1. 双向互动

互联网集中融合了大众传播和人际传播的优势，实现了大范围和远距离的双向互动。在互联网上，公众能对网络信息进行加工、处理、修改及重新组合，公众的主动性、参与性、选择性以及传播的双向互动性得到了充分的体现。

2. 个性化

在互联网上，任何人都可以平等地获取信息和传递信息。网络信息发表的主体对信息内容的编码制作、信息的传播与控制等表现出鲜明的个性。

3. 即时直复

所谓"直"是指通过网络直接连接传播主体和客体。所谓"复"是指传播主体与客体的即时交谈。传播主体能从网络站点上获得大量的反馈信息，并快速、详尽地予以答复。直复性使得反馈信息有了一定的度量性和测试性，并能及时地评价传播效果。

4. 高度开放、超越时空

全球网络是一个高度开放的系统，它突破国家界限及相关限制，任何人都可以自由地漫游于网络世界之中，平等地分享、获取和传递信息。此外，互联网还能突破时空的限制与障碍，将信息传播的速度快慢、距离远近的差距缩小。

5. 综合优势

互联网以超文本形式，使文字、数据、声音、图像等信息都转化为数字语言进行传递，不同形式的信息可在网上同时传递，综合体现了其他各种大众传播媒介的优势。

6. 成本低廉

互联网不仅功能巨大，而且费用低廉。即使是进行全球性的交流和沟通，也只采用地方性的收费。这主要是由于互联网可以利用现成的通信网络，无需重建线路设施。

尽管互联网给人类带来的好处数不胜数，但同时也带来一些难以控制的麻烦。尤其是它的高度的开放性以及无限的容量性，使得网上存在着大量的垃圾信息。为此，加强网络道德，提高公众对网络信息的识别能力，是网络传播不可忽视，同时也是亟待解决和完善的问题。

七、其他传播媒介

其他传播媒介主要是指上述六种传媒以外的其他传播渠道。

1. 文字类传播媒介

文字类传播媒介主要包括卫生组织机构（传播主体）发行的杂志、简报、通讯录、宣传的册子、传单、贺卡、礼仪电报、信函、海报、招贴、墙报、宣传栏、名片等公共关系刊物和宣传品。

2. 语言类传播媒介

语言类传播媒介主要指卫生组织机构的演讲、报告、座谈、对话、录音等形式。

3. 图像类传播媒介

图像类传播媒介是指卫生组织机构自身或者聘请专业人士制作幻灯片、录像带和照片等用于向相关的社会公众放映、介绍或用于新闻宣传和展览等方面。

4. 实物类传播媒介

实物类传播媒介是指卫生组织机构借助实物来传播某种信息的方式。如展览品样品和模型，用产品赞助某项公益活动，向重要公众赠送小纪念品等。

5. 综合性传播媒介

综合性传播媒介是指综合运用大众传播媒介、其他传播媒介的大型活动。如卫生组织机构举办大型展览会、研讨会、开幕式、庆祝大会、体育竞赛、酒会等。

第四节 卫生公共关系的传播效果

一、卫生公共关系传播效果的评价

卫生公共关系传播是一项有目的的活动,即通过传播活动造成一定的社会影响,扩大卫生组织机构的知名度,增进卫生组织机构与社会公众的理解和联系,为卫生组织机构创设良好的内、外环境。至于卫生公共关系传播是否达到了预期的目的,主要体现为传播的实际效果。在实际工作中,公共关系传播效果很难在量上准确地测算。因为传播所波及及影响的社会公众是难以统计的,并且不同的社会公众由于在职业、文化、爱好等方面存在很大的差异,对所传播的信息在接受程度和选择上也不同,这样就不可能用一个统一的或固定的标准来进行衡量。因此,测量卫生公共关系的传播效果,只能从定性和定量两个方面结合起来加以考虑,以及从总体和动态过程来加以考察,才能得出较为科学的结论。

具体来说,可以从以下几个方面来评价卫生公共关系的传播效果:

1. 卫生组织机构知名度的提高

卫生组织机构知名度的提高,是传播活动所带来的直接效果,体现在有更多的社会公众对某卫生组织机构有所知晓,以及有了更深刻的了解。

2. 卫生组织机构内、外环境的改善

内部员工的合理需求得到迅速有效地解决,组织的士气、凝聚力提高,内部团结的良好氛围就会得到体现。对外来说,卫生组织机构与政府部门、新闻机构、同行卫生组织、业务往来机构等方面的关系处理融洽,能得到各方面的广泛支持和大力协助。

3. 顾客的数量增多

顾客的数量越来越多,这也是传播活动所带来的直接效果。具体体现在众多的顾客愿意接受某卫生组织机构的服务,对卫生组织机构的良好服务深感满意和赞赏。

4. 提高经济效益

随着经济体制的改革,有些卫生组织越搞越活,开办了自己的药厂、宾馆、招待所等机构,因此也要进行一定程度的经济活动。卫生组织的经济效益和其他企业一样,也包括劳动生产率、利用率、费用率、资金占有率等价值指标的水平。这些指标水平的提高,可以从一定程度上反映出通过开展公共关系传播活动后，卫生组织的经济效益的变化情况。

二、提高卫生公共关系传播效果的途径

1. 树立传播者的权威形象

传播者是否具有权威性、可靠性，这会直接影响到说服效力和传播效果。如果是由享有盛誉的专家或权威人士来发表意见，影响力就会很大，比较容易被社会公众所信服和接受。如请心理学家谈心理调适和护理，就容易得到公众的拥护，收到较好的传播效果。

2. 选择恰当的传播媒介

要针对传播对象的特点进行传播。可以将传播对象进行分类，对不同公众采用不同的传播媒介和传播方式。如对农村公众，采用有线广播或者电视媒介；对内部公众，采用会议、通知或宣传栏等方式；对领导、上级机构采用请示、汇报等形式。

3. 选择最好的信息传播形式

可以采用故事、小品、小说、歌曲等形式，以吸引公众收听、收看。传播的信息一定要让公众易于理解和记忆，如使用通俗的语言，多次播放、重复刺激，反复强化。另外，应注意选择公众最经常接触的、有较好设备的传播媒介，避免由于传播媒介质量差而影响传播效果。

4. 创造适宜的传播环境

首先，要把握好信息传播的时机。要在公众最需要了解信息时传播，公众需要获得信息的心情越迫切，传播效果就越好，应尽量选择黄金时间传播信息。同一种信息在传播时，要注意间隔一定时间再传播，这样做既有利于强化公众的理解和记忆，同时又可以避免信息过于集中而削弱了传播效果。其次，选择外界干扰最小的传播环境和场所。最后，精心布置传播场所。如联谊会、茶话会要布置得轻松、活泼；学术会则要布置得严肃、正规。

第五节　卫生公共关系广告

卫生组织机构要有效开展公共关系传播工作，除了要与新闻界建立良好的关系，广泛利用各种传播媒介进行宣传外，还要学会广泛地利用广告。卫生公共关系广告是搞好卫生公共关系传播工作的重要方面。

一、公共关系广告

公共关系广告与普通广告有着极为密切的联系,有人曾这样形象地说明两者间的区别:公共关系广告是让别人来说你好;而普通广告则是自己说自己好。

1. 普通广告与公共关系广告

广告,顾名思义就是"广而告知",即通过语言、文字、图像等媒介向社会公众进行有目的的、广泛的宣传告知活动。广告是商品经济的产物,是社会商品扩大销售服务的一种手段,它随着商品生产的发展而发展。在当今社会里,广告提供了多种多样的经济、文化、社会服务等信息。广告与新闻、宣传有很大的区别,其基本不同点是:广告是用金钱购买大众传播媒介的使用权,然后将信息传播给公众。广告的目的是为商品或服务做宣传,指导社会公众并扩大某产品或某项服务在市场上的占有率。因此,广告是一种"付费传播"。而新闻宣传则只是向传播媒介机构提供新闻素材,最终由传播媒介机构决定是否进行传播。它们是两种不同性质、不同目的的传播活动。

广告除了推销某商品或某服务以外,也具有为社会组织建立声誉的目的。因此,从广度上来说,广告工作或多或少带有公共关系工作的性质。广告的目的是使社会公众对社会组织有一个整体的了解,从而确立其声誉和知名度。但总地来说,普通广告与公共关系广告是有一定区别的。普通广告侧重于向社会公众宣传、介绍某种产品或服务项目,借以达到指导消费、推销产品的目的。公共关系广告则注重于社会组织在社会竞争中所需要的稳定、主动的地位,它以间接的途径发挥作用,以达到打造组织机构良好形象的目的。就卫生组织机构而言,公共关系广告具有自己独特的广告主题。卫生公共关系广告主题大致有以下几个方面:

(1) 协调卫生机构内部关系

卫生公共关系广告对内的主要目标是协调职工关系,增强卫生组织机构的凝聚力,发挥医务人员的主人翁精神。因此,各卫生机构可采用公共关系广告的形式,宣传职工的劳保和福利待遇,合理的工资和奖罚标准,就业保障,卫生机构与职工的利益关系,卫生机构的人事状况和人事政策,增强卫生机构的透明度,协调卫生机构的内部关系。

(2) 树立卫生机构的信誉

多数的公共关系广告都是以信誉广告为主题的。其目的是树立卫生机构的社会公仆形象,进而树立其声誉、威信和威望。信誉广告通常用来解释卫生机构与社会公众有关的一些事实，如报道新的发展，新的服务方式，说明某些卫生政策等。

（3）卫生公共关系服务目标

卫生公共关系广告以公共关系服务为主题，常常可以协助解决全国性或地方性的社会问题，从而提高卫生机构在外界的知名度，如卫生机构向灾区和贫困地区捐款、捐物，为文教、科研、慈善事业募集资金，为社会公众及公共设施提供服务与便利等。

（4）特别事件

特别事件是指引导新闻媒介报道卫生机构的创新公共关系活动。如医院建院10周年在电视台举办文艺晚会实况；新医疗设备开启使用；新药临床推广、试用等。

2. 公共关系广告的类型

类型不同的公共关系广告，各自发挥着不同的作用和影响，但其最终目的都是为卫生组织机构树立良好的信誉和形象。卫生公共关系广告大致可分为以下几种类型。

（1）卫生机构广告

卫生机构广告的内容主要是介绍卫生机构各方面的情况，树立卫生机构的良好形象，求得社会公众的信赖。具体应做的工作有：

第一，宣传卫生机构的价值观念。卫生机构除了利用广告介绍自己的业务范围和服务方针外，还应以广告宣传本卫生机构的价值观念。在广告制作中，应注意把卫生机构的价值观念以新颖鲜明的形式表现出来，使它成为卫生机构的一个基本象征，对内产生凝聚力，对外产生吸引力，使卫生机构的良好形象和观念深入广大公众的心中。

第二，介绍卫生机构的服务情况和管理情况。卫生机构可利用广告来宣传自己的服务设备、服务水平、服务质量、服务态度等情况，使社会公众了解自己，信任自己、并自觉自愿地到卫生机构来接受服务，以达到树立卫生机构威望的目的。

第三，消除误解。当社会公众对卫生机构的有关情况不甚了解，甚至产生误解时，可以考虑采取以退为进的策略，刊登解释性、纠正性广告，以说明情况，消除误解，维护卫生机构的声誉。

（2）响应广告

响应广告强调卫生机构与社会生活各方面的关联性与公众性，求得社会各界的理解和支持。如对于政府号令的"爱国卫生运动"、"五讲四美活动"、

"精神文明建设"等以卫生机构的名义表示响应。因此,积极参与社会生活,通过广告形式来表明自己的良好意愿,是树立卫生机构形象的一个重要手段。

(3) 创意广告

创意广告主要是以卫生机构的名义率先发起某种社会活动,或提倡某种有意义的新观念等,如"免费义诊"活动,提倡"患者是上帝"的思想等,就是为了表明卫生机构对社会生活的积极参与。广告的新意有助于广告获得成功,并可使卫生机构在公众心目中留下新观念、新感觉、新活动的强烈印象。

(4) 活动类广告

活动类广告是通过举办各种活动,显示实力,借以提高卫生机构的知名度和美誉度的广告。如举办展览,开办讲座,召开会议,开展对有重大社会意义事件的纪念活动,赞助文艺活动、体育比赛及其他社会公益活动等。

(5) 征求类广告

征求类广告是通过征求方式吸引社会公众的注意,增强他们对卫生机构的关注和兴趣,借以提高其对卫生机构的记忆度和熟悉度,如征求意见、建议或要求等。

此外,还可以结合某些社会性主题,如学习"三个代表"重要思想活动的开展,把卫生机构"以公众利益为中心"的有关情况编辑成集,以所谓"记实性"的公共关系广告刊登在某杂志上。由于这种形式是记实性的叙述的事实,其实际上是为卫生机构做广告,并能在一定程度上弥补广告主观性的弱点。

二、公共关系广告的制作与推出

1. 公共关系广告的制作

一般说来,制作公共关系广告应注意以下三个原则:

(1) 重视传播范围和传播效果

广告制作费用虽然昂贵,但因其接触面较广,按千人成本计算,其价格并不高。但是,如果实际上接收率不高,广告制作成本也可能很高。因此,广告传播范围越广,其传播效率就越高,千人成本费就越低。由此得出的结论是:广告宣传的关键在于争取最佳宣传效果,而最佳效果取决于传播媒介和广告设计。也就是说,要获得最高的接收率和最大限度地扩大接触面。同时,广告的设计要有足够的吸引力,主题要鲜明,文字要精练,易懂易记。还要注意到广告的重复传播,求得连续性刺激,不断地强化公众的印象。

(2) 注意将广告主题和广告内容有机地结合

卫生公共关系人员在开展公共关系广告和宣传工作时，要注意将广告主题的一贯性和广告内容的创新性有机地结合起来。卫生组织机构的信念、宗旨、口号，甚至名称、产品标志等不应轻易更改，要通过各种手段反复宣传，形成严谨的、始终如一的风格。风格的形成不是一朝一夕能做到的，必须做长期不懈的努力。美国麦克唐纳公司从创业时起，就把自己的宗旨概括为八个字："优质、服务、清洁、公道。"该公司创始人R.克劳克说："要是我每重复这八个字宗旨就算一块砖的话，恐怕这些砖已经可以造起一座横贯大西洋的大桥了。"几十年来麦克唐纳公司正是对这八个字宗旨坚持不懈地实践和宣传，才使该公司誉满全球。此外，卫生组织机构在始终如一地坚持自身基本宗旨的同时，还要注意广告的内容、角度、手法等方面的不断创新，使公众感觉到卫生组织机构有新的朝气、新的活力、新的灵感、新的开拓和新的成就。

（3）公共关系广告要避免商业化痕迹

卫生公共关系广告工作要坚持公共关系的原则和特点，尤其要注意避免过重的商业化痕迹，切莫与推销部门的工作混同。倘若不重视上述问题，则往往会给卫生组织机构的公共关系工作带来不良影响。

在掌握公共关系广告制作原则的基础上，可以进行卫生公共关系广告的制作。制作时应掌握以下技巧：

首先，语言要创新。新颖别致的广告语言能在公众中产生深刻的印象。其技巧在于：第一，强调本卫生组织机构服务的独特性；第二，避免使用"最好"一类的词汇，即使是最好的产品或服务，也不应该用"最好"来修饰，否则会适得其反；第三，要客观地描述卫生组织机构服务方面的优缺点，如果对象是有一定文化修养的读者，则更应如此；第四，要使社会公众确信本卫生组织机构拥有一流的工作人员，随时提供良好的服务；第五，某项卫生服务推出之前要充分验证它的可信赖性与兴趣程度。

其次，要巧妙地编排版面。制作卫生公共关系广告时，不仅要考虑各种内容的安排，如文字、照片、图书的安排，也要注意选用不同字号字体，使它有与众不同的独特性。广告的注释应明晰且具有特色，如广告要显示出本卫生组织机构是高技术、高管理与优质服务的强有力的结合体，给人以充分的可信任感等。

2. 公共关系广告的推出法

公共关系广告常见的推出方法有以下几种：

（1）稳定推出方法

稳定推出法是一种最常见的广告推出方法，即以固定的时间间隔和广告强度稳定地做广告，并在一段时间内保持该方式。这种方法的缺点就是过于平稳，没有侧重点。

（2）稳定节奏推出法

稳定节奏推出法表面上看同上一种方法相似，但两者实质不同。这种方法的稳定性表现在每一节推出的广告强度的固定性上，其重点是在节奏上。虽然也是以固定时间间隔来反复推出广告，但应考虑节奏的长短，配合广告对象的接收——记忆广告的规律。所以，可以发挥较平稳的影响效果。

（3）重点推出法

重点推出法是根据广告对象的情况和市场特点，预先选定一些时间为重点传播时机，广告在这些重点时机到来时重点推出。当这一时间一过就停止播出，待下一个重点时机到来时再重新推出。这种方法是许多经费不充裕的组织机构经常采用的。其缺点是广告所产生的效果不够稳定、持久。

（4）波浪式推出法

波浪式推出法是综合稳定节奏推出和重点推出两种方法形成的一种比较有效的推出方法。它根据广告目标对象的情况和市场特点，预先选定一些时间作为重点传播时间。在这些时机到来时，广告推出达到一个高潮。但是，此时广告推出仍未停止，而是以稳定节奏式的方式保持一定规模的推出。其优点是既能够保证在关键时刻广告充分发挥作用，又能在平时平稳地发挥积累效果，是一种较为理想的广告推出法。其缺点是广告经费过多，许多组织机构难以长期负担。

（5）大周期式推出法

大周期式推出法是一种为了配合产品销售周期性变化而采取的方法。它用于产品销售具有明显的周期性的情况。

（6）渐强式推出法

渐强式推出方法是在新产品、新服务上市之前的一段时间内，开始创造广告气氛，开始时广告是小量的，推出的频率较低，间隔很大。随着新产品或新服务上市的时间临近，广告推出的次数开始增加，重复间隔减少。在新产品或新服务正式上市前，广告大量地推出，整个销售或服务气氛达到最高峰。

（7）渐弱式推出法

渐弱式推出法与渐强式推出法刚好相反，即在一个特定的时机内推出大量的广告，短时间内形成强大的广告声势，然后，随着时间的推移，广告强度逐渐减弱，直到停止。

（8）组合式推出法

组合式推出法是将上述七种方法中的两种或三种组合选用的方法,以适合比较复杂的销售活动。

广告推出是广告正式在媒介上出现,开始同广告目标对象接触的过程。每一种广告推出方案,都只适用于一定条件下广告运动的需要。只有在专门的推出方案的指导下,广告才能有效地影响广告目标对象,达到广告宣传的最佳效果。

三、公共关系广告效果的测量

良好的公共关系必然会转化为经济效益。通过编制预算,事后核算成本,公共关系的成效,尤其是公共关系广告的效果是可以检测的。然而,需要注意的是,卫生服务市场的变动因素繁多而复杂,其效益究竟如何会受多种因素的影响和制约。而且公共关系广告只不过是公共关系的一种技术,它的效果不能反映整个公共关系活动的成效。

检测评估公共关系效果的目的不仅是为了反馈和证实公共关系的成绩,更重要的是不断发现问题,预测新的趋势,为制定新的公共关系计划提供依据,以便不断地进行形象调整,使卫生组织机构与整个社会环境同步。

具体说来,公共关系广告效果的测量,可以分为广告播放前效果检测和广告播放后效果检测。广告在制作完成后至新闻媒体播放前,广告主可对广告进行审定或试播,来考察广告的效果,再决定该广告是否进行修改或重新制作。一般有五个检测内容:是否给公众愉快的感觉;是否显示首创、革新、改进精神;是否解决公众面临的问题;有无明显的承诺;有无潜在的推销力量。

公共关系广告效果的检测,主要是广告播放后的检测。它主要是采取抽样调查的办法进行。主要方法有:①分类比较测验,即将几种同类的广告放在一起,请调查对象根据同等的测量指标来评判哪种广告最受欢迎。如将几种祝贺广告放在一起,请公众回答最愿意看哪一种广告。②印象回忆测验,即向调查对象展示某些广告,请他说出对哪种广告印象最深,记得什么内容。③创新程度测验,即向公众了解本卫生组织机构先后播放的广告中,哪一种最有新意和最受欢迎,后播放的广告与前面播放的广告相比是否有明显的改进之处。④经营效果测验,即对本卫生组织机构市场占有率、服务增长率或者广告费用增长率等指标进行广告播放前后的对比,检测广告的效果。如果在条件不变的情况下,播放广告后,市场占有率增加了,这说明广告有较好的效果。

第九章 卫生公共关系机构与人员

公共关系是现代卫生组织不可或缺的一项管理职能,为了保证它的有效履行,有必要设立相应的卫生公共关系机构。正确地把握卫生公共关系机构的设置原则,认识到卫生公共关系机构的地位和作用,了解卫生公共关系机构的类型及其分工,是建立和健全卫生公共关系机构,成功地开展卫生公共关系工作的保证。

第一节 卫生公共关系机构设置的必要性及其设置原则

一、卫生公共关系机构设置的必要性

1. 卫生公共关系工作在卫生组织活动中处于特殊地位

卫生公共关系工作的立足点是整个卫生组织,卫生公共关系机构是代表整个卫生组织来开展工作的。对内,它代表最高决策层协调内部关系;对外,它代表整个卫生组织向社会公众发布信息、征询意见、接待来访、处理问题。卫生公共关系机构所担任的角色及公共关系工作的性质,是卫生组织其他部门所无法替代的。

目前,我国的卫生系统只有很少的卫生组织设置有卫生公共关系机构,大量应由卫生公共关系机构承办的工作,均由其他部门在做。随着社会的不断进步和发展,各种关系日趋复杂化,公共关系的很多工作越来越难以由其他部门代劳。这是因为,现代管理强调纵横向联系,故只有合理分工、分级、分层管理,才能提高效率。分级、分层管理就应设置公共机构为其协调提供信息服务。

2. 卫生公共关系工作的专业化要求设置卫生公共关系机构

卫生公共关系工作涉及的内容既专业,又广泛。如文字编辑、摄影、绘画、装饰装潢、网页制作等。此外,组织社会活动、举办展览会、招待会、新闻发布会及研究会等,这些卫生公共关系工作同样也是专业性强,涉及面宽。

如果没有一个专门的机构来组织实施、统筹安排，往往难以达到预期的效果，甚至可能造成严重的浪费。

3. 实现卫生组织整体效应要求设置卫生公共关系机构

从系统论的角度来看，设置卫生公共关系机构有利于发挥整体功能。系统论认为，一个系统的功能效应是"整体大于部分之和"。一项系统的整体工作，如由一个有相应系统的组织来完成，便可发挥出数倍于个体总和的效应，卫生公共关系工作本身是一个有系统的整体，应由相应的整体组织即卫生公共关系机构来完成，这样才能更有效地统筹安排工作，充分调动卫生公共关系人员的积极性和工作热情，进而取得良好的工作效率和社会效益。

4. 卫生公共关系的工作性质要求设置卫生公共关系机构

卫生公共关系工作的性质强调着眼长远、强调保持维系、注重整体形象、立足全员公关。要有效地体现卫生公共关系的工作性质，扎实抓好卫生公共关系工作，显然需要一个专门化的组织机构来具体实施和完成。如果卫生公共关系工作交由其他部门处理，或最高决策层事必躬亲，结果只会造成事倍功半或事与愿违。

二、卫生公共关系机构的设置原则

1. 经济性原则

所谓经济性是指要根据卫生组织的类型、规模大小和具体的经济情况来设置卫生公共关系机构，使其机构既简单，又有实效。

首先，卫生公共关系机构的人员配备一定要精干。要注意从卫生组织的具体情况出发，大型卫生组织配备的人员可较多；中型卫生组织相应少些；小型卫生组织可设置一名专职人员，另配备几名兼职人员。其次，卫生公共关系机构内部的管理跨度和层次要恰当。一般来说，组织机构的管理跨度和管理层次是成反比的，即跨度大则层次少，跨度小则层次多。卫生公共关系机构的内部层次不要过多，层次越多，信息流通也就越慢，其结果会影响工作人员之间的关系和思想、情感的有效交流和沟通，甚至降低工作的效率。当然，卫生公共关系机构的内部层次也不要设置得过少，以免管理跨度太大，超出合理的权限。最后，卫生公共关系机构必须有一定的弹性。其人员配备和管理跨度及层次设置也不是一成不变的，应根据卫生组织的内外部情况的变化及时进行调整和完善，以适应卫生组织发展变化的需要。

2. 协调性原则

在设置卫生公共关系机构时，要考虑卫生公共关系工作的协调性。其协调性包含多方面和多层次的内容,既有纵向的协调,也有横向的协调。

(1) 卫生公共关系机构要与组织内部的其他部门相互协调,并能起到协调组织各部门的作用。这项协调工作是卫生公共关系机构的一项经常性的基本任务。事实上,卫生公共关系机构自身目标的达成也同样离不开协调工作。因为卫生公共关系目标的实现,除了卫生公共关系机构自身努力工作外,还需要其他部门的通力协作。卫生公共关系机构与其他机构一起构成卫生组织这个大系统,而卫生公共关系机构则是协调和维系这个大系统的一个子系统。

(2) 卫生公共关系机构内部的人员及跨度、层次设置要相互协调,以保证发挥其整体效应。卫生公共关系机构内部的人员分工一定要明确,各部门间、成员间应当密切配合,为实现卫生公共关系目标而共同努力。

(3) 卫生公共关系机构要处理好卫生组织与外部环境之间的协调。卫生公共关系机构不仅要建立一条稳定的信息传输和反馈的道路,还应建立一条通畅的渠道去收集和处理对自身发展不利或有不良影响的各种负面信息,以便于自身随时能和外部环境的变化保持一致性。

3. 有效性原则

要使卫生公共关系机构高效率地完成工作任务,应注意使之具备一些必要的条件。

(1) 在设置卫生公共关系机构时,要注意把它与其他机构放在同样需要的位置上。卫生公共关系机构的领导者应有最高决策层的地位,有建议和参与决策的权力。要使卫生公共关系机构在卫生组织内部,有代表最高决策层发表意见和作出决定的权威;对卫生组织外部,有代表组织发表信息,处理事务的权力;此外,还应有一定的人权、物权和财权,这样才可能保证其有效地完成任务,顺利地开展工作。

(2) 应从人员组成和工作内容上保证卫生公共关系机构的正规性。卫生公共关系人员一定要有公共关系意识,并受过专业训练,具备较高水平的业务能力。在卫生公共关系的工作内容上,一定要集中力量去努力实现卫生组织的公共关系目标,绝不能不务正业,将卫生公共关系机构办成接待处或交际科。

(3) 按实际情况设置机构要根据卫生组织面对的相应公众和自身的工作性质,有针对性地设置卫生公共关系机构,不要不顾自身的实际情况,僵化地效仿某种模式。

(4) 制订必要的规范或规章,要制订必要的规范或规章制度,包括各种奖励条例等。以此来明确卫生公共关系工作的职责,奖勤惩懒,从而有效地调动卫生公共关系人员的工作热情和干劲。

第二节 卫生公共关系机构

卫生公共关系机构主要有两类：一是机构外部的公共关系咨询公司，二是机构内部的公共关系部门。另外，还有一种行业性的群众组织和社会团体，如公共关系社团和公共关系协会。卫生公共关系机构主要是指卫生行业中，机构内部从事公共关系工作的部门和机构。

一、卫生机构内公共关系部门的组织现状

现在机构内的公共关系部门名称尚没有统一规定，如公共关系信息部、公共关系广告部、公共关系销售部、公共关系事务部等，一般均称为公共关系部或公关部。卫生公共关系部则是卫生机构内专门执行公共关系职能的组织机构。

1. 大部分卫生组织缺乏专职的公共关系部

从我国目前的情况来看，大部分卫生组织没有设置专职的公共关系机构，有的卫生组织把公共关系工作分解给党、政、工、团等相关单位分别开展。如宣传科主管卫生组织内部职工的宣传教育，主办通讯、小报，有时还出版一些专门的宣传小册子。行政办公室负责搞外部公众的联络和接待。工会、共青团主要开展协调职工关系的工作。这些科室虽然也做了一些属于卫生公共关系范畴的工作，但严格地来说，由于机构不健全，工作很零散，没有明确的卫生公共关系目标，更没有人负责统一的公共关系策划工作，因此其公共关系工作缺乏计划性、长远性、系统性和科学性。

2. 少部分卫生组织开始设置专职的公共关系部门

我国沿海地区和内地少部分卫生组织开始设置专职的公共关系部门，但其设置现状及工作开展情况尚不是很系统、规范。有人认为，我国现阶段内部公共关系机构的理想模式是：由一位组织机构主要负责人任公共关系部主任，并为这位主任配备一名公共关系顾问，负责筹划公共关系活动。这位顾问应懂得管理学、传播学、心理学、经济学、市场学、广告学、新闻学等基本理论，系统地受过公共关系专业的教育，掌握公共关系学的基本理论和知识，并有一定的公共关系实践经验。公共关系部下设三个公共关系科：一是内部公共关系科，由一名科长领导三名科员。他们分别负责内部宣传（包括通讯、小报等）、协调沟通（协调平级间及上、下级之间的关系）、全员公共关系（包括公共关系知识的普及、优秀公共关系单位和个人的评先奖励）。二是传播沟通科,由一名科长领导五个科员。科员分工负责撰写和制作对外部宣传资料,处理与新闻媒体的关系,与社会公共关系团体建立经常性的联系(获取公共关系工作的信息,并参加公共关系团体的活动),接待来访者等。三是综合关系科,由一名科长领导六名科员。科员分工负责建立并加强与政府机构、社区、金融单位、原材料及能源、水、煤气等供应单位、协作单位、竞争对手的联系,进行公共关系调查,组织专门的公共关系活动,评估公共关系的活动效果。

此外,卫生组织内部不论是否设置专门的公共关系机构,都可以设置公共关系顾问一职。公共关系顾问的主要任务是为卫生公共关系目标的确定和重大公共关系活动的策划提出咨询意见。公共关系顾问还应提出解决公共关系活动中出现的重大问题的方案。公共关系顾问可以是专职的,也可以聘请社会上的公共关系专家、大学公共关系教授兼任。公共关系顾问应该受到尊重,其级别待遇不应低于公共关系部长。公共关系顾问只是为公共关系活动提供咨询建议,一般情况下不享有公共关系活动的决策权和指挥权。

卫生公共关系部的设置不一定要照搬某一模式,而是要根据卫生组织各自规模的大小、经济的承受能力、公众对象的不同,灵活多样地设置。当然,卫生组织中的最高决策者对公共关系的认识程度和重视程度对卫生公共关系部的设置情况有着决定性的作用和影响。

二、卫生公共关系部门的基本职能

卫生公共关系部门可以看做卫生组织的"五官",即眼、耳、鼻、喉、舌。这个比喻具有深刻的内涵。眼,可观察卫生组织与社会公众之间的联系和沟通状况;耳,可聆听来自各方面的对卫生组织的意见、批评和建议;鼻,可闻出对卫生组织的运行、生存及发展不利的"信息气味",及时传递并加以调整和完善;舌,可品尝和体会社会公众的困难和需求,及时送去温暖和安慰;喉,可向社会公众及时发布有关卫生组织的真实信息。卫生公共关系部,在实施卫生公共关系的基本职能中,发挥着特殊的管理功用。

1. 决策参谋职能

卫生工作的一切活动均充满决策,可以说决策贯穿于卫生管理工作的全过程。但是,随着我国社会节奏的加快,竞争的加剧,影响卫生管理决策的因素也越来越复杂。卫生公共关系部可以帮助卫生组织监测社会环境的变化。了解社会的发展趋势可能对卫生组织造成的影响。卫生公共关系人员实际上就是卫生组织机构的社会决策参谋。

2. 信息情报职能

卫生公共关系部在机构内各部门、机构与外部之间发挥着桥梁、纽带作用，进行着大量的信息交流工作。对外，它可代表卫生机构发布信息，收集、储存和处理与卫生机构密切相关的社会信息，分析和评估外界环境的发展趋势和发展方向。对内，它可调查民意，预测员工的心理和意愿，代表卫生机构的最高决策层来协调处理员工、部门、领导之间的相互关系。

3. 社会外交职能

现代卫生组织机构要获得良好的生存和发展环境，就必须与外界发生联系和交往。而各种交际和应酬需要人去具体安排和组织。当卫生机构与环境发生摩擦和冲突时，需要有人代表卫生机构去交涉和处理；当卫生机构想得到社会公众的支持、合作时，则需要有人去寻求、去协调。所有这些事务都落到卫生公共关系部的身上。卫生公共关系部发挥着社会外交的职能，负责沟通卫生机构与社会公众间的信息情报，争取社会公众的理解和信任，减少与外界环境的误解和矛盾。

4. 预测趋势职能

卫生公共关系机构负有监测环境、预测和判断环境变化趋势和反馈信息的职责。它将卫生组织机构内、外部的意见、建议，以及其在社会公众心目中的地位和信誉等相关信息，及时地传递给决策者；同时将卫生组织机构的方针、政策、计划以及各种修正举措，迅速地传递给社会公众，以维持卫生组织机构与外部环境的动态平衡。

5. 内部协调职能

卫生公共关系部比较了解机构内部的情况，因而容易找到机构的问题症结。卫生公共关系部可以有针对性或指向性地开展各种沟通、交流活动，促进卫生管理工作的民主化、科学化，提高机构的透明度，培养员工的认同感，激发其工作热情，增强机构的凝聚力。

三、公共关系部门的结构

下面讨论的是一般情况下的结构形式，卫生机构可以根据自身的实际情况，有选择性地进行合理设置卫生公共关系部门的结构。

1. 公共关系部的结构模式

公共关系部的结构模式，主要指公共关系部的内部设置情况，通常有下面几种：

（1）技能型公共关系部门

它是指根据公共关系技能来设置内部结构，如新闻发言人、工作参观组织者、摄影师等（见图9-1）。其最大优点是对于特定的公共关系活动，可以迅速召集各类专业技术人员共同协力完成，但公共关系活动的具体策划、实施等一系列工作均由公共关系经理一人承担。

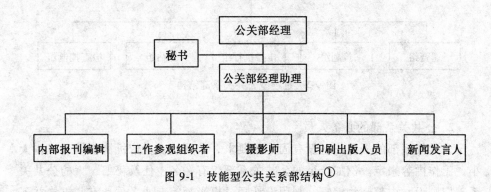

图9-1　技能型公共关系部结构①

（2）服务型公共关系部门

它是指根据不同的公共关系对象来设置内部结构（见图9-2）。其特点是对每一类特定的公共关系对象均由专门的公共关系小组负责，有利于区分重要的公共关系对象，并对其实行有指向性的重点公共关系活动，进而确保机构有一个良好的内、外部管理或经营环境。其缺点是机构较多且重叠，会影响公共关系资源的优化使用。

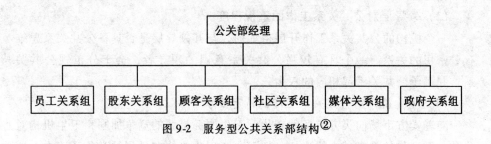

图9-2　服务型公共关系部结构②

（3）过程型公共关系部门

它是指根据公共关系活动的程序来设置内部结构（见图9-3）。其优点为

---

① 郭芳芳．公共关系学教程．上海财经大学出版社，2003：397．
② 郭芳芳．公共关系学教程．上海财经大学出版社，2003：398．

各部门各司其职，公共关系活动可按步骤有条不紊地进行。其缺点是在公共关系活动过程中，一旦出现问题，没有特定的人对其负责。

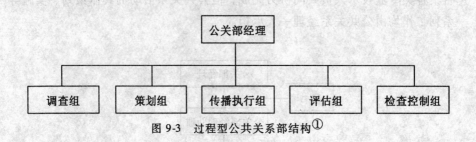

图9-3 过程型公共关系部结构[1]

2. 公共关系部的必备人员

公共关系部的人员配备没有固定的要求，人员的多少依机构规模、机构大小、工作内容来定。例如，小的公共关系部仅有一名主任及秘书，大的公共关系部门则设立内部刊物编辑、制版设计师、摄影师等专业人员。有些机构并不雇用公共关系的专职人员，而将相应的公共关系业务委托公共关系咨询公司等办理。但公共关系部的日常工作，一般需配备五类公共关系人员，即编辑、撰稿人员，调查分析人员，策划人员，组织人员，技术人员。

3. 公共关系部规模的决定因素

（1）机构规模的大小

一个机构的规模越大，其内、外部所需协调的关系也越多，客观上需要有一个相适应的公共关系机构。

（2）领导层对公共关系工作的重视程度

一个机构的公共关系工作开展得如何，与其领导层是否具备公共关系思维有着密切的关系。一个具有较强公共关系意识的领导者，会十分重视公共关系，并赋予公共关系部相应的权力。

（3）卫生机构对公共关系工作的特定要求

随着卖方市场向买方市场的转化，卫生服务市场的竞争加剧，卫生机构对公共关系工作的需求越来越迫切。任何一个卫生机构在激烈的竞争环境中，要想站稳脚跟，就必须赢得相应的社会公众的理解、支持。卫生机构与社会公众的关系如同鱼和水，倘若没有社会公众的合作，卫生机构就难以良好地生存与发展。

---

[1] 郭芳芳．公共关系学教程．上海财经大学出版社，2003：398．

4. 公共关系部的任务和工作

公共关系部的任务取决于最高管理层主观上的认识以及卫生机构客观上对公共关系的需要。公共关系部的任务一般有以下几项：参与卫生机构的管理或经营策划；提供信息，对管理或经营方向和做法提出建议或看法；协调卫生机构的内部关系；配合各部门的工作，增强凝聚力和职工的归属感；加强与公众的沟通；印刷宣传品，接受公众的意见和建议，以各种形式去赢得公众的理解和支持；与新闻媒体沟通，与新闻媒体保持良好的合作关系，向新闻媒体提供新颖的题材，有目的地安排广告；与社会广泛联系，赞助公益事业，接待参观。

卫生公共关系部的具体工作有：(1) 撰写、外投新闻稿、新闻特写及摄影图片，汇编报刊检索目录；(2) 组织、安排记者招待会。记者访问及外界对本卫生机构设施的参观；(3) 保持与新闻媒体的信息交流及渠道沟通；(4) 安排卫生机构领导与报刊、电台、电视台记者的约会；(5) 筹办出于卫生公共关系目的的赞助活动；(6) 主办各种迎宾参观活动；(7) 培训公共关系专职工作人员；(8) 联系民意测验或其他调查事宜；(9) 负责与政府主管部门和行政官员的交往；(10) 组织新设施的揭幕典礼，安排对要人、宾客和记者的接待；(11) 主办卫生机构的周年庆典活动，组织接收外界通过报纸杂志、广播电视间接获得或通过舆论监测直接获得的信息反馈。(12) 组织对反馈信息的分析，对照既定目标衡量工作的成效。

四、公共关系部与公共关系公司的比较

公共关系部和公共关系公司各有利弊。卫生机构在开展公共关系活动中究竟选择哪种形式，要依据具体情况而定。

1. 机构内公共关系部的优势与劣势

(1) 机构内公共关系部的优势

① 公共关系部是机构的知情者，充分了解机构的实际情况。为此，根据实事求是的原则，易于为机构确定科学的公共关系目标和切实可行的公共关系工作计划。

② 公共关系部能站在主人翁的立场上，考虑和维护机构的利益，着眼于提高机构的效率和效益。

③ 公共关系部与机构中的员工对机构内部问题有共同的体验和认识，故而易于形成真挚的情感交流。在处理内部公共关系时，公共关系部更容易得到职工的配合。

④ 公共关系部能保证机构公共关系工作的连续性、稳定性和及时性。公共关系部是机构内部的常设机构，能从体制上保证公共关系工作的连续性和稳定性。此外，它能随时处理各种公共关系危机事件，并协助机构领导层采取应变策略。

（2）机构内公共关系部的劣势

① 公共关系部易受"当局者迷"的局限。作为机构的一部分，难免会受感情因素、利益因素等的制约和影响，考虑问题有时很自然地受到主观心理趋势的牵制。

② 外部公众往往会与公共关系部产生心理距离。尤其是当机构与外部公众发生较尖锐的利益冲突时，外部公众更容易对机构内的公共关系部持怀疑态度。

③ 机构内部公共关系部的活动能力及活动效果，直接受机构的人、财、物等条件及机构活动范围的限制。与公共关系公司相比，公共关系部在经验、技术、信息量等方面有着更明显的差距。

2. 公共关系公司的优劣势

（1）公共关系公司的优势

① 公共关系公司拥有大量具备丰富知识和各种专长、技能的人才，故而能根据委托者的要求，选择恰当的人才担任相应的工作，因此，其具有的人员、信息、财物、经验等方面的优势是显而易见的。

② 能客观、全面地分析和处理问题，有较强的独立性、主动性，没有公共关系部所受到的机构政策及其他方面的限制，分析处理问题也较少有感情色彩。

③ 活动能力强、专业水平高、社会联系范围广，决定了公共关系公司的良好信赖度和公共关系建议的权威性。

④ 沟通网络健全而有效。有些公共关系公司具有遍布全国甚至全球的分支机构，通常与当地政府、各行业、公众等均有密切的联系，故而能广泛地收集和传递信息。

⑤ 公共关系公司经营灵活、广泛。它可根据委托人的要求，决定服务的目标、内容、方式等。

（2）公共关系公司的劣势

① 对机构内部的情况了解不透、信息不全，会使其建议方案等有可能同委托机构的内部情况相脱节。此外，在对客户的历史、现状和所面临的问题了解的深入性上也显然不足。

② 公共关系公司一般只为机构决策提供公共关系建议和方案，而不直接参加机构的决策管理过程，这会影响有关建议和方案在机构内的有效实施或贯彻。

③ 公共关系公司可能会和委托机构在费用等方面发生冲突，影响公共关系公司的工作及双方的协调、配合。

④ 公共关系公司有可能遇到机构内公共关系部和人员的阻力，以及来自委托机构的管理者及有关人员思维和行为惯性的影响，致使公共关系公司的工作得不到有力配合，方案难以落实。

第三节 卫生公共关系人员

卫生公共关系人员的选择、配备和培养，是卫生公共关系建设重要的一环。从某种意义上说，一个卫生机构若有了称职的或得心应手的公共关系人员，也就等于为其塑造良好的信誉奠定了必胜的基础。卫生公共关系对于卫生机构生存和发展的至关重要性，客观上规定了卫生公共关系人员的重要责任，同时也就决定了卫生机构对卫生公共关系人员的选择与任用要格外加以重视。为此，应当对"公共关系人员"有一个全面、透彻的了解，以便选优和胜任。

一、公共关系人员的概念及工作界定

由于我国的公共关系事业起步较晚，加上从事公共关系工作的人员鱼龙混杂，社会上对公共关系人员一直没有正确统一的认识，误认为所谓公共关系，就是请客喝酒、跳舞、吃饭等"公关"活动，从而严重影响了公共关系事业健康而顺利地发展。

公共关系人员一般是指机构中从事公共关系工作的专职人员。但由于我国公共关系事业发展较晚，公共关系活动也不够规范，所以对什么是公共关系职业一直概念模糊。直到1999年1月，国家劳动和社会保障部才对公共关系职业的名称、定义、工作描述、技能标准和鉴定规范等一系列问题进行了论证，并规定：从事公共关系职业的人员又称为"公共关系人员"（简称公关员），是指专门从事组织机构信息传播、关系协调与形象管理事务的调查、咨询和实施的人员。

公共关系人员的具体工作主要涉及以下几个方面：

1. 制订机构的公众传播计划、编辑、设计、制作和发行机构的各种宣传材料，负责机构的新闻发布和形象传播工作。

2. 监测、收集、整理和分析机构的公众信息，向机构的领导人提供管理咨询建议。

3. 制定机构的产品（服务）的形象管理计划，策划和实施各种专题性的公众活动，并对其进行评估。

4. 沟通、协调机构和内、外部公众直接的关系，参与处理机构的公众咨询、投诉和来访接待事务。

5. 协助机构发现、处理和监控其与公众之间的矛盾、问题与突发事件。

6. 对机构的其他有关人员进行上述工作的专业培训和指导。

一般来说，现代公共关系人员的类型有三种，即公共关系领导者、公共关系专家和公共关系事务人员。公共关系领导者是指一个地区或业务部门的负责人。公共关系领导者对机构的总体公共关系活动的管理与发展全面负责。公共关系专家指的是在公共关系公司中的专门从事具体公共关系活动的策划、分析的专业技术人员。公共关系事务人员则是指从事辅助性的、具体的公共关系工作的人员。

二、公共关系人员的知识和能力要求

1. 公共关系人员的知识要求

公共关系人员的工作具有创造性、艺术性和专业性，是一种复杂的社会活动。公共关系人员应既是通才，又是专才，具有广博并在某一方面精深的知识。

（1）基本理论与实务知识

① 公共关系的基本理论知识。公共关系的基本理论知识包括：公共关系的概念，公共关系的形成与历史沿革，公共关系的职能，公共关系活动的基本原则，公共关系的三大要素——公共关系公众、机构和传播的内容，不同类型公共关系工作机构的构建原则和工作内容，公共关系的工作程序等。

② 公共关系的基本实务知识。公共关系的基本实务知识包括：公共关系调研知识、公共关系活动策划知识，公共关系活动实施和评估的知识，与各类公众沟通、交往的知识，社交礼仪、谈判等知识。

（2）相关学科知识

相关学科知识主要涉及：管理类学科，包括管理学、行为科学、市场营销学等；传播类学科，包括传播学、广告学等；社会和心理类学科，包括社会学、心理学、社会心理学等。

（3）其他

这主要涉及有关机构的相关知识和开展特定公共关系工作所需要的专业知识。

公共关系人员应灵活运用所学的知识，并在工作实践中不断地充实、提高。只有具备了丰富、广博的知识，才能在从事各项公共关系的活动中做到胸有成竹，得心应手。

2. 公共关系人员的能力要求

公共关系人员除了要掌握以上各种知识之外，还应同时具备多种能力，甚至是一些特殊的技能。

（1）表达能力

表达能力包括口头表达能力和书面表达能力。

① 书面表达能力。公共关系人员必须具备扎实的写作功底，娴熟的书面表达能力。公共关系文书范围相当广泛，涉及新闻稿、简报、调查报告、计划、总结、通知、贺词、信函、请柬等。

② 口头表达能力。公共关系人员在与公众面对面接触时（如交谈、讨论、演讲、发言等），要求会讲标准、流利的普通话，要吐字清楚、简明扼要、抑扬顿挫、有节奏感。在公共关系活动中，公共关系人员有时要介绍机构概况，有时需要阐述自己的观点，有时要论证某一具体项目，这些场合均要求其能言善辩。

此外，公共关系人员还应具备"动作语言"和"体态语言"的表达能力。在各种活动中，要表现得精神饱满、服饰优雅、装束得体、举止端庄、言行潇洒、体态大方。

（2）组织能力

公共关系人员的组织能力表现在三个方面，即工作的计划性、周密性、协调性。他们无论是处理日常的工作，还是策划各种大型的专题活动，如各种纪念活动、重大庆典、记者招待会、各种联谊会、商品展销会等，都需要周密的计划、认真的组织，同时还需要对一些细节方面考虑周全、安排妥当，尤其是出现突如其来的意外情况时，要善于变通，灵活应对，妥善解决。

（3）社交能力

公共关系人员是机构形象的体现者和代言人，其交际行为是代表机构或最高领导层进行的。因此，他们肩负着沟通公众、理顺环境、联系社会的重任，只有具备较强的交际能力，才能大胆、从容地走向各种社交场合，施展自己的魅力和才能，树立起良好的机构形象，使社会更多地了解机构。

公共关系事务人员必须懂得各种场合的礼仪、礼节，善于待人接物、处理各种复杂的人际关系，而且懂得在各种场合做到：热情和自信、树立良好形象、理解尊重他人、注意人际交往的技巧和方法。

(4) 专业技术操作能力

公共关系事务人员的工作具体而繁杂，必须学会使用办公和通信器材、设备等，还应具有一定的专业操作能力，如美工、编辑、采访、翻译、印刷、广告设计、录音、摄像、市场调查预测及民意测验等。对于公共关系事务人员来说，虽然不可能精通所有专业技术，但大体都应有所了解，并能熟练或精于掌握一项或几项，以便有效地开展公共关系工作和以备不时之需。

(5) 倾听理解能力

公共关系人员在开展征询性公共关系和矫正性公共关系活动中，或在平时接受公众投诉、开展讨论的过程中，要善于倾听，态度要真诚而有耐心，要从对方啰嗦、反复的话语中抓住问题的要害，找出问题的症结，分析问题产生的原因，并表示理解，做出一定的解释，或提出解决问题的方法和措施。

(6) 协调能力

公共关系人员不仅是信息的发布者、决策的参与者，还是环境的监察者。他们不仅要善于敏感地发现机构内外、机构与公众之间的矛盾和不平衡；而且要善于发现各类公众对机构产生的误解，特别是产生失误和事故时，要及时进行调解、交流、仲裁，通过上级领导部门，或通过新闻媒体，迅速采取一切有效的措施，把不良影响或损失降低至最低限度，以维护组织机构的声誉。

(7) 创造能力

公共关系工作是一项富于挑战和创新的工作。无论是有利于大众传播媒介扩大组织机构影响力或提高良好知名度的宣传性公共关系活动，还是让公众自始至终对组织机构保持良好感受的联系性公共关系，或是为组织机构开创新局面的建设性公共关系等，都要求公共关系人员具备丰富的想象力和创造力，进而引发公众的兴趣和热情，激发其合作意识，把公共关系工作做得别具一格、卓有成效，并更深入地烙印于公众的心目之中。

(8) 审美能力

公共关系的审美能力必须从理论和实践两个方面来提高，要靠平时的观察、学习，长期地培养和积累。如设计场景、策划公共关系广告、布置展览会、招待会、购置物品、美化环境等，都反映出公共关系人员的审美能力。如果公共关系人员具备良好的审美素质和才能，就会做到颜色、场景、空间、物品形状与展示的主题和谐、统一，既突出了重点，又不忽略其他；既美观、雅致、透出新意，又经济、实惠、不铺张浪费。

三、公共关系人员的职业道德要求

公共关系作为一种职业，同时又作为一门科学和艺术，必然要求从事公共关系工作的人员自觉遵守一定的行为准则和道德规范。世界各国均把制定和实施公共关系职业道德作为建设公共关系队伍，培养公共关系人才的必要环节，我国也应如此。作为一名公共关系人员，应具备以下职业道德素质。

1. 实事求是

公共关系工作的宗旨在于通过信息的传播和交流来达到信誉和形象的目的，要使公共关系活动获得成功的基本前提在于所传播的信息必须真实、准确，因而对公共关系人员最根本的职业道德要求是实事求是、诚实可信。

公共关系人员只有遵守实事求是的准则，才能在与外部公众、内部公众进行信息交流时保持既报喜又报忧的公正态度，否则严重的信息失真不仅会使组织机构在公众中信誉扫地，而且会导致管理和决策的失误。公共关系决不是故弄玄虚的宣传伎俩，它不能无中生有、弄虚作假，而必须以组织机构的现实表现作为客观依据，通过真实的信息传播，把组织机构形象在公众之中"曝光"亮相。如果组织机构在日常工作中有失误行为，想靠公共关系来掩饰推托是不可能的，只有实事求是地承认错误，求得公众的谅解，并且从根本上改正错误才是出路所在。

2. 讲究信用

俗话说："言必信，行必果。"无论是组织机构，还是群体或个人，讲信誉、守信用是至关重要的，如果连起码的信誉和信用都不懂，那么就难以做好公共关系工作。公共关系人员的信誉和信用具体表现在约定会晤、安排会谈、组织会议、履行合同等都要守时，接受任务必须按期完成，说到做到。倘若因故不能按期完成，就必须向对方说明原因，并尽可能快地做出解释，恪守信用还表现在不要轻易承诺他人所托而自己又力所不能及的事情，一旦应允就要尽全力做到。

3. 遵纪守法

公共关系人员作为社会的一分子，他的一切作为活动都置于一定的法律规范之内。这就要求公共关系人员具有强烈的法律观念，自觉地遵纪守法，一切依法办事，真正做到知法、懂法、守法。公共关系人员法制观念的强弱，主要反映在遵纪守法和依法办事上。有些人如果把公共关系仅仅看成是谈谈说说、吃吃喝喝、送往迎来，那就未免太偏颇了。那种铺张浪费、大手大脚的做法，本身就是违背有关规定的。在实际公共关系活动中，如签订了合同、发布信息、广告宣传等做到依法办事就显得更为重要。公共关系人员一旦发现违背法律法规的行为时,还应当予以抵制反对和控告揭露,以维护公共关系工作的良好信誉。

4. 廉洁奉公

公共关系人员每天要与各类公众打交道,最有机会获取信息、技术、商品,因此公共关系人员必须遵守廉洁奉公、不谋私利的职业道德规范。公共关系人员的形象代表组织机构的形象,其一言一行直接关系到组织机构的信誉,其职责是神圣的。公共关系人员的工作目的就是为了树立组织机构的良好信誉和形象,所以在工作过程中,要拒绝一切私利的诱惑,从组织机构的全局利益出发,不计较个人的得失。只有廉洁奉公、不谋私利,才能真正造福于组织机构,造福于社会公众。

四、公共关系人员教育与培训的原则、类型和方法

随着公共关系工作的不断深入和发展,全民公共关系意识的不断形成和强化,组织机构需要教育和培训大批的具有专业水平的公共关系人员。

1. 教育和培训的原则

(1) 科学理论知识与思想品德教育相结合

开展公共关系教育和培训,既要重视学习公共关系的理论和相关的学科知识,使学员牢固掌握公共关系的概念、规律、定理、原则、实务等;同时还要注意对学员进行思想政治、道德品质方面的教育,并使两者有机地结合起来。上述两个方面同等重要,无论忽视哪一方面,均会影响公共关系人才的培养质量,影响公共关系人才与社会实践的适应性和效率。尤其是后者,对于工作涉及面广、交际活动频繁的公共关系人员来说更显得重要。

(2) 理论密切联系实际

公共关系理论是从公共关系实践中提炼出来的,它是前人经过长期实践而总结概括出来的规律和知识。在公共关系人员的教育和培训过程中,要科学、有效地引导学员理论联系实际,并在公共关系实践中提高用理论解决实际问题的能力。公共关系学这门学科的实践性颇强,因此应重视学员的实习、参观、社会调查、撰写案例、论文等学习内容和环节,更要强调在实践中灵活而正确地应用理论知识。

(3) 因材施教、因人施教

开展公共关系的教育和培训,既要有指向性或有针对性地培养人才,同时也要根据每个学员自身的特殊情况有弹性地变通。这就是说,必须根据不同的

学制、不同的教育形式来进行；还根据受教育者的智力、能力、性格、气质、兴趣等个性特点有区别地对待。上述做法可使公共关系的教育和培训更具有普及性、适应性，使每个学员的个性、潜力得到充分的发挥。

(4) 专业知识和综合知识相结合

公共关系人员的教育和培训要加强公共关系专业课程的设置，各类教育活动要紧紧围绕公共关系专业的培养目标来展开。当代科学发展的趋势是自然科学、社会科学、人文科学的相互渗透和结合，而公共关系学正是多种学科高度交叉和综合的产物。故此，现代公共关系人才应当具备较精深的专业知识和较宽广的综合知识。

2. 教育与培训的类型

公共关系人员的教育与培训一般有两种类型，即通才式公共关系人员、专才式公共关系人员。

(1) 通才式公共关系人员

通才式公共关系人员要求既有公共关系的专业知识，又有广博的综合知识，而且具备良好的人格素养和智能结构。这类人才对理论知识能融会贯通，灵活运用，并涉足其他领域，如经济学、管理学、社会学、心理学等学科领域问题的思考和探索。他们善于从事公共关系的组织，指挥工作，能站在组织机构全局的立场上，系统地解决公共关系活动中的各种问题。

(2) 专才式公共关系人员

专才式公共关系人员要求熟练地掌握公共关系某一方面的专业知识和技能，如擅长广告设计、美工摄影、新闻写作、编辑制作等。这类人才对于组织机构的良好生存和发展来说，是必不可缺的。

除了上述公共关系专业人员之外，加强全员公共关系意识的教育和培训也是非常重要的方面。在现代社会中，组织机构中的每个成员都代表了该组织机构的一个侧面，其一言一行，都反映了组织机构的公共关系状况。所以，要对全体成员开展公共关系原理和常识的普及性宣传和教育，提高其公共关系思维或意识，使之自觉按照公共关系原理调整自己的行为，时时处处树立和维护组织机构的形象。

3. 教育与培训的方法

公共关系的教育和培训，要从客观实际出发，重视对受教育者的知识、能力的培养，有效发挥"教"与"学"两个方面的积极性。具体方法有：

1. 案例法

教师从现实生活中提出一些公共关系案例，要求学员进行讨论和分析，然后让他们理论联系实际说明成功和失败的原因,进而训练和提高其发现问题、分析问题、解决问题的能力。

2. 讲授法

教师借助口头言语表述公共关系基本思想和原理,阐明知识的联系,促进知识的理解。教师向学员提供学习材料,分析和讲解材料,并力图使这些材料在速度和内容上适合每一个学生。

3. 谈话法

教师对学员已有的知识和实践经验进行提问,引导学员经过思考得出正确的结论,培养学员独立思考能力和表达能力。

4. 练习法

教师指导学员巩固所学的知识,并把知识转化为技能。如通过新闻稿的写作来提高写作能力;通过谈判联系来提高谈判能力等。

5. 讨论法

讨论法是一种群体立体式交流过程,这种交流过程可以是学员间的双向或多向的交流。通过这种交流方式,有利于学员挖掘潜力、互补智慧、集思广益,从而达到互相启发,互相学习,提高学习积极性和创造性的目的。

6. 模拟实践法

通过模拟公共关系的实际情境,让学员在接近现实的情况下扮演不同的角色进行模拟公共关系活动。如举办记者招待会、发表演讲、商务谈判等。

※公共关系人员资格鉴定表[①]

下列问题,每小题答案为"是",计1分,答案为"否",计0分,满分为100分。

一、知识

1. 是否大学毕业?
2. 是否经过公共关系学方面的专门学习和训练?
3. 是否掌握经济学方面的基本知识?
4. 是否掌握社会学方面的基本知识?
5. 是否掌握经营和管理学方面的基本知识?
6. 是否了解财务,会计方面的基本知识?
7. 是否受过哲学和逻辑学方面的思维训练?

---

① 汪秀英. 公共关系学. 中国商业出版社,1996:92.

8. 是否了解传播学？
9. 是否对心理学感兴趣？
10. 是否掌握舆论调查和民意测验的方法、技术？

二、技术

12. 是否能够独立撰写各类新闻稿件？
13. 是否掌握摄影技术？
14. 是否了解美工技术？
15. 是否掌握演讲技术？
16. 是否有较好的演讲口才？
17. 是否了解广告技术？
18. 是否掌握打字技术？
19. 是否能够运用计算机进行信息传播？
20. 是否懂得各种印刷规则？
21. 是否掌握公共关系礼仪？

三、性格

22. 是否性情中庸、和悦近人？
23. 接人待物是否从容不迫、落落大方？
24. 是否能来往于大庭广众而不畏惧？
25. 是否乐观？
26. 是否有耐心？
27. 是否有奉献精神？
28. 是否有决心和毅力面对困难和挫折？
29. 做事是否按部就班？
30. 是否健谈？
31. 仪表是否动人？

四、品德

32. 为人是否公道正派？
33. 说话办事是否诚实可靠？
34. 是否有明辨是非的能力？
35. 做工作是否有良好的责任感和道德感？
36. 是否能以大我的利益为重？
37. 是否相信人性本善说？
38. 是否对他人有信任感？

39. 是否关心他人并赢得同事的信赖？

40. 能否遵守诺言？

41. 行为是否严谨？

42. 是否有高尚的情操？

五、经验

43. 是否有新闻工作的经验？

44. 是否有与新闻界打交道的经验？

45. 是否有广告、推销方面的经验？

46. 是否有人事管理方面的经验？

47. 是否有社会交际或社会活动的经验？

48. 是否从事过舆论调查和民意测验？

49. 是否有谈判方面的经验？

50. 是否有教师的工作经验？

51. 是否有财会部门的工作经验？

六、阅历

52. 阅历是否广泛？

53. 是否了解世界各国的风俗习惯？

54. 是否了解中国各地的不同习惯？

55. 是否了解我国各民族的民族特点？

56. 是否了解各宗教信仰的特点？

57. 是否能与各种类型的人打交道？

七、思维

58. 是否在不同的环境中都能发现问题？

59. 是否善于思考、勤于分析？

60. 对问题的反应是否敏捷？

61. 观察问题是否仔细？

62. 分析问题是否深刻？

63. 遇事是否冷静？

64. 是否有综合、客观分析问题的能力？

八、胆识

65. 是否有战略眼光，能否制订长期的公共关系规划？

66. 是否能为长期规划的实现做好充分的准备？

67. 是否能做好每一件小事？

九、谈吐

68. 是否有幽默感？

69. 谈吐是否吸引人？

70. 谈吐是否轻松？

71. 是否有通过谈吐摆脱僵局的能力？

72. 通过谈吐能否化解各种矛盾？

十、精神

73. 是否有进取精神？

74. 是否有奉献精神？

75. 是否有感染别人的精神？

十一、智慧

76. 对人对事是否有好奇心并保持浓厚兴趣？

77. 是否精于观察他人的言行？

78. 能否当一个好听众，欣赏别人的谈话？

79. 是否善于处理尴尬的局面？

80. 写作是否流畅？

81. 每天是否抽空读书看报？

82. 做事是否富于想象力和创造性？

十二、能力

（一）组织能力

83. 是否有制订计划方案的能力？

84. 是否能合理地分授职权？

85. 是否善于发现人们的长处？

86. 能否用人所长、调动部属的积极性？

87. 能否善于协调不同性格的人一道工作？

88. 能否理解上级意图及接受指示？

89. 是否能创造轻松愉快的组织工作气氛？

90. 是否善于主持各种会议？

（二）交际能力

91. 是否能与各种不同性格的人打交道？

（三）适应能力

92. 是否能适应不同的环境？

93. 是否能与和自己意见不一致的人共事？

（四）表达能力

94. 对问题的描述是否全面、准确？
95. 阐述问题是否口齿伶俐？
96. 是否能准确地使用"动作语言"和"体态语言"？

（五）辨析能力

97. 是否能总体估量组织内部与组织外部的各种关系？
98. 对不同意见是否有分析概括能力？

（六）应变能力

99. 是否有应对各种偶发事件的能力？

十三、其他

100. 能否尽快恳切地承认自己的错误并坦诚地接受惩罚？

对以上问题的回答，60分以下者，不适合从事公共关系工作；60分以上者为及格，但需设法克服自己的弱点，才有可能从事公共关系工作；70分以上者，有资格从事公共关系工作；80分以上者，可以成为合格的公共关系工作者；90分以上者可以成为公共关系方面的专家。

第十章 卫生公共关系写作

书面传播的形式有很多，新闻稿只是其中的一种。卫生公共关系人员仅仅会撰写新闻稿显然是不够的，还需具备甚至精通其他书面传播形式和写作技巧。例如，当某卫生机构召开周年纪念大会时，需要公共关系人员书写和布置标语；当考虑变更机构名称时，需要公共关系人员具有一定的文学水平，为新机构的名称提出参考意见；召开客户会议时，也需要公共关系人员撰写一份得体的祝酒词。公共关系写作要求公共关系人员有丰富的想象力和较高的文学修养，公共关系人员经过长期的写作磨炼，积累丰富的写作经验，就能逐步形成自己的写作风格。

卫生公共关系写作作为一种特殊职业的应用技巧有它自己的特点、规格及要求。

第一节 特 写

一、特写的分类

卫生工作中有大量的新闻事件可以用消息写作的形式进行报道，而有些新闻稿件则需要用特写的写作形式，进行更为详细的叙述。其中的原因可能是人们对该事件产生了浓厚的兴趣，也可能是事件本身生动吸引人，于读者有所教益，等等。

与时效性很强的消息相比，特写一般不受传播媒介截稿时期的过分限制，时间充裕度较大，特写通常是以正式发布的消息为基础，或受另一篇特写的启发而写成。有人曾说，没有令人乏味的事件，只有令人乏味的作者。把一个貌似枯燥平凡的事件描绘得生动活泼、引人入胜，是优秀撰稿人的责任。如果人的眼光敏锐，观察细致，就会文思泉涌，一泻千里，并使读者从中感受严谨的哲理，开始以作者的眼光重新认识和审视周围的生活。

特写的优点在于：除了在报纸上刊登外，还可以在各类刊物、杂志上登载。另外，这种特写的种类有多种，卫生公共关系人员可以根据具体情况，采用不同的手法撰写特写稿，写作形式能广泛地吸引读者。

（一）人物特写

如果观察深入的话，卫生公共关系人员能从每个职工的身上发掘出可写的题材和内容来。写人物特写，要求作者具有好奇心，具有高超的采访技巧，写作手法要别具一格。

（二）介绍"怎样做"的特写

这类特写文章越来越受到人们的欢迎，尤其是那些着重介绍各步骤的具体做法以节省读者的时间，并指导人们如何克服困难，克服挫折和压力，有效实现预期目的的文章，更是大受欢迎。

（三）回忆性特写

卫生工作所取得的巨大成绩和某些失误所造成的损失，可能会引起公共关系人员写回忆性的文章。这类特写对鼓励职工建立信心，重整旗鼓，将产生巨大的影响和作用。

（四）分析趋势的专题特写

分析趋势的专题特写，可能起因于对卫生机构某一特定专题的内部调整研究，也可能是根据社会性的大趋势，分析卫生机构的形式变化等。

（五）时景类特写

时景类特写是指描写庆典仪式的文章、回忆录及探讨休假对工作影响的专题分析性文章等。例如，针对有些医务人员在除夕之夜仍要上班的情况，撰写一篇特写，报告他们的生活。

除上述种类外，特写还有好多种类，它仍大多与人们关注的事物、个人经历、卫生工作者精神状况等有关。例如，卫生部门召开了一次退休人员的座谈会，发现退休人员对退休后的打算不同凡响，很有一写的必要，于是与他们近距离、深入地交谈，写成一篇带有启发性、建议性的特写。同样，针对退休问题本身，针对选择退休礼物，针对退休人员家属的看法等涉及退休人员普遍关注的问题，都可写成特写的报道。

特写的开头要先声夺人，吸引读者读下去。有的特写拟选一个好的题目，或为特写选配一幅照片，能使特写增强吸引力。无论怎样，文章的开头要能够引起读者的好奇心，或能激发其想象力。有些特写开门见山，一言中的，直至文章的核心。

二、特写的写作方法

一篇文章可以用好几种方法开头，而文章开头的风格要与所要投稿刊物的

风格相一致。有些写作书籍列举了几十种开头的方法,例如:

提出问题,如"为什么有些职工在卫生机构晋升快,而有些人则数年安居其职,未见擢升"。

以引文开头,如"我们不在乎花费许多钱来开展卫生公共关系活动,有位卫生机构的领导人曾经这样说道"。

以交谈式的口吻开头,如"如果你也同样讨厌腐败作风的恶化"。

叙述性的开头,如"某卫生部门多年来一直采取老一套的管理方式。"

此外,还有略事描写,总结行开头统领全文,第一人称手法开头,比较式开头,易引起好奇心的开头,简要陈述开头等形式。开头还可以是一首诗,一句玩笑,一句外语,也可以在开头把文章的各层要点目录式地列出来。然而,不管你采用什么样的方法,开头都要有一个共同的要求,就是能够引起读者阅读正文的兴趣。开头也应富有变化,不要千篇一律,否则就会逐渐削减读者的兴趣,最后失去读者。在卫生机构自办的刊物上发表文章更应注意这些细节。

正如其他所有的优秀作品一样,特写的正文应继续保持开篇时的情趣,使读者陶醉于其中。在正文部分可以使用引语、叙述轶闻典故,也可以有描写心理感受的情节。最优秀的特写作者通常是把故事"展示"给读者,而不是告诉读者,他们使读者成为故事的一部分,而不是故事的对立物。

构思一个好的开头,要比设想一个有分量的结尾容易些,几乎所有的作家均会有这样的体会。任何特写的结尾,应该自然明确,不饰雕琢。特写的结尾可能是一个不同寻常的转折,可能会使读者大吃一惊,也可能是进一步呼应开头,或者是只对文章作一总结。

通过阅读别人的文章,借鉴他人之长,来提高写作能力或水平,不失为一个好方法,不过收效最快的方法还是亲自动笔试写,然后与名家的作品想比较,找出不足。经过一段时间的实践练习,写作能力或水平就会大大长进。

在动笔撰写特写稿之前,先与媒介编辑通一下气,征求他们的意见,写完之后,再把稿件寄给这些编辑。此外,也可以把自己的想法告诉编辑,请传播媒介派遣记者前来采访。撰写特写稿,无论采取何种方法开头和结尾,都要有利于卫生机构的信誉和形象的塑造,并能有效地扩大卫生机构的知名度和影响力。

第二节 简　　报

简报是开展某一特定活动时常用的一种非正式公文(如报道、信息、动态等)。卫生机构简报主要供卫生系统人员了解情况,给决策者提供信息,反映卫生机构的动态,以便及时改进工作。这类简报可以定期或不定期地发(送)。不论何种性质的简报,在时间上都要求尽快发出。简报可以说是迅速、简明、反映情况、沟通信息的文书材料。

一、简报的作用

简报通过反映卫生机构中的重要人物,重要时间以及重要信息,可帮助卫生管理者及时了解和掌握情况,洞察形式,起到督促遵循卫生机构规范的导向作用。它还是一种对外的宣传资料,能向社会公众宣传卫生机构的管理、服务、经营、成就等信息。

二、简报的分类

(1) 综合简报

这类简报全面反映工作情况和问题,内容涉及范围较广,发送面也较广。而且通常反映的是卫生机构各方面的情况和问题,内容涉及范围较广,发送面也较广。而且通常反映的是卫生机构各方面的大事件,重要进展,给人以卫生机构的总体印象。

(2) 专题简报

专题简报是指对某一专门方面情况的报道,也就是一事一报。如《医院狠抓医疗质量取得明显效果》的简报;《卫生后勤部门组织职工义务为民服务》的简报。

(3) 会议简报

会议简报是对某些较重要的会议情况的报道。这类简报反映与会议有关的内容,如会议筹备情况、会议进展情况等。

(4) 周期简报

从出版周期加以区别,又可分为年报、月报、周报,不定期简报等。每一种简报又有不同的特征,如年报是年度情况的综合反映,过去一年的发展情况和今后的发展趋势,在一份设计良好的年报中均可体现。不定期简报则倾向于突出卫生机构新近取得的某项重要成就或反映某一重大事件。

三、简报的写作

(1) 简报的写作要求

简报的写作要求可用四个字精辟地概括,即简、快、准、新。具体来说,

"简"是指简报内容要精，文字要简，最好在千字左右；"快"是指反映情况要及时迅速，简报具有很强的事先性。"准"是指反映情况要准确、真实、可靠。"新"是指反映新情况、新动态、新信息，令人耳目一新，给人以新的启迪，把人引入一个新的境界。

（2）简报的写作格式

简报的写作格式大体可分为报头、正文、报尾三部分。

① 报头。报头一般反映报道的对象，简报的编号，编发时间，编写单位的名称。例如：

医院公共关系简报
第　　期

医院公共关系部编　　　　　　　　　　年　月　日

② 正文。正文是简报的主体部分，多采用以叙述为主的表达方式。正文报道的材料要具有典型性、代表性、思想性、启发性，材料要求真实准确，符合实际情况。文字要做到精练，文章要重点突出，叙述清楚，分析精辟。

简报中有时需要少量的议论，但切忌分量过重，不要采用抒情手法。有的简报末了强调重要性，阐明意义，经常以加按语的方法解决需要议论的问题。

③ 报尾。报尾一般表示简报的发送单位和个人姓名，写在简报最末一页的下方。例如：

　　　　报：　（单位）
　　　　　　　同志
　　　　送：　（单位或个人）
　　　　发：　（单位）

（共印　　份）

第三节　新　闻　稿

一、新闻稿的主要特征

新闻稿是对卫生机构新近发生的重要事实的报道，其主要特征有：

（1）新鲜性。新闻要"新"，新闻越新，越能体现新闻的价值，不新鲜的事是不会成为新闻的。

（2）重要性。不是所有新发生的事都能成为新闻，要看其重要性。对于卫生机构而言，下列素材均可撰写新闻稿：

① 卫生机构实行新的规划和管理办法。
② 卫生机构增加新设备和开展新技术。
③ 卫生机构中的医、教、研、管理工作等获得重大成果奖。
④ 卫生机构在工作中涌现的典型人物。
⑤ 卫生机构为了关心职工所采取的重大改革措施。
⑥ 卫生机构参加社会公益活动。
⑦ 卫生机构召开的学术、庆祝、联谊活动等。
（3）趣味性。新闻要在与之相联系的对象内引起兴趣和注意。

二、新闻稿的基本要素与结构

（1）新闻稿的基本要素

一篇新闻稿无论是关于哪个方面的事实报道，文稿都要清楚地反映事件发生的时间、地点、有关人物、事件发生的原因、经过和结果。国外的新闻学者把这些基本要素称为 5 "W" 加 1 "H"。5 "W" 是：WHEN——何时；WHERE——何地；WHO——何人；WHAT——何事；WHY——何故。"H" 是：HOW——结果。这是新闻稿的基本要素，否则公众得不到一个整体印象。

（2）新闻稿的结构

一篇新闻稿一般由标题、导语、主体和结尾四个部分组成。

标题要鲜明、生动、反映主题、揭示内容。标题除主题外也可有引题、副题。在运用语言表达的新闻如电视、广播中，也有不单独立标题的情况，一般多见于简讯、短讯等新闻报道中。

导语要主题突出，语言精练，高度概括，说明最新、最重要时间的基本事实。新闻稿中对导语要求很严格，一是必须要有导语，二是导语质量要高。导语通常放在新闻稿的第一自然段。

主体即正文。这一部分主要是进一步说明导语中的事件情况的，所以材料要求写得详细一些。结尾是对导语和主体的呼应，常带有作者的评论和要表达的情感。

三、新闻稿的写作

新闻稿的写作除了要体现新闻稿的基本特点，符合基本要求外，还要注意以下几点：

（1）宣传、报道的事实要准确

新闻是表示事物新近发生的讯息。真实性是新闻的生命，新闻稿必须做到

(2) 概括叙述和具体描写有机地结合

导语部分和正文部分是相辅相成的统一体。导语要求精炼，反映事物的基本情况，这并不是说正文是多余的，重复的。对于事件的重要现象、环节、过程、变化等，要有具体描写达到有机的结合，水乳相融的境地。

(3) 适宜的议论

新闻稿中适宜的议论是为了将发生事件的意义深刻地反映出来，以求深化主体，提高文章的思想教育意义，这是很必要的。但这种议论必须是建立在符合客观事实的基础上，同时力求简洁，避免空洞的说教。

第四节 函牍

函牍是机关单位、部门或人员之间商洽工作、询问和答复问题，向有关主管部门请求批准所使用的一种公文。

一、函牍的种类

(1) 公函。公函的内容涉及较为正式的公务活动。机关单位之间联系比较重要的具体事项而又不便采用通知、通报、请示、指示等文种的情况下，均可用公函。它的格式正规，可按一般公文格式写标题、文号、受函单位、正文、结尾。格式如：

关于拟派×××同志赴美培训的函
(91) ××医院字第×号

×××卫生厅：

我院与××年订购美国万胜公司核磁共振仪一台，应卖方公司邀请，拟派×××同志赴美国接受为期×周的培训。按合同规定，往返路费和在美国培训期间的交通、宿、膳费用，均由该公司提供。

附美国万胜公司邀请信、签报复印件各一份。

×××医院
××年×月×日

(2) 便函。亦称公务信件，不属公文。其形式有：单位对单位、个人对个人、单位对个人。但不能出现个人对单位的现象。其内容多涉及事务性的具体事项，格式灵活，写法与平时信函相似。格式如：

×××卫生局：

据悉你们将举办卫生事业管理学习班，请将开班时间，参加人员的条件及经费等信息函告我们，以便我院组织人员报名。

此致

　　　敬礼！

×××妇幼保健院
××年×月×日

×××同志：

拟定于×月×日上午9：00，在本厅的第三会议室召开医务人员职称评定工作会议，请您准时出席。

此致

　　　敬礼！

××省卫生厅
××年×月×日

二、函牍的适用范围

函牍的适用范围较广，在上下级机关之间，评级机关之间或不相隶属的机关单位之间，涉及各方面的公务联系，都可适用，甚至单位对个人也可适用。如答复公众的来信来访，催办公务，介绍人事等。

三、函牍的优缺点

（1）函牍的优点：函牍用于卫生公共关系的最大好处就是方便灵活，能准确地传达信息。第一，函牍的双方会晤更节省时间和开支，特别是公务对象较多或距离较远时，尤其如此。第二，通过函牍来交谈，可以从容措辞，语言更严谨，同时比正式公文更富有感情的交流。函牍还可以作为历史记录或某种凭证。

（2）函牍的缺点：对于重大事件来说，一般不宜仅通过函牍来处理，因函牍的分量不够，不足以表明对事件的重视。对于初次交往，卫生公共关系初建时，一般也不能单靠函牍的方式来处理，因为函牍不足以使公共关系双方建立密切的关系。

四、函牍写作应注意的问题

函牍写作的基本要求可用简、达、诚、活、婉五个字来概括：

简：函牍写作要求简练、直观、让对方一看就明了。

达：即要使信函内容准确无误。由于函牍文字要求精练，因此，所述内容易产生遗漏，这是应当注意避免的。同时，公共关系函牍代表着组织的观点、立场，卫生公共关系人员应对本卫生机构的情况和立场有透彻的了解和确切的表达。

诚：要用诚恳态度，不仅要表现在文字表述上，更要体现在函牍的内容中，必须杜绝欺瞒行为的发生。

活：在准确的前提下，尽可能采用轻松活泼的文笔，避免板着面孔说话，特别是便函，应使对方产生"见字如晤"的感觉，从字里行间里，显示出自己独有的魅力和韵味。

婉：婉转地表述出自己与对方相异的意见，或婉转地告知对方不利的情况。

第五节 公 文

公文即公务文书，是机关、团体、企事业单位在处理各种事务中形成的体式完整、内容系统的各种书面材料。

一、公文的一般结构

公文一般由标题、主送机关、发文机关、正文、发文日期、报送单位等要素构成。

(1) 标题。标题的位置在公文的开首，标于正文上端的中央，文字要准确，要反映公文的内容，发文单位，公文种类，也可以不在标题中反映发文单位。

(2) 主送机关。主送机关是指受文单位。如果受文单位不止一个，可只写其中主要的单位，即主送机关。公文写作一般要写明受文单位名称。

(3) 正文。正文是公文的主体内容，文字既要简明扼要，又要完整准确。

(4) 发文机关。发文机关也称落款，一般应写发文机关的全称，加盖印章。若需签发文机关负责人姓名时，则要冠以职务并盖个人印鉴。

(5) 发文日期。要求标明年、月、日，一般写在发文机关的后面。

(6) 报送单位。表示公文的发送范围、对象。对上级单位或上级领导称"抄报"或"报"；平级单位称"抄送"或"送"；下级单位称"发"，此内容一般写在公文的最后。

(7) 其他。重要的、正规的公文应使用公文文头和编号。文头即："××

×文件,"文件编号写在文头下面。机密性公文应标明"绝密"、"机密"、"秘密"等级。正文的补充文字材料,一般要作为附件附上,两个以上的附件,则需要标明编号。属公文类的公文则应在正文前标明受函单位或负责人。

二、公文的特性及基本要求

(1) 公文的特性

① 法定的代表性。公文的发送单位是具有行政权力和承担义务的组织。

② 使用的现实性。公文都是为具体的事件和工作而发出的,具有使用的时间性。

(2) 公文的基本要求

① 事由要清楚、求实、详细。

② 引据要恰当、充分。所引的无论是法律依据,还是事实依据或理论依据,都应与事实相符。

③ 处置意见要具体,明白无误,不能模棱两可或有歧义。

④ 措辞要讲究分寸,严谨朴实。

第六节 会议纪要

会议纪要是根据会议的指导思想及会议记录,将会议召开的基本情况,讨论决定的主要问题进行整理而写成的一种书面材料。因此,会议纪要是传达贯彻会议精神的主要依据。

一、会议纪要的标题

会议纪要的标题有三种标法。① 公文规范标题法:由单位名称、会议名称和文件组成。如《××市医院院长办公会议纪要》。② 由会议内容和文件组成。如《卫生专业职称改革座谈会纪要》。③ 正副标题。如《对比反差,差距说明潜力——湖北省20家社区卫生服务机构负责人座谈会纪要》。

二、会议纪要的正文

正文由开头、主体、结尾三个部分所组成。

开头写会议概括,会议召开的批准单位、举行时间、会期、会址、参加人员、会议议程和进行的情况、主要收获等,要求文字简短扼要。

主体写出会议研究的问题,讨论的意见,做出的决定,对今后提出的任务和要求等。要根据会议原始记录，把会议的主要精神和成功反映出来。

结尾部分写出对有关单位的希望和号召。

三、会议纪要写作应注意的问题

(1) 纪实性。对会议的基本情况和主要精神的整理要真实，不能杜撰，对不一致的意见应写多数人的意见。

(2) 纪要性。抓住重点。

(3) 系统性。内容具有逻辑性、条理性、完整性。

(4) 保密性。会议中有关涉及机密的材料形成文件后，应印上机密等级，以便按规定保管。

第七节 工作总结

工作总结就是把已经做过的某一时期的工作进行认真回顾，全面检查，系统分析，给予正确的评价，从而肯定成绩，找出经验和教训，揭示事物的本质和规律，作为今后工作的借鉴。总结就是对以往工作实践的理性认识。

一、工作总结的分类

(1) 综合总结，即卫生机构对某一个时期的工作进行综合管理、归纳。如年终总结，写出一种书面文字材料。

(2) 专题总结，即对某一方面所做的总结。如医院开展争创"以患者为中心"先进科室的总结。

(3) 单项总结，即对某一方面工作情况所做的总结。

二、工作总结的格式

(1) 标题。一般由总结单位、总结内容、总结时限、文种组成，如《×××药监局2000年工作总结》。

(2) 正文。由前言和主体组成。

总结的前言，一般概述基本情况，把某段时间需要总结的工作做一个全面的归纳。

主体的内容一般包括所开展的工作、取得的成绩、基本经验、存在的问题，今后努力的方向或打算等。

落款要交代写作总结的单位和时间。在具体写作时，应注意简明扼要、背景鲜明、条理清楚、剪裁得体、详略适宜。

第八节 调查报告

调查报告是指人们在周密细致地探讨或研究某个事件之后,所写成的文字材料。因此,调查报告在卫生公共关系活动中是较为常用的一种文体。

调查报告的类别。由于调查的问题、目的、要求不同,可分为综合调查报告(经过普遍调查后写出的)和专题调查报告(是重点或典型或抽样调查后写的)两类。

调查报告的标题。通常有三种:一是文章标题法,《××省新农村合作医疗网点布局问题》;二是公文标题法,如《××卫生院实行综合目标责任制问题的调查》;三是正副标题法,如《急患者所急,想患者所想——××儿童保健院调查报告》。

标题下要署名,写出调查单位的名称或个人姓名。

调查报告的正文。由前言和主体两个部分组成。前言部分应简要写明调查的目的、时间、地点、对象、范围、做了哪些调查,以及本文要报告的主要内容。主体部分要把调查的主要情况、经验、问题归纳为几点。分成几个部分写,每一部分均有一个中心,用小标题或序码区别开来,层次要清楚,调查报告一般不专门写结尾部分,调查报告内容写完就结束。

在写调查报告时,首先要详细地收集资料;其次对调查到手的材料要透彻地分析、研究,从中提出观点;最后,要深入本质,找出经验或教训,或需解决的问题。

第九节 演 讲 词

演讲词俗称"发言稿"、"讲话稿",是卫生公共关系人员为卫生机构领导者起草的一种适用于口头表达的文稿,应用于各种会议、外交场合以及广播、电视讲话等。

一、演讲词的基本特点

(1) 具有较强的感染力

演讲词不论采用何种风格,都要求具有雄辩的说服力。演讲一般在公共场合举行,广播、电视讲话虽不直接面对观众,但也是通过语言向较多的人进行宣传。所以，要求演讲稿具有很强的吸引力、鼓励性，以达到演讲的预期效果。

（2）观点正确、材料集中

一篇演讲词一般只有一个主题。主题多了很难做到言简意明。演讲时间一般不要太长，否则效果不理想。演讲词表达的观点必须正确、决不能含糊不清、模棱两可。材料要集中、概括。

（3）真实可信、逻辑清楚

演讲词所用的材料必须真实，不能有任何歪曲篡改。材料的引用要恰当、准确。整个稿件要层次分明，逻辑清楚，使演讲词自成完整的体系。

（4）讲究语言特色

演讲词的文字要适合于研究者的特点，演讲的环境、气氛、语言要尽量做到适合听众心理，为听众所喜爱，少用书面语言和生僻字词。

（5）演讲词要有独特的风格

演讲词的风格可灵活多样，但风格必须适合演讲人的身份，形象特点和习惯态势，可如急风骤雨，也可如拂面春风。在外交场合或正式会议上，要求严肃正规，逢社团活动，单位内部活动，演讲稿可轻松自如，幽默诙谐。

二、演讲词的写作

演讲词的写作一般要经历三个阶段：一是做好准备工作。在写演讲稿之前，先要明确这篇讲话稿要表达的观点和意向，要了解演讲的时间、地点、场所。了解听众的基本情况，如年龄、性别、职业、政治素质、心理特征等。有时还要了解演讲地区的环境因素。二是在此基础上，考虑演讲词的基本风格，表达方式，内容的深度和高度，并设计大致的格局。演讲词格局包括以下几个方面：

（1）演讲词的开头

演讲词的开头篇幅虽短，但作用重要，目的在于吸引听众，控制形势。开头如果得当，就能激发和引起演讲者和听众之间产生良好的，双向的感应共鸣关系，并起到联系演讲者和听众之间情感的作用。开头要力求避免俗语、套语。否则会引起听众的反感。从心理学"先入为主"的观点来看，开头给听众造成的反感心理会给后面的演讲造成很大的障碍。因此，要求开头具有颇强的吸引力、感染力，使听众在情感上产生共鸣。

（2）演讲词的主体

主体要集中体现演讲词的基本观点。要做到层次分明，纲目清晰，逻辑严密，在此基础上，适当地用修辞手法，灵活地使用诙谐幽默，有机结合形象和理性、具体和概括的语言，使整个演稿显得有序。

（3）演讲词的结尾

演讲词的结尾如同开头一样，语句不多但地位重要。好的结尾常是演讲词的高潮，使听众感到余兴未尽、回味无穷，久久不能忘怀。结尾的方式很多，有总结性结尾，作用是使演讲的主题得到强化。有抒情式结尾，多采用诗、格言、警句，也可引用名言、名诗来结尾，或者以幽默的方式结尾，如"在听众的笑声中说声再见"。结尾要求较高，要仔细推敲，切忌成为赘文，画蛇添足。

第十节 广 告

广告是一种传递信息的重要工具，一般有商品或劳务广告与公共关系广告两类。广告的写作有以下要求：

一、确定好主题

一则广告一般反映一个主题，应尽量做到一语中的，独树一帜。广告的主题主要依据宣传对象的心理状态，宣传对象的需求情况和竞争对象的主要特点来确定。

二、确定好形式

一则广告可利用多种形式达到宣传目的，同时也可利用诸种媒介达到宣传目的。例如，可在语言、画面、音乐、实体等几种因素中加以组合。在确定广告形式时，既要考虑广告的宣传效果，也要考虑到卫生机构的经济效益。

三、确定好广告的写作结构

广告的写作结构包括标题、正文、结尾三个部分。文字、图片广告都要有标题，这是整体的"纲"，要生动、新颖、醒目。正文是信息的细节部分，内容详略要适度。为此要注意以下几点：

（1）文体。常用的广告文体有以下五种：

第一种，陈述体。开门见山地说明宗旨。

第二种，问答体。通过设问，达到宣传目的，多用于广播。

第三种，证书体。广告文字中引用权威机关、权威人士的鉴证。

第四种，幽默体。利用丰富的语言，达到引人入胜的目的。

第五种，布告体。以发布文告的形式，引入广告。

（2）文字。广告文字相当重要，是广告起效的关键。一般要做到：

第一，明确、简练、易懂。公众在接受广告宣传时，一般在一种无意识中形成记忆。要使公众产生深刻的印象，就必须简洁、醒目。

第二，生动、新鲜、有趣。广告要能吸引宣传对象，产生强烈的心理共鸣，要注意宣传对象的年龄特征和心理特征，要使人有新颖感，耐人寻味。

第三，真实、坦诚、可信。要避免用过分夸张的语言，否则会引起反感。获得公众的信任，是达到宣传目的的重要基础。

（3）字体。印刷体、美术体、书法体三大字体各有优势。广告字体的选用要根据内容和对象来确定，在讲究艺术的同时要做到便于阅读，字迹醒目。

结尾部分主要交代卫生组织机构的名称、地址、电话、电话号码和联系人等情况。

第十一章 卫生公共关系综合活动

在提高和扩大卫生组织机构声誉和影响的过程中，有时需举办大型的、社会性的公共关系活动，这就要求公共关系人员善于综合运用人际传播、公众传播、大众传播等沟通方式，以增强卫生公共关系的传播效果。下面将介绍一些比较规范和常见的公共关系活动。

第一节 展 览 会

所谓展览会，是指通过实物、文字和图表等来展现成果或问题的一种宣传形式。展览会可以分为贸易性展览会和宣传性展览会。贸易性展览会通常为促进产品销售而举办；宣传性展览会则主要为宣传某一观点、思想或信仰，或让人们了解某一段史实而举办。对于卫生组织机构来说，往往可以通过宣传性展览会的形式，让广大社会公众了解卫生组织机构各方面的情况及其所做的各方面工作，从而在社会公众心目中留下良好而深刻的印象。

一、展览会的特点

（1）主动性

展览会是一种十分直观、形象生动的传播方式。它通常可以利用多种传播媒介，包括声音、文字、模型和电视广播等进行综合传播。由于展览会综合了多种传媒的优点，因而通过展览会，参观者不但可以获得自己所需要的物质、信息资料，同时还可以得到某种精神上的享受。

（2）直观性

展览会一般以展出实物为主，真实可信。观众看得见、摸得着，又有专人现场进行演示、讲解，这种形象、生动的传播形式，能够强化观众的记忆。

（3）互动性

展览会可以形成一种直接的双向交流。在展览会上，卫生组织机构与相应公众可以直接就各自感兴趣的问题进行交谈，相互了解，增进友谊。这样一来，卫生组织机构在让公众了解自己的同时，也就了解了对方。

（4）易传性

展览会是一种综合性的大型活动，往往容易引起新闻媒介的注意，成为新闻报道的题材。卫生组织机构无论举办哪种形式的展览会，其目的都是为了扩大影响，引起社会公众的注意。当人们从新闻报道中得知卫生组织机构要举办展览会时，就会有更多的需求者和好奇者涉足展览会，同时也会引起更多的社会公众注意。

二、展览会的要求

展览会是一种面向全社会的活动。卫生组织机构在展览会期间，既要开展业务和宣传活动，又要树立自己的形象，还要安排社会公众喜闻乐见的各种娱乐活动。因此就需要有细腻、全面的卫生公共关系工作，其要求如下：

（1）明确展览会主题。每次展览会都要有明确的主题和目的，展览内容要紧紧围绕主题，要认真选择展品，精心布置陈列，不使用脱离主题的文字材料和装饰。

（2）确立参展科室和参展项目。围绕主题确立参展科室及有关内容，同时预测参观人数和所需经费。

（3）选择展览时间和地点。展览时间和地点的选择应以达到预期目的及方便参展科类和参观公众为前提，可以通过调查和协商而定。

（4）选择合格的接待、服务人员。为扩大和提高宣传效果，必须认真挑选接待、服务人员。接待人员应具有较高的设计、美工及制作水平，必要时还要进行专业培训。对解说员、服务员要进行公共关系礼仪和口才训练。

（5）运用一些展览技巧。如邀请知名人士出席，请他们为开幕式剪彩，为展览会题词、书写会标等；还可适当地安排文娱晚会，把展览办得有生机、有吸引力。

（6）做好与新闻界的联络工作。向新闻界提供展览会的有关信息，准备好向他们提供的各种文字或图片资料。

（7）做好相关服务工作。一个展览会，尤其是较大型的展览会，要做好供电、供水、交通、来宾接待等方面的工作，这对于保证展览会的正常进行，扩大实际成果是至关重要的，因此事前必须准备妥当。

（8）做好展览会的效果测定。对展览会的效果测定，其目的是收集公众对展览会的反映，有利于总结经验教训。一般采用以下途径：

一是设立公众留言处。展览前，在展厅出口处设置好公众留言簿。

二是召开座谈会。随机找公众座谈,主动征求公众意见,并做好记录。

三是现场采访和问卷调查。现场采访和问卷调查要求卫生公共关系人员见缝插针,相机而行,只有这样,才能做好这项工作。

总之,要通过上述各种途径,广泛地征求参观者的意见,对一些马上可以解决的问题应及时解决;对一时难以解决的问题要综合整理出来,为下一次办展览提供经验。

第二节 社会赞助

社会赞助是一种对社会做出贡献的高尚行动,是综合运用多种传播手段树立卫生组织机构形象的有效的公共关系活动。卫生组织机构的生存与发展,离不开政府和社会公众的支持。卫生组织机构只有把自己看成是社会的一员,积极承担一定的社会责任和社会义务,才能通过举办社会赞助活动,赢得政府和社会公众的理解和支持。

一、社会赞助活动的目的

社会赞助活动的目的总地来说就是促进理解,提高声誉,树立形象。具体来说有以下几个方面:

(1) 树立关心社会公益事业的良好形象。卫生组织机构通过社会公益事业的赞助,如对社区建设的支援,对灾区的捐赠等,能在社区公众中赢得好感。

(2) 有利于扩大影响,增强美誉度。卫生组织机构通过社会赞助活动可以促使其名称获得新闻媒介的广泛报道,从而增加其良好的知名度和美誉度。

(3) 有助于产品推销。主办社会赞助活动可增加广告的说服力和影响力,有助于卫生组织机构的某些产品的推销。

(4) 有利于体现卫生组织机构的社会责任感。例如,赞助大型基本建设工程,图书馆藏书等,有助于加快这些社会事业的发展,表明卫生组织机构对社会事业发展的关心。

(5) 扩展卫生组织机构的服务。社会赞助活动可以培养卫生组织机构与社区公众的感情,吸引潜在的社会公众,扩展卫生组织机构的服务,提高其综合效益。

二、社会赞助活动的范围

社会赞助活动的范围很广,概括起来可以分为下面几类:

(1) 赞助教育与科学研究事业。例如,投资办学,设立奖学金,为教学提供实验基地、专业培训基地,赠送图书、教学仪器,为科学研究提供资金,为教学科研人员设立奖励基金等。

(2) 赞助体育事业。例如,为国际、国内重大体育活动提供资助,主办各种体育比赛,资助运动队,出资支持电台、电视台、报纸、杂志等各种新闻媒介的体育节目、专刊以及知识竞赛、体育明星选举活动等。

(3) 赞助文化艺术事业。如为知识竞赛、展览提供资金、物力支持;为电视、电影、音乐、歌曲、戏剧的创作或制作提供资助等。

(4) 赞助社会福利事业。例如,出资支持国家、城市、地区举行节日庆典,援助灾区,为残疾人、孤寡老人、孤儿、荣烈军属提供资助。

(5) 赞助社会公益事业。如资助环保、公路建设等。

(6) 赞助军事、国防事业。例如为边防战士、部队战士提供文化、生活、体育、娱乐设施用品,为营房开设某些服务设施、项目等。

总之,社会赞助活动的范围可以涉及社会的各个方面或领域,可以说凡是对社会公众有益的事都在其列。

三、社会赞助活动的实施

社会赞助活动的实施应重点抓好下面几点工作:

(1) 紧紧围绕赞助活动的目的,对赞助的项目进行详尽的研究论证,所确定的赞助项目应当符合社会及公众的长远利益,在此基础上判定本公司的赞助政策与原则。同时要考察赞助活动将会为卫生组织机构带来哪些有利的影响,是否可以达到长期或相对长期自我宣传的效果,以及互惠互利的原则能否得到体现等。

(2) 采用新颖、别具一格的赞助方式,吸引新闻界的注意,使之予以报道,扩大影响力。一般来说,凡是符合社会及公众的宏观和长远利益的赞助活动,新闻界都会予以关注,如果采用的方法合理得当,同时又令人耳目一新,效果则会更显著。

(3) 进行成本核算并建立严格的财务审计制度。赞助成本的高低要视所赞助活动的性质、形式而定。赞助成本无论高低,都应对照可能的收益进行核算。同时,对赞助活动在财务上要严格管理,杜绝以社会公益事业为名,行低级劣质的骗人骗钱之实。

第三节 日常接待

接待是卫生组织机构中公共关系部门的一项重要的日常工作。它不但有利于卫生组织机构扩大信息的交流,广接良缘,同时也带来繁杂的工作内容,增加工作量。尽管如此,由于接待工作直接影响到卫生组织机构的形象和声誉,所以再怎么忙碌,也要重视接待工作。卫生公共关系人员在接待工作中,应注意做好以下几点:

一、环境

卫生组织机构外环境给人第一印象,内环境(接待室)给人第二印象。布置接待室应注意四个方面:

(1) 光线。柔和的光线给人以舒适的感觉,为避免自然光线太强,可配置窗帘;人工光源亮度要适合生理要求。

(2) 色彩与装饰。色彩选择应因地理、风俗、民族习惯不同而异,一般来说,接待室的色彩以淡雅为好。色彩与光线应协调。

地面用地毯装饰虽然高雅,但难以清洁干净;用水磨石或大理石地面虽说不及地毯高雅,但具有光洁明亮的优点,便于清洁。究竟采取何种地面装饰,可依具体情况而定。

墙壁上挂少量的名字画可增加来访者的兴致。

选择沙发时应根据南北温差、雨量等而异,但都应与人的生理特点相适应,给人以舒适感。

(3) 室内要有适宜的微小气候。接待室是公共场所的一部分,要求空气、温度、湿度、细菌含量符合卫生要求。要消灭蚊蝇和鼠害,防止疾病的传播。

(4) 声音。安静的环境有利于宾主交谈,也是减轻疲劳的必备条件。因此卫生公共关系人员在选择接待室位置时,应尽量避免噪声干扰。

二、仪表服装

卫生公共关系人员应十分重视仪表服饰,人的仪表包括言貌、姿态、神情和服饰等方面。其基本要求是端庄、整洁、卫生。

(1) 服饰

服饰常因季节、民族、爱好、场合的不同而显示其多样性,日常接待要求着装整齐、清洁、合体，上下身服装颜色协调。不论气温多高，接待时袒露过多的着装是不适宜的。外事活动时不应穿凉鞋、拖鞋，否则外宾会认为不礼貌。女同志佩戴的饰物不宜过多，饰物应与形体相协调，并与服装风格一致，使人有美观、稳重之感。

（2）姿态

姿态好是体现一个人外在美的重要方面，姿态不好的人应尽量不参加接待工作。

站立应给人以挺、直、高的感觉。行走时应体现轻、灵、巧。坐姿应端庄、舒适、自然、大方。一般不要跷"二郎腿"。久坐劳累可短时跷腿，但不能抖动。女同志坐时不要双腿伸直向前，也不能过度分开。

（3）神情

神情常反映人的内心世界，接待人员的神情应是和颜悦色，满面春风，应在接待工作中体现出热情、温暖、主动、周全。

神情常从眼睛及面部体现出来，眼睛是心灵的窗口，眼神能体现深的内涵，因此不能乱用。面部表情常受心情的支配，卫生公共关系人员在接待来宾时，不论何种原因引起心情不高兴，面部表情总要表现出热情、愉快。

此外，卫生公共关系人员要注意搞好个人卫生，培养良好的生活习惯，如及时理发、避免长头发、长胡子，要常剪指甲，不随地吐痰，在宾客面前不挖鼻孔、不剔牙、不脱鞋、袜及用手抠脚趾等，女同志可适当化妆，但要避免浓妆艳抹。

三、送往迎来

善始善终地搞好送往迎来，使宾客高兴而来，满意而归，不但能提高卫生组织机构的美誉度，而且会换来外单位及时、热情的指导和帮助。

（1）迎来

迎来一般是从电话、书信等开始。接电话应主动、热情，欢迎对方来指导工作，并了解客人所乘车、船的班次，飞机航班，到站时间，一行人数等，并做好客人到时的食宿等方面的安排。

不论车站、码头、机场，接站应及时，要有醒目的标志，让客人下车（船、飞机）后尽快看到，这会给来者极大的欣慰，使客人感受到温暖。客人下车（船、飞机）后，卫生公共关系人员要主动上前问候，帮助搬运行李，引导客人上车并主动介绍风土人情、气候、特产。这样做既可以引起客人的兴趣，同时也有利于宣传自己的工作环境。

(2) 介绍

客人到达接待室，卫生公共关系人员应主动介绍本单位出席人员，让客人尽快地熟悉情况。对客人的姓名、职务，卫生公共关系人员力求做到一次记熟，反复询问客人的姓名，会使其感到不快。

(3) 送客

送客人是接待工作的最后阶段，这项工作若做得不好，则会使前段工作前功尽弃。

送客时应注意做到为远道而来的客人准备好返程车票，以减少他们旅途劳累并保证按期返回。在客人离开之前，要主动征求意见，询问还有什么困难或问题，并将送站车次、时间提前一天公布在显而易见之处。在客人离开之前，要向客人握手告别，并派人陪客人到车站，以便解决临时发生的意外事件，协助客人上车。临别时要表示欢迎下次再来，并等汽车开动后再走。对于贵宾，应由单位最高领导者亲自送到车站。

四、交谈

不论是卫生机构的领导者，还是公共关系人员，在向客人介绍情况时，应主动热情，实事求是，诚心诚意，给人以真挚之感。谈话是一门艺术，谈话的态度尤其要诚恳，不然会给客人以虚假、傲慢、冷淡的印象，伤害客人的自尊心，同时也使客人学不到真实的东西，浪费了时间和经费。这样一来，卫生组织机构就难以学到别人的经验，不能实现互相促进的目的。

客观地反映卫生组织机构的实际情况是交谈取得成功的基础。在介绍卫生组织机构的实际情况时，一定要全面，既要介绍成功的经验，也要介绍失误及存在的问题。

第四节 宴　　请

一、宴请

宴请也是卫生组织机构公共关系活动之一。在宴请过程中，人们精神愉快，思想放松，气氛和谐。宴请比会见、会谈更容易相互理解和沟通。因此宴请有助于实现卫生组织机构的公共关系目的。

(1) 正式宴会

正式宴会宾主按身份排位就座，到会人服装要考究，通常中餐四道、西餐两三道菜肴，另有冷盘、甜食、水果。有外国客人参加的宴会，餐前上开胃酒，如雪梨酒、白葡萄酒等。

（2）便宴

便宴是非正式宴会，形式简便，不排席次，不做正式讲话，菜肴不讲究道数，气氛随便亲切。

（3）家宴

家宴是在家中设便宴招待客人，这种宴会往往由男主人或女主人亲自下厨掌勺，家人共同招待客人，这种场合最宜引发亲切友好的感情。

（4）招待会

招待会是指各种不备正餐，较为灵活的宴请方式。备有食品、酒和饮料，通常不排席次，可以自由走动，随意交谈。冷餐会的菜肴以冷食为主，也可有热菜，连同餐具陈放在餐桌上，供客自取，也可由招待员端送。这种形式通常用于宴请宾客人数较多的时候。

（5）酒会

酒会又称鸡尾酒，比冷餐会更自由，时间可以较其他宴请时间长。中午、下午开设均可。客人根据请柬中注明的时间随时到会，随时离席。鸡尾酒是由多种酒配合而成的混合饮料。食品多为各种能用牙签或叉子取食的小吃。

（6）茶会

茶会是指上午10点或下午4点左右举行的简便的招待活动。通常在客厅、会议厅而不在餐厅进行，设坐椅但不排座位，陪客人品茶，喝咖啡，略备点心和地方风味小吃。

（7）工作餐

工作餐是现代工作中用的非正式宴请形式，多为上下级之间或同行之间，来往较为亲切的团体代表之间，利用进餐时间会谈公事，一般不请配偶，菜肴也不太复杂。

二、宴请的注意事项

（1）对等一致。确定宴请的目的以后，应根据主客双方身份对等的原则，慎重地拟定邀请赴宴的客人名单，以及宴请的时间、地点，并提前1~2周通知对方。

（2）写好请柬。请柬要简明扼要，内容包括宴请的目的，以及举行宴请的时间、地点、主人姓名。行文不用标点符号，主人姓名放在落款处，被邀请人的姓名写在请柬的信封上，最好将电话号码和席次号码印在请柬的左下角。

宴请要求被邀请方提前答复。

（3）排好席位。排座位的宴会应将排好的座位通知来宾。现场放上席次、座位卡或有人引导。桌次以主桌右高左低、近高远低为序，主宾在客人的右下方，主宾夫人在男主人右上方。另外，把身份相似，语言相同，专业对口，兴趣一致的主客掺插安排在便于交谈的位置上。

（4）场地要求和餐具的排法。宴请场地要整洁、明亮，餐具应卫生、充足，餐巾应叠成花瓣状放在水杯中或平放在盘子上，每桌应备2～4套公筷、公勺及烟灰缸、牙签等。中餐应备各种小佐料。

西餐具的摆法：正面放食盘（汤盘），左手放叉，右手放刀，食盘上放匙、酒杯、面包、奶油在左上方。

（5）讲话的时间安排。正式宴会在熟菜之后甜食之前，由主人讲话，接着由客人讲话，也有一入席就致辞的。入席和退席通常以女主人的起坐和招呼为准。告别时由男宾先向男主人告别，女宾向女主人告别，然后再分别与其他的家庭成员握别。

（6）对服务人员的要求。服务人员的服饰要整洁，指甲修剪干净。出席宴会前，最好稍做梳洗打扮，至少穿上一套合时令的干净衣服。一般正式场合以穿深颜色的西装较为合适。要注意做到待客和气有礼，上菜速度适中，先客后主，先女后男。从客人的左边上菜。倒酒右手持瓶，从客人右侧倒。从客人右侧撤换餐具。走动要轻快，行动要敏捷。侍立要姿势端正，不聊天谈笑。

（7）准时赴宴。按请柬上注明的时间赴宴，不要迟到。如果提前到，把握时间不要超过15分钟。太迟了会造成误解，太早了会给主人带来不便。倘若因故确实不能出席，应事先通知主人。

（8）致意。客人到达后应首先向主人致意问候，再向其他客人问好，必要时应向主人或其他客人赠送名片。当主人将你介绍给他人时，应用双手捧名片相赠，切不要随便一丢让别人去拾。接别人名片时应双手接，要认真地看一下，并有意识地重复一下名片上的姓名和职务，以表示尊敬和仰慕，千万不要漫不经心地顺手塞进口袋了之。

（9）交谈。进餐前应自如地与主人交谈，千万不要静坐冷场。交谈面可以宽一些，不能只找老相识，要多交新朋友。出席宴会自始至终只与一两个人谈话，会使他人感到不悦，也是不礼貌的行为。宴会是交谈场所，不是专谈工作的地方，应多谈一些轻松、愉快的事情。

在宴会上或在其他场合，卫生公共关系人员谈话要十分注意礼节，做到谈话表情自然，语气和蔼可亲，表达得体；讲话时可适当做些手势，但动作不要过大,不要指手画脚,用手指人。与他人谈话时距离不要过远,也不要凑得太近,更不要高谈阔论,唾沫四溅,或拉拉扯扯,拍拍打打。参与别人谈话时要先打招呼,不能随便打断别人的谈话,更不要凑前旁听别人的谈话。如果他人想与自己交谈,要主动一些,应以微笑点头,握手表示欢迎。谈话过程中若遇到急事或要接电话等,应向对方招呼并表示歉意。在社交场合,自己讲话应给别人发表意见的机会。如陪同本单位领导外出,应体现出领导的主导地位,谈话中要处处体现出对领导的尊重。一般交谈时,目光要注视对方,以示专心听讲。对方发言时不要总是看手表,伸懒腰或左顾右盼。在正式场合谈话要简明扼要,切合主题。在宴会中不要仅与一位女同志谈话,更不能议论女同志的长短。与女同志谈话要谨慎,不要涉及婚否或开过头的玩笑。与男同志谈话也最好不涉及学历、经历、工资收入、家庭财产之类,遇对方不愿回答的问题不要追问,倘若触及对方反感的话题要表示歉意并立即转移话题。无论与谁谈话,不要谈论对方或他人的生理缺陷,与初次见面的人谈话完毕,应说:"认识您很高兴,希望以后再见到您。"总之,在整个谈话过程中要用礼貌用语。

(10) 进餐。进餐时要举止文雅,不能只顾自己低头进餐而不顾别人。服务员递上来的第一道湿毛巾是擦手用的,不要一上来就擦脸,甚至连脖子都擦一遍。吃西餐时,大餐巾可以先折起,折向外平铺腿上,并可用其内侧擦嘴。小餐巾可展开直接放在腿上,不可将大餐巾挂在胸前。用餐时一般不要过分喧嚷和大笑,汤太热时不要用嘴吹,可待凉后再喝。咀嚼食物要把嘴闭起来,免得出声。吃剩的鱼刺、骨头等不要直接吐到桌面上,应用餐巾掩嘴,用筷子或手取出后放在面前的小盘子上。咳嗽吐痰应离开餐桌。不要隔人到其他座前拿东西,应拜托别人替你拿。

(11) 饮酒。喝酒可以助兴,酒到三分量恰到好处。酒过量容易失言,甚至失态,影响不好。卫生公共关系人员应注意不要饮酒误事。席间当主人或主宾致词、祝酒时,应暂停进餐和交谈,注意听祝词,不能借机抽烟。碰杯时杯沿低于对方以示尊重,劝酒不要过分勉强,更不能将感情与饮酒多少相等同。吃菜后要先轻轻擦一下嘴再举杯饮酒。如果席间不小心将酒或饮料等溅到别人身上,就立即将餐巾或手帕递过去表示歉意,由他(她)自己擦干净。

(12) 宽衣。在宴会进行中,不能当众解开纽扣脱衣服,如确实需要,可以去洗漱间处理。如有事需早退,应先向主人说明,到时再告别并悄悄离去,一般不要惊动其他客人。

(13) 饮茶。饮茶或喝咖啡时,送上来的小茶匙是专门为你加糖或牛奶用的,用后要放回菜碟上,千万别用其啜咖啡。喝咖啡时右手拿杯子把,左手端小碟。有时主人会准备一些水果，吃苹果或梨时，不要整个拿着吃，应先去皮切成块，再用手或牙签拿起来吃。

（14）致谢。宴会结束时，应向主人致谢，称赞宴会组织得好，菜肴丰盛、精美、可口。

第五节 谈　判

在现代社会中，人与人之间的关系日趋复杂，而一个社会组织的成功则有赖于良好的人际环境。公共关系谈判技术就是在这复杂的人际关系中架起一座沟通的桥梁，因此，通过公共关系谈判，有利于塑造卫生组织机构的良好形象，协调好其内外关系，消除人与人之间繁杂的纠纷，从而完善卫生组织机构，造福于社会和人民。

一、公共关系谈判应遵循的原则

（1）诚挚、坦率、开诚布公原则

诚挚就是谈判双方要有诚意，以诚待人能为谈判创造良好的气氛。坦率就是谈判者将自己的意图、目标、需要和具体要求，真实地向对方交代清楚，同时对对方的合理要求予以肯定，对不合理的要求也应指出。谈判最忌弄虚作假，口蜜腹剑，应提倡开诚布公，即使弄虚作假取得谈判的成功，一旦被发现，对方会宣布协议是在非公正条件下形成的，协议无效。这种谈判最终还是失败的，而且失去了以后的合作机会，从某种意义上讲，败得更惨。当然，坚持诚挚、坦诚，并不排斥谈判的艺术和策略，而且两者并不矛盾。艺术和策略是在坚持事实、诚心合作基础上采用的一种技巧，它同诚挚、坦率、开诚布公的原则是一致的。

（2）实事求是、平等互利原则

这一原则是谈判能否成功的关键，也是真挚原则的内在含义。实事求是就是要谈判的各方围绕某一问题洽商时，将自己提出的要求做一番估量，看看是否客观，符合实际。同时也研究一下对方的要求是否实在。平等互利是指谈判双方或多方在法律地位上享有的权利和义务是平等的。无论单位大小，实力强弱，一旦谈判成功，双方的利益都是相互依赖，相互制约的，只享受权利，不尽义务的谈判最终必然失败。

（3）沉着冷静、友好协商原则

谈判桌上瞬息万变，会遇到各种问题，甚至受到要挟，但必须始终沉着冷静,保持清醒的头脑。只要对方不是故意制造事端,就应以礼相待,友好协商。

(4) 求大同存小异原则

这既是谈判原则,又是谈判策略。成功的谈判是各方都是胜利者的谈判,也就是说,是在达到双方根本目标的前提下进行的,这就是大同。小异是指双方都做出适当的让步,而这种让步是为了达到根本目标的让步,是双方都做出的让步。所以,谈判者应抓住根本目的,而不要在小事上纠缠不休,否则会因小失大。

(5) 依法办事的原则

谈判不仅关系到双方的利益,而且关系到国家的利益。只有遵守法纪,当事人的权益才能得到保护。依法办事表现在,谈判的内容是法律允许的,谈判的结果形成的文字材料要含义明确,符合法定手续,只有这样才能具有法律效力。

二、公共关系谈判的基本要素

根据谈判专家的研究,公共关系谈判主要有三个基本要素:

(1) 信息

任何谈判均离不开信息,倘若没有信息,谈判就是"瞎谈"。信息是事情的心脏,是打开谈判成功之门的钥匙,它能影响我们对现实的评价和所做的决定。有人参加谈判总感到没有把握,不知对方的深浅,这与他们掌握信息的程度有关。有些人掌握谈判对方的信息不足,却装成信息非常灵通的样子,时间一长,被人识破,就会失去信誉。也有人掌握的信息非常多,但不注意合理使用信息,没有发挥消息灵通的优势。随着经济的发展,信息的取得往往成为事业成败的关键。所以,有人专门研究信息的收集、整理和处理,这已成为一门专门的学问。

(2) 时间

在谈判中,双方受到的组织压力常常通过时间表现出来,解决问题的关键也往往显示在十分逼人的时间上,大多数谈判决议是在即将到截止期的时候完成的,有人研究如何巧妙地利用截止期,来为自己寻找解决问题的途径,真正的强者要具有忍受紧张压力的耐性,既不逃避,也不争吵,善于控制自己的情绪,冷静而机警地等待有利时机的到来。一般说来,在比耐性的谈判中,快是得不到最佳效果的,只有坚持不懈,才能取得胜利。

(3) 权力

这里所说的权力是指一种能够把事情办成功的能力和本领，是一种能够对人们、事件、局势和自身施加控制的能力。它并不是外在的强权，因为谈判双方并没有在一个权力系统之内。运用权力并不等于玩弄手腕，也不是对易于受骗者进行恐吓，而是通过分析信息，掌握时机，巧妙地影响对方的行为，使事态按你所希望的那样发展。

三、公共关系谈判前的准备

（1）心理准备

从某种意义上讲，公共关系谈判也是一种心理谈判，如果在谈判中没有充分的心理准备，也许会影响谈判的成功。为此，以健全、健康的心态去参加公共关系谈判，也是谈判取得成功的关键之一。

首先，要有取得谈判成功的信心。有了信心，人的整个心态良好，显示在谈判桌上的就是一种良好的精神状态。这不仅会使谈判的同伴得到鼓舞，也会使谈判对手的心理受到影响；有了信心，就能够积极主动地寻找问题的方案。方案是由人去寻找、去设计的，如果设计方案的人本身对方案持怀疑和消极的态度，他怎么能设计出最佳方案呢？当然，信心并不表现为虚张声势，并不等于自高自大。如果光有外在的、表面的强大和强硬，非但不会给人造成一种你有信心的印象，反而会使人感到你信心不足，从而使对方在心理上战胜你。

其次，对谈判的艰巨性要有充分的心理准备。我们常常看到这样的情景，有人对参加谈判做了充分准备，知己知彼，信心十足，并有十分的把握赢得这场谈判，但谈判一开始，对方十分强硬，并未按自己的设计路线走，或者以完全不同于自己的思路进入谈判。这样一来，自己有时对此感到唐突，全无心理准备，使谈判陷入僵局。这就告诉我们，任何谈判，对解决问题的思路导向一般来说都是不一致的，在谈判桌上形成冲突是正常的，解决冲突就需要时间和耐性。因此，对谈判的艰巨性要有足够的认识，把谈判看得轻而易举的人，往往难以取得谈判的成功。他们的失败，不在于他们的实力不足或谈判技巧不够，而在于他们在心理上失去控制。

再次，参加谈判前要排除其他心理因素的干扰，每个人都生活在社会之中，常受到社会生活中出现的各种矛盾的困扰，这在心理上表现为焦灼不安、易发怒等。当你带着这样的心态去参加谈判，就会产生一种心理上的联想，用不正常的心理去看待谈判桌上发生的问题。这样你就会把对方一句正常的话，一个并无恶意的举动，看做对你的挑战，从而使谈判受到不利的影响。

（2）业务准备

业务是公共关系谈判的立足点,如果谈判最终不落实到业务上来,那只能是"空中楼阁"。在参加谈判时,一定要在卫生相应领域的业务方面有充分的准备。不但要了解我方、对方和市场环境的各种情况,有可能的话,还要做一些预测,以期能掌握谈判进程中的主动权,业务准备要做到以下几点:

① 要了解我方的业务情况。谈判是一种实力竞争,我方谈判人员对我方参与谈判的事项的数量和质量必须了如指掌,做到心中有数,遇事不慌。仅仅这样还不够,还必须了解我方谈判事项在市场环境中的位置、作用和评价。因为谈判不仅仅是双方的竞争,它还涉及谈判事项的背景,即它在市场中所拥有的位置。有这样一种情况,我们手中拥有的东西无论从数量还是质量上讲都不错,但是它在市场中的评价都不高。如果我们不了解这一信息,就不能正确地把握谈判的进程,就可能错失良机。

② 要尽可能详细地掌握对方的材料。许多公共关系谈判的失败,就在于对对方的情况缺乏透彻的了解或掌握,结果做出了错误的判断。

现代科学技术的进步和发展,使人们对信息的利用率越来越高。虽然对方十分防范,但是有心人总是能够通过各种渠道获得蛛丝马迹的线索。线索一般可分为三类:第一类是非有意流露出来的线索,即对方的行为或语言发出的一种跟所说的话有矛盾的信息;第二类是语言线索,即声调或语气发出的一种跟所说的话有矛盾的信息;第三类是行为线索,即身体表达的语言。如身体姿势、面部表情、视线、手势、座位的地方,谁轻轻地推了谁一下,谁把谁的肩膀拍了一下,等等。除了详尽掌握可能涉及的问题的有关资料以外,还有必要对参加谈判的对方人员的情况有所了解,如果知道对方的习惯、爱好和脾气,就能避免一些不必要的误解,就能提出一些对方感兴趣的话题,增加谈判的友好气氛。

③ 设计谈判方案,并预测谈判中可能出现的问题。谈判是一个千变万化的过程,设计出谈判的方案和尽可能地预测谈判中可能碰到的问题是至关重要的。这是因为谈判中的影响因素很多,情势十分复杂,有可能出现许多意想不到的变化情况。如果在谈判前不做一些准备,不设计几种方案,当谈判碰到问题时,就可能惊慌失措,乱了方寸。理想的状态应该是:预先设计方案,根据面临的实际情况,进行必要的修改,最好有几个方案备选,这样有助于谈判者增强灵活性,提高谈判的成功率。

(3) 物质准备

① 谈判地点的室内布置及必要辅助设备的设置。谈判是一件严肃认真的事情,谈判地点的室内布置要庄重、朴实、大方,切忌搞得花里胡哨,给人一

种轻浮、不严肃的感觉。遇到重要的谈判，也不能搞得太简陋，使对方认为谈判主办者对这次活动不重视、无诚意。谈判地点添置的辅助设备，要体现实用、方便的原则。如大型谈判应设置传声设备，事前要对其进行认真的检查，防止在谈判的关键时候设备出毛病，影响谈判气氛。

② 谈判时必需的文件、文具的准备。谈判变化莫测，涉及的范围很广，有时涉及一些历史文件、法律文件，双方共同关心的书面材料以及一些工具书等，对这些方面能备就备，有利于谈判的进展。有些小文具，如笔、墨、纸等，看似不起眼，但在关键时刻找不到，也会影响谈判者的情绪。

③ 后勤服务准备。一般性谈判涉及这方面的工作不多，但大型、重要的谈判离不开良好的后勤服务。在某种特定的情况下，主办者有意安排场外轻松愉快的活动，以便在谈判者心情愉快时寻找解决问题的方案。一场大型谈判有时要持续数周甚至数月，后勤服务就成了谈判过程中一个极其重要的组成部分。因此，周到的食宿安排、适当的娱乐活动、必要的参观访问等都是公共关系人员必须认真考虑的。

④ 谈判者个人服饰的准备。谈判者的胸饰体现了谈判一方的精神面貌。胸饰要大方，有些谈判者为了引起对方的注意，穿着十分时髦，给人的感觉是新奇、新潮，但不好接受。当然，这不能一概而论，特殊场合新潮流行服饰能起到特殊效果。服饰要符合身份，谈判者在组织里担任的职务有所不同，在谈判团体中的地位也有所不同，应根据身份穿戴服饰，切忌老年轻浮浪漫，少年老气横秋。服饰要清洁，一个不注意个人卫生的人，很难受到人们的尊重，很难使人接近。有人参加谈判只注意服饰的质量而不注意服饰的整洁，往往穿着非常昂贵的服装，但衣冠不整齐、衣服不清洁，反而给人留下缺乏教养的印象。

(4) 正式谈判前的谈判

在正式谈判之前，还要对谈判的内容进行磋商。谈判的内容主要包括五个方面，即时间、地点、人员、事情和程序。时间主要指谈判的日期和谈判时间的长短，重大谈判往往还要分成几个阶段。合理安排时间是一项重要的工作，既要照顾双方的需求，又要体现工作效率。地点的安排也很有艺术性，谈判经常安排在双方都能接受的第三方或公共场所。如宾馆、谈判大厦、贸易大厦等。要尽量避免过多的干扰，使双方都能安心地投入谈判。谈判前确定参加谈判的人员和人员数量是一项必不可少的工作。一方面要考虑双方谈判者的身份、地位的平等；另一方面又要考虑到谈判一方阵容的最佳组合。谈判前就要对谈判内容做充分的准备，但不能事无巨细统统摆在谈判桌上，这样会分散谈判者的注意力和消耗掉谈判者的精力。谈判程序是影响谈判进展和谈判效率的关键，高明的谈判者常常通过巧妙的安排程序，使对方接受自己的意图。在谈判前还要注意在谈判桌上不能想什么就谈什么，有些问题涉及谈判一方的重大隐私，有些问题双方都颇忌讳，应尽量避开。

四、谈判的一般程序

（1）导入阶段

导入阶段是谈判在进入正题前的一个短暂阶段，主要是双方相互寒暄，自我介绍，目的是创造出良好的谈判氛围。

（2）概说阶段

概说阶段又叫探测阶段。此阶段主要谈各自的基本想法、意图和目的，使对方了解自己的基本态度和目标。

（3）明示阶段

双方之所以谈判，主要是在某些问题上存在分歧。这时，双方实事求是地阐述各自的不同观点、要求和想法。此阶段通常又叫报价阶段。

（4）交锋阶段

交锋阶段又叫讨价还价阶段。谈判双方都想获得一定的优势和利益，双方的对立状态在此阶段明显展开，开始出现紧张气氛，这时均朝着自己的目标靠拢。

（5）妥协阶段

妥协阶段即让步阶段。这时，双方各自充分表达了自己的意向，提出了大量详尽的证据，局势趋于明朗，双方从实际出发，逐步相互接近。

（6）协议阶段

协议阶段即拍板阶段。经过协商，双方各自认为已基本达到自己的目的，取得了一致，拍板成交，并在协议书上签字。合同成立，谈判结束。

第六节 组织会议

公共关系工作往往要与众多的人、众多的群体交往，而众多的人或群体聚集在一起，有步骤地共同协商、议论、说明或庆贺某项事情时，就构成了会议。卫生公共关系人员在开展公共关系工作时，常常要组织各种类型的会议。小型会议仅三五人或十几个人，相对来说比较容易。但多达数百人甚至上千人的大型会议，则需要具有较强的组织能力和较高的技术才能的公共关系人员才能胜任其组织管理工作。

一、会议的计划与安排

(1) 成功会议需要具体的条件

在阐述如何制订会议计划之前，先介绍举办一次成功的会议需要具备的条件。首先，要做到五个明确：

①明确邀请参加会议者。人们之所以举办会议是因为他们自己单独无法解决某个问题，或是因为仅凭他们自己无法实现某种利益，与会者的到来会协助此问题的解决或此种利益的实现，因此选择与会者就成了重要的问题。一些会议之所以失败，就是因为邀请参加会议的人员不明确，匆匆忙忙地请来一些人，结果是该请的人没请来，不该请的人却请来了，必然导致会议达不到预期的目的。

②会议主题要明确。所谓会议的主题就是会议公开提出的题目或公开打出的"旗帜"。虽然任何会议都是为了实现某种目标或利益举行的，但是在很多情况下，它并不作为公开的题目、口号或"旗帜"，而只是隐含在会议的主题之内。因此会议主题是外在的形式，目的或利益是会议的内在本质。某药厂为提高自身的声望，扩大销售量，利用建厂10周年的机会请来各界人士和新闻单位的记者，举办一次冷餐会。会议的主题是庆祝建厂10周年，而内在目的却是扩大影响。会议的主题可分为广泛的主题和专门的主题两类。广泛主题的优点是包含内容多，可引起社会各界人士的兴趣，缺点是过于分散。专门主题的优点是内容具体，与会者讨论集中，有助于深入地研究某个问题。当然，无论广泛主题还是专门主题都必须十分明确，都应避免造成任何歧义或误解。

③目的明确。所谓目的包括两个方面：一是会议本身的目的，二是与会者的目的。对于会议本身的目的，前面已经做了分析，会议的组织者应自始至终明确，尽管这种目的不一定作为公开的口号提出来。关于与会者的目的，需要会议组织者进行认真的分析，尽力掌握参加人员是抱着何种目的来的。如果是大型会议，参加者较多，此时应将与会者的目的分为几个类型，唯有了解了与会者的目的，才能有效地驾驭他们的活动。

④时间明确。会议的时间很重要。确定会议的时间主要包括两个内容，一是何时召开；二是会议持续的时间。在确定会议时间时应考虑多方面的因素，如对会议目的是否有利，是否符合会议主题，最重要的与会者是否有空等。如果时间持续较长或与会者距离较远，则事前需广泛地征求与会者的意见，然后再确定时间。时间一旦确定，应尽量不要更改，否则，就会出现很多麻烦，甚

至发生事故。

⑤地点明确。首先要明确会议地点的两个要素：一是大的地理位置，如选择在某个城市或某个县举办会议；二是具体的开会地址，如选择在某城市的某饭店召开。选择会议地点时要考虑到交通是否方便，设备是否齐全，食宿条件如何等多方面的因素。会议地点若选择适当，将对实现会议目的，体现会议主题大有裨益。

其次，成功地举办一次会议还应具备以下三个基本条件：

一是所有与会者，包括会议举办者和参加者应有某种共同目标。会议是众人聚集在一起进行的有组织的活动，因而它实质上也是一种合作，是所有与会者之间的合作，既然是合作，就要求参加者具有共同的目标，至少是在某个问题上或在某个时期内的共同目标。会议的组织者或公共关系人员当然有自己的目标，但是如果他们不能在自己的目标与参加会议者的目标上找到共同点，那么，就会出现分歧，甚至导致会议的失败。例如，卫生公共关系人员召开会议是为了给卫生组织机构扬名，而参加会议的记者却是为了揭露阴暗面，这样的会议就不可能顺利地进行。因此，在举办会议之前，应当认真地调查研究会议主持人的初衷和与会者的目的，努力寻找共同点，这是公共关系人员的重要任务。

二是要具备与会议规模相适应的经济、物质条件。会议，特别是大型会议花费较大，要求物质较多且复杂，会前必须筹备与会议规模相适应的经费。当然，筹备会议时应力求节约，量力而行，根据财力确定会议的内容、形式、规模，但无论怎样，一定要注意从物质到经济方面满足与会者的需要。

三是要制订完善、周密的会议计划。会议是一种有组织的活动，因此要求组织者对整个活动制订出周密的计划，这样才能使众多的人聚集在一起而不发生混乱，提高会议的效率。

（2）会议活动计划的制订

在着手会议准备工作之前，应制订出会议的计划。计划应包括所有能考虑到的会议活动的细节，通常按下述五步去做：

① 列出和分解会议的目标。任何会议都有总目标，但仅有总目标是不够的，公共关系人员还必须学会将总目标分解为一些具体的目标。这种分解做得越细、越具体，会议的准备工作就越容易做。经过分解后的子目标应该是真实、可以实现、可以测量且有时间限制的。应将这些子目标按重要性排出先后顺序。如果一级子目标分解不够，还可以分解出二级子目标、三级子目标，如图11-1所示。

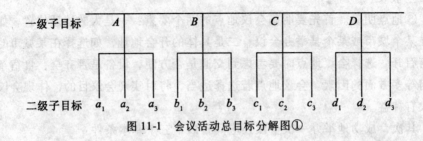

图 11-1　会议活动总目标分解图①

② 列出参加会议人员名单。列出参加会议人员名单时主要根据会议的目的，了解哪些人与会议的目的有关，然后再定规模，严禁先定规模再拉人凑数的做法。再者，应该考虑参加会议人员之间的关系，尽量使会议参加者在社会身份、兴趣、爱好、素质、水平等方面接近，避免因差距悬殊而出现尴尬局面。确定名单时应避免遗漏，特别是较重要的人物。除此之外，要确定邀请方式，是电话通知还是信件通知，是否用请柬等，对一些社会名流需登门邀请。较重要的、规格较高的会议通常使用请柬。通知应讲清会议的安排和注意事项，必要时应有回执。

③ 会议筹备工作的程序和安排。较重要的和较大型的会议常常需要有较长时间的筹备。筹备工作有三个方面：一是确定出席会议人员名单，包括主持者、参加者和列席会议者；二是会议的物质准备，如食宿、交通、器材设备、会场布置；三是会议内容的准备，包括会议的形式、方法、宗旨、宣传材料等。

④ 会议的日程安排。会议的日程安排是会议的中心内容。会议的成功与否最终是由此决定的。它主要包括三项内容：一是会议主题活动安排，即与会议主题相关的讨论、发言、参观、庆贺等活动安排。该项安排要力求紧凑，能半天结束决不拖到一天，能一天完成的决不拖到两天。二是会议代表的生活安排，如报道时间、食宿、交通等。这项安排要尽量做细。三是其他活动的安排，如娱乐活动。从总体上讲，要做到内容丰富，安排合理。

⑤ 提出有助于实现会议目标的措施。要取得会议的成功并不是一件轻而易举的事，为此要设计一些促进和辅助的措施。例如，设计独一无二的活动以吸引社会的注意，设计一些娱乐活动促进代表们之间的人际关系沟通。所有这些措施也应是有计划的，因此也应在制订计划时尽可能详细地提出来。

---

① 朱丽莎．后勤公共关系．大连海运学院出版社，1994：163．

二、会场的准备工作

会议计划制订后,就要按计划为会议召开做准备工作。现以会场为中心,叙述会议的一些准备工作。

(1) 室外条件的准备

室外条件的准备主要是指一些大范围的环境条件的准备,它包括四个方面:

① 会址的选定。会址的选择首先要考虑到参加会议者到会是否方便。如果会址与参加会议者距离过远或较偏僻,必然影响会议的召开。会议房间的选择应与会议规模相适应,级别较高的会议除了会场外还要有休息室。

② 交通条件。会场所在地交通必须四通八达,级别较高的会议要有停车场,并明确停车场是否付费及由谁付费。如果是远距离代表来参加会议,通知中要说明上述情况,使他有所准备。

③ 会议代表的住宿。会议时间较长,或远道来的代表,必须在会场附近安排住宿。

④ 会场外的服务。会场外的服务主要包括饮食、娱乐服务,邮电条件、清洁条件等。

(2) 室内设备的准备

室内设备准备主要有以下10个方面:

① 会场的采光或灯光条件。

② 会场的通风条件。

③ 会场的冷、暖气设备或空调设备。

④ 会场的桌椅及装饰设备。

⑤ 扩音设备。

⑥ 主席台或讲台。

⑦ 荧幕、放映室或投影机、幻灯设备、多媒体设备等。

⑧ 黑板、指示棒、粉笔及书写用笔。

⑨ 闭路电视系统。

⑩ 其他设备。

(3) 会场的布置

会场的布置大体有如下一些方式:

① 剧场式。这种方式因酷似戏院、剧场而得名,即设一个主席台,少数人在主席台上就座,绝大多数人在台下,类似观众。它适合于人数较多的

会议。

② 教室式。这种方式类似学校教室。它适合于讲解、说明的场合，便于听者做记录。

③ 讨论会议式。它比较适合于商谈和讨论问题，分为设主席台和不设主席台，以及"U"形、"V"形等多种形式。

三、会议的主持

经过上述准备后，便可按计划召开会议。为了使会议达到目标，会议主持必须善于控制、领导会议。

(1) 会议的开始

会议的开始十分重要，只有通过这一关，整个会议才得以顺利进行。会议开始时，应尽力吸引与会者，提高他们参加会议的兴趣，满足他们的要求。一般情况下，与会者互不相识，为此应对每位与会者做必要的介绍。常用的介绍方法有：

① 自我介绍。与会者分别做自我介绍，说明自己的姓名、社会身份。自我介绍可以是一定次序的，也可以是随意的，介绍时应起立、脱帽。

② 相互介绍。这实际上是将自我介绍与他人介绍结合起来，每一个人先做自我介绍，然后再被他人介绍。其具体做法是：依照座位的次序或按照事前编排好的次序，每两个人成为一组，相互介绍。如与会者24人，座位相邻近的两个人为1组，共有12组。在每组的两人相互简单地说明了自己的情况后（大约5~8分钟），再按顺序一组一组地彼此介绍。

③ 主持人介绍。由会议主持人一一介绍参加会议人员的情况。介绍到哪一位，被介绍者应起立脱帽，向大家点头示意。这种方法适合与主持人对与会者姓名、身份等比较熟悉的情况。

④ 名片介绍。名片是印有姓名、身份等的卡片。通常是长方形的，长9~10厘米，宽5~6厘米，男子的可略大些，女子的可略小些。名片的颜色可以是白色、米黄色、浅灰色或浅米色等。名片的左上角以较小字体写明身份、职务，正中央用较大字体印姓名，左下角和右下角所在单位地址、邮政编码，住址、电话等。名片常在正反两面印出不同语种的文字，一面中文，另一面外文。与会者相互递交名片也是相互介绍的一种好方法。

在介绍了与会者的情况后，应设法使会议比较自然地进入正题；其方法有两种：一种是比较正式的会议，可以以主持人或比较重要的人物的正式讲话开始；另一种是非正规的或不十分严肃的会议，可以用一个与主题有关的故事或用幽默的玩笑引入正题。

会议开始时创造出一种良好的或适宜的气氛是必要的。会议是众人交流的场合,众人的交流会造成一种超于个人之上的、热烈的、互动的会议气氛。会议主持人就是这种气氛的"管理者",为此,可考虑采用以下技术:

①造成"我群感"。"我群"是社会学的一个专门术语,是指人们对自己所属的社会群体或社会组织有强烈归属感的社会现象。如人们常用"我们的家"、"我们的学校"、"我们的单位"等说法,这就体现了"我群感"。会议是由众多四面八方的社会成员聚集在一起而形成的临时群体,为使所有与会者能积极认真地开好会议,承担起与会者的职责,树立起会议的"我群感"是十分重要的。"我群感"可使会议增强内聚力,有利于会议目标的实现,其具体技巧有很多。例如,会议主持人在讲话中重复使用"我们"、"我们的"、"我们这次会议"这样的语句,使全员与会者产生"我们是一个整体"的感觉。又如,可使用特殊的会议标志,如会议代表出席证、会标等,以此造成会议群体与非会议群体之间的界限。

②深入、细致地研究所有与会者参加会议的目的,并按不同的目的进行归类和分组。在掌握会议进程时,要注意这些目的是否达到,只有使会议既达到了组织者的目的,又达到了全体与会者的目的,会议才可能获得较大的成功。

③尽快地实现近期目标和较易达到的目标。会议的目标有近期的、较易达到的和远期的、较难实现之分。在会议安排上,应使近期的、较易达到的目标尽快实现,这样会使与会者因实现其某种利益或目标而兴趣大增。实践证明,最初的成功能激发与会者的信心,有利于会议顺利地进行。

④处理好会议的显在目标与潜在目标的关系。会议的显在目标即会议所公开宣布的目标,一般情况下,会议的主持者在会议一开始就应明确、清楚地将之告诉全体与会者。会议的潜在目标是会议未公开宣布,但在实际上却随着会议的进行而逐渐达到的目标。对于这类目标,会议的主持者应始终保持清醒的头脑。对会议目标的把握是创造良好会议气氛的关键。

⑤利用与会者过去的经验。在会议开始时,与会者对会议的情况还不甚了解,但每个与会者都有不同的学识、文化、经历或经验等。会议的主持者应尽力调动这些潜在因素,使它们为会议发挥作用。

⑥与会者的错误采取宽容的态度。会议的参加者在会议中有时会有不适当的言谈举止。应该相信,绝大多数的与会者会随着会议的进行而逐渐采取更为得体、更为文明的言谈举止。因此,对与会者的不良言行,一般不宜采取激烈的批评态度,而应采取宽容态度。相信其会接受会议气氛和环境的影响而有所

修正和改进。不适当地批评会破坏会议的气氛,使整个会议的人际氛围紧张起来。

(2) 会议的进行与结束

良好的开端固然重要,但会议的真正成功需要主持人或管理者在会议进行中持续不断地努力。换句话说,需要将良好的气氛贯穿于会议的始终。

① 讨论。任何会议都是与会者之间思想、观念、感情等的交流与交换。而讨论是进行这种交流、交换的重要形式。会议主持者的基本责任之一就是鼓励和促进讨论。

对某一问题进行讨论就意味着这一问题尚未找到统一的答案。因此,会议的组织者不要在讨论之前就规定某种答案。讨论中应允许各种不同的意见充分地表达出来,取长补短,最终形成某一种或某几种意见。参加讨论的人员地位是平等的,不存在谁服从谁的问题,讨论的双方都应服从于事实。

会议的主持者应注意使参加讨论的每一个人都有机会发表意见。讨论中尽管会产生主要发言人,但一定要避免被某几个人垄断。必要时可限定每个人的发言时间。会议的主持者还应随时把握讨论的方向,使讨论不偏离会议的主题。主持者的艺术还包括通过一些必要的插语,简短的小结,使讨论的内容集中在某一或某几个重要的问题上。讨论切忌与会者的发言没有联系,各唱各的调,使讨论的问题很分散,这就无法发挥讨论的正常功能。

为保证参加讨论者都有机会发表意见,参与讨论的人数不宜过多,当与会者人数较多时,可分成若干小组进行讨论。分小组时应尽量把兴趣相近的人分在一起,这样有助于集中讨论焦点问题,有助于形成融洽的关系。另一种是将专业、素质、年龄不同的人分在一起,这种方式有助于从各个角度比较全面地研究问题,避免片面性。

② 提问。会议主持者的一项重要技巧是提出问题。提问可以吸引全体与会者的注意力,有助于人们深入地思考问题。提问要注意掌握时机,例如,当讨论已涉及某个方面而焦点又不十分明确时,及时地提出问题,常常可使讨论形成高潮。提问在用语上切忌含糊,问题要明确而具体。

有人将问题分为开放型问题和封闭型问题。开放型问题是指没有固定答案,由被问者自由回答的问题。如卫生部门领导组织职工讨论"深化卫生改革的措施是什么",让职工各抒己见。封闭型问题是提出问题者已经设计了两个或两个以上固定答案,让被问者讨论这几种答案的利弊。

另外,还有人将问题分为全体问题和个人问题。前者指全体与会者提出的问题,后者指某一与会者提出的问题。全体会议与个人会议有递进关系。一般情况下,主持者先向与会者提出全体问题,如果提出深化改革的措施问题,在无人回答的情况下,主持者再点某人的名,请他谈谈对这个问题的看法。

③对不同意见的处理。由于与会者的知识、文化、素质、经历等的不同,在会议进行中常会出现不同的意见,甚至发生争执。事实上,意见不一致并不一定是坏事,因为唯有这样才能引起人们的思索与讨论。主持者要巧妙地将争论问题作为会议的主题之一,选择适当的有争议的问题供全体与会者谈论,这同时也是将会议引向深入的一种好方法。如果经过处理,问题暂时难以解决,可将其暂时放下,按照会议议程进入下一项活动,以免因分歧而干扰了整个会议。

④总结。及时对会议做出总结是会议主持者的重要职责。不善于总结的人往往会将会议的成果丢掉或错过宝贵的时机。总结实际上是对会议成果的概括,任何成功的会议都是达到了开始设计的会议目标的会议。会议的成功与否必然要通过总结反映出来。当然,总结可以是分阶段的,即随着会议的进行,及时总结成功的经验和失败的教训。总结时要归纳会议中提出的主要观点和问题,不要将会议的精华遗失。总结的中心仍是检查会议目标的实现情况。一个会议是否继续开下去,关键取决于其目标是否达到,如果目标已经达到就应立即总结并结束会议。

第十二章 卫生公共关系调查、策划、实施与评估

公共关系是一种科学的管理职能,公共关系人员根据公共关系工作的内在联系和规律,通常将整个工作过程分为调查、策划、实施和评估四个基本步骤。

第一节 卫生公共关系调查

卫生公共关系调查是指卫生公共关系人员,通过各种渠道获取并研究有关社会环境、公众意向、卫生组织形象等方面的信息,为卫生公共关系策划奠定基础的专业性调研活动。卫生公共关系调查是有效开展卫生公共关系工作的最基础的步骤。明确卫生公共关系调查的重要意义,掌握公共关系调查的各种方法,善于分析调查材料是对卫生公共关系人员最基本的要求。

一、卫生公共关系调查的必要性和原则

(一)卫生公共关系调查的必要性

1. 公共关系调查是卫生组织机构了解社会环境的必要手段

卫生组织机构只有对自己所处的社会环境有客观、准确、及时、全面的了解,才能使其决策始终与社会环境合拍,如果卫生组织机构对社会环境毫无了解,或了解不全面,那么,将极有可能做出错误的决策,导致工作的失败。在我国,从古到今,人们把事业成功的条件列为三条:"天时、地利、人和。"这三条主要是讲顺天时(与当时社会环境发展趋势相适应)、明地利(弄清楚地理环境,并善于利用它)、求人和(弄清楚人际关系环境,并力求适应它)。

任何一个卫生组织机构,在当今复杂多变的社会环境中,只有坚持不懈地、经常性地开展公共关系调查工作,方能使自己及时、准确、有效地获取和把握社会环境中的各种不断变化的信息,在激烈的社会竞争中取胜。

2. 公共关系调查是卫生组织了解公众意向的重要方法

现代公共关系理论强调公共关系主体（卫生组织机构）与公共关系客体（相应的社会公众）之间的双向信息沟通或交流。社会公众不仅要"被告知"（即卫生组织机构的信息要及时地告知公众），同时还要"被了解"，卫生公共关系人员要下大力气去做好。要通过卫生公共关系的调查，搞清各类社会公众的意向，然后有的放矢，根据其需求、意愿来策划适合的公共关系活动。中国古代兵法大师孙子说："知己知彼，百战不殆。"要想知彼，就必须进行社会公众意向的调查。

3. 公共关系调查是了解卫生组织形象的必要途径

卫生组织的形象是社会舆论和社会公众对某一卫生组织机构的总体印象和总的评价。卫生组织的形象是一种客观存在，不容粉饰。为此，卫生组织要想在社会公众心目中树立良好的信誉和形象，就必须通过卫生公共关系调查的途径，了解社会公众究竟是如何看待自己、评价自己的。比如，卫生组织要想扩大影响力，提高知名度，那么首先就必须弄清楚自己在社会公众心目中的现实状况，然后再采取有指向性的对策和措施。

（二）卫生公共关系调查的原则

1. 客观性原则

卫生公共关系调查所获取的信息是否真实，能否作为卫生组织机构决策的依据，主要取决于调查者尊重客观事实的程度。一切从实际出发，实事求是，是调查者的行动原则。卫生公共关系调查的对象广泛，情况各异，随着年龄、知识水平、经济地位、民族习惯等的不同，回答问题的可信度也就不同。为此，调查人员应以务实、客观的态度和科学的方法来开展调查工作。只有这样，才能正确地鉴别社会公众的真实态度，从而保证调查结果的客观性。

2. 动态性原则

卫生公共关系调查所采集的信息总是处在一个不断地输入、输出、反馈及循环运动的动态系统当中。这样的信息不可能一成不变，而是随着系统的运动而变化着。在卫生公共关系调查中，既要掌握经常重复发生的信息，也要及时接受新的信息。

3. 科学性原则

卫生公共关系调查的科学性原则要求调查人员必须用科学的方法和手段采集信息。例如，在确定调查对象时，应运用科学的抽样法，选择最有代表性的调查对象；同时，调查人员在处理信息时，应该利用现代电子技术成果，如计算机等，这样才能大大提高调查的效率和准确程度。

二、卫生公共关系调查的内容

卫生公共关系调查的内容十分广泛,其主要内容涉及以下几个方面:

(一) 社会环境调查

社会环境调查的目的在于摸清卫生组织机构赖以生存和发展的社会环境特点及其变化趋势,为卫生组织机构的决策提供基本材料,为卫生公共关系策划打好基础。其调查内容主要包括:

1. 国内政策环境调查

国内政策环境调查主要是弄清党和政府的路线、方针、政策的内容及变化。同时,要弄清与卫生组织机构有关的法律、法令、法规的内容及变化。调查的目的在于使本卫生组织机构的行为符合党和政府的政策法律规定,使公共关系工作符合公众的要求。

2. 社会问题调查

任何社会在一定时期内都存在着自己突出的问题,这些问题的存在往往制约着组织的发展。卫生公共关系人员应选择与卫生组织机构有直接关系的社会问题进行调查,以便弄清社会问题的发展趋势和解决办法,并将调查获得的情报或信息向上传递给领导层,使之在决策或策划公共关系活动时注意到社会问题的存在。如有些政治上的腐败现象,使卫生资源不能得到科学、合理的配置,使某些卫生组织机构由于缺乏应有的资源,而影响完成维护人民健康的任务或职责,甚至影响其参与公平的社会竞争。

3. 行业环境调查

社会主义国家的同行之间一方面存在着竞争的关系,另一方面也存在着互相协作的关系。卫生组织机构必须对同行业的兄弟单位的发展情况有所了解,必须对同行业中兄弟单位的公共关系状态有所知晓,而这些相关信息的获得,均必须通过卫生公共关系调查。

由于每个卫生组织机构所处的社会环境是动态变化的,因此,应该将卫生公共关系调查作为一项经常性的工作,尤其是遇到社会环境出现较大变化时,更应加强这方面的工作,以保证卫生组织机构与社会环境的协调发展。

(二) 公众意向调查

公众意向调查的目的在于弄清公众对卫生组织机构有哪些需求,公众要求卫生组织机构做些什么,公众对卫生组织机构有哪些希望,以及公众的心理活动特点等。摸清公众意向,是尊重公众的具体体现,是满足公众需求的前提,是影响公众的基础。它的具体内容包括:

1. 卫生组织机构内部公众——员工的意向调查

卫生组织机构内部公众意向调查是指对其内部员工的意向进行调查。调查内容涉及：各层次员工的主要需求是什么；员工对本卫生组织机构的决策了解、参与及认可的程度；员工中有哪些抱怨；有多少人不想留在本机构；员工对本机构领导人的领导作风是否满意，员工在本机构中是否感到有发展前途；员工是否感到在本机构内受到了应有的尊重；员工对本机构举办的文化娱乐活动是否有兴趣；员工对所得报酬是否满意；当员工工作或生活遇到困难时，是否感到有人关心他；员工中有多少人关心本卫生组织机构的发展前途，并将自己的命运和本卫生组织机构的命运联系在一起等。

2. 权利公众意向调查

权利公众意向调查主要是了解本卫生组织机构的上级主管机构及其领导人对本机构的发展有什么看法、想法和打算；对本机构能开展的各项工作有哪些意见；对本机构所取得的成绩有多了解；对本机构今后的工作有哪些要求和设想等。

3. 顾客公众意向调查

顾客公众意向调查包括顾客公众心理有哪些新的变化，顾客公众对卫生组织机构服务的满意程度，顾客公众对卫生组织机构的服务工作有什么新的要求或建议等。

4. 新闻机构公众意向调查

新闻机构公众意向调查包括电视台、电台、报社、杂志社、通讯社、互联网等，对本卫生组织机构的公共关系工作和协作有什么要求；这些机构的有关人员是否发生了变动，这些机构的办事程序和组织分工有没有变化，这些机构对本卫生组织机构的协作工作有什么新的要求等。

5. 社区公众意向调查

社区公众意向调查包括地方政府办事机构对本卫生组织机构有什么工作要求和协作要求；地方公安机关对本卫生组织机构的治安工作有什么要求；地域内知名人士对本卫生组织机构有什么意见和建议；地域内居民对本卫生组织机构有什么意见和要求；地域内学校、商店、工厂、机关等机构对本卫生组织机构有什么意见和要求等。

6. 供应者公众意向调查

供应者公众意向调查主要是指为本卫生组织机构提供原料、动力、水源、煤气、暖气、照明电力、运输工具、电话、邮政服务等的单位对本卫生组织机构有什么意见和要求。

(三) 卫生组织机构形象的调查

卫生组织机构形象的好坏由公众来评定，由公众说了算。因此，卫生组织机构形象调查必须首先确定公众网络，要首先确定哪些是属于自己的公众，并对属于自己的公众进行分类。在公众分类的基础上，确定对哪部分公众进行卫生组织机构的形象调查。

卫生组织机构的形象不是抽象的，它可以通过知名度和美誉度这两个基本指标得到体现。知名度是指卫生组织机构被公众知道的程度，知道本卫生组织机构的人越多，其知名度也就越高。美誉度是指卫生组织机构受到公众赞美的程度。公众对卫生组织机构越信任、越赞扬，卫生组织机构的美誉度也就越高。知名度和美誉度所表示的内容是不同的，前者只说明卫生组织机构被多少公众所知道和所了解，不涉及卫生组织机构是好是坏的问题，而后者是公众对卫生组织机构的价值评价，即"质"的评价。

卫生组织机构的调查，可以进行形象地位的测量。卫生组织机构知名度与美誉度的组合大体有四种可能：第一种组合是知名度高、美誉度低；第二种组合是知名度低、美誉度低；第三种组合是知名度低、美誉度高；第四种组合是知名度、美誉度都高。卫生组织机构形象究竟处于什么样的地位，属于哪一种组合，取决于公众的评定。处于第一种组合的卫生组织机构，其形象是最不好的，即形象很糟而且臭名远扬。卫生组织机构若处于这种情况，说明公共关系状态很差，必须通过整体工作的改进和公共关系活动来提高美誉度，尽快扭转公众对卫生组织机构的看法，否则将无法生存。处于第四种组合的卫生组织机构，其公共关系状态最佳，应继续努力，保持并发扬原有成绩。处于第二种组合的卫生组织机构，应通过公共关系活动，同时提高知名度和美誉度。处于第三种组合的卫生组织机构，要通过大众传播媒介尽快提高自己的知名度，只有这样运作，才能获得更好的生存发展环境。

(四) 卫生组织机构基本情况调查

卫生公共关系人员要想搞好公共关系策划和对外宣传、接待等工作，就必须对本卫生组织机构的基本情况进行调查，准确地掌握相关信息。卫生组织机构的基本情况主要包括：

1. 卫生组织机构建立的时间，最初的规模，历史上获得的成就和奖励，出过哪些名人和杰出人才等。

2. 卫生组织机构的工作性质、任务、发展规模等。

3. 卫生组织机构的设置情况、办事程序等。

4. 卫生组织机构的人员情况，包括人员的总数，男女比例，人员文化程度构成，各类专业技术职称的比例，管理人员与技术人员的比例，人员的年龄结构，人员的民族构成，人员的籍贯构成等。

5. 卫生组织机构各项规章制度的内容。

6. 员工的平均收入，最高收入和最低收入，分配及奖罚的办法。

7. 卫生组织机构内部的工会、共青团、妇联等群众组织的活动情况及编制。

8. 员工中有哪些知名人士（包括文体活动积极分子，国际、全国、全市获奖者，国家级、市级劳动模范，政协委员，人大代表等）。

9. 卫生组织机构对国家的突出贡献。

10. 卫生组织机构的设备情况。

11. 卫生组织机构的科研项目及获奖水平。

12. 卫生组织机构的精神文明状况。

13. 卫生组织机构的工作保护措施及污染治理情况。

14. 卫生组织机构的卫生及绿化、治安情况。

15. 卫生组织机构的远景发展规划。

三、公共关系调查的方法

卫生公共关系调查有多种方法。卫生公共关系人员应该根据卫生组织机构工作目标的需要和资源条件（人力、物力、财力、时间、信息等），灵活地选用适当的调查方法，常用的调查方法有：

1. 文献资料法

文献资料是卫生公共关系人员学习和研究工作的基础，为了能迅速地查出与卫生组织机构有关的资料、并分析研究，为己所用，必须做好以下几点：

第一，备有必要的工具书及有关参考书目和报纸杂志。

第二，建立文献资料分类检索途径。可按书名、著者、主题等进行分类。例如：

（1）党和政府近期的政策。包括工商、税收、经济法、审计、环卫等各方面的政策。

（2）宣传情况。包括卫生组织机构的宣传工具、宣传对象、宣传内容、宣传效果等。

（3）公众意见。包括卫生组织机构内部公众意见、卫生组织机构外部公众意见、民意测验结果等。

第三，建立文献资料档案。将文献资料经过剪贴、登记、编目后归档，以备查用。

2. 公共关系审查法

(1) 广泛访问

① 引导方法。为了消除被访者的顾虑，卫生公共关系人员要开诚布公，引导被访者配合，以便了解到访问的内容。

② 提问方法。访问中要按预定的内容进行提问。谈话时要有一个融洽的环境，表情要轻松，不要给被访者以暗示。要注意掌握好时间，不要花费了大量的时间，还未涉及问题的要害。

③ 追寻方法。对于被访者一时记不清的问题，卫生公共关系人员可以从"正面"、"侧面"补充追问，以便达到访问前涉及的要求。

④ 整理记录。访问后要整理出真实的访问录，以备查用。

(2) 受众调查

要想对公共关系的传播效果进行检测，可以采用内容分析法进行调查。

① 根据传播的内容进行分类。

② 鉴定传播内容是否有其真实性，是否具有参考价值。

③ 统计出各类传播内容占有的篇幅或播出的时间。

3. 民意测验法

民意测验法在卫生公共关系调查中，是应用最为广泛的一种方法。其工作程序是：

(1) 明确调查目的

调查目的要具体、明确，切忌空洞，这是搞好民意测验的前提。

(2) 制订调查方案

调查方案应包括确定调查项目、时间安排、卫生组织机构的设置、人力保证及人员分工、预算支出及资金保证等。

(3) 确定调查范围

确定调查范围即规定此次调查所针对的人员层次、人数、年龄、知识结构、性别比例等。

(4) 拟定问卷

问卷在民意测验中是经常使用的方法。在设计问卷时要做到文字简明，科学合理，省时实用。其具体方式为：

① 两项选择提问。这一问卷题的设计一定用在非此即彼一类的问题上，不可出现有第三种选择的内容。

② 多项选择提问。在问卷所回答的问题下边，列出许多答案，请公众从

中选择一个或一个以上的答案。

③ 开放式提问。深层次的调查往往采用这种方式，其优点是提问方式灵活，可以自由回答。条件如果许可，可以先搞一下试验，修改后再大面积铺开。

（5）确定访问方式

① 问卷式访问。问卷式访问通常有以下三种形式：

第一种，面谈。口问笔录由被访者自己填写。

第二种，信访。将统一问卷寄给被访者随后请其定期寄回。

第三种，电访。通过电话提问题笔录答案。

② 深度访问。这种方法是直接面谈，谈话范围、时间不受限制。访问双方可互相启发，深入讨论，但事先要准备访问要点。

（6）抽样调查

抽样调查一般有三种：

① 纯随机抽样。它是指按照随机的原则，直接从总体中抽取被调查者。这种方法给每个不同层次被调查者以均等的抽样机会，避免出现极端的结果。

② 机械抽样。这种抽样可使选择调查分布均匀，取较少对象，获较大的代表性，可按抽样数组，决定抽样间隔。如定间隔为9，我们可以从序列中取1、11、21、31、41等人作为被调查者。

③ 群体抽样。可按被调查者总体特征分类。如可按照年龄、行业、性别、经济收入、文化层次、居住地区为群体分层，然后再逐层抽样调查。

（7）整理数据资料

卫生公共关系人员对调查资料应进行整理，从中获得一定质量的调查结果。

① 编校。编校是指对问卷、笔录的内容进行检查，看是否清楚、完整、符合逻辑，是否需要再次补充。总之，要确保资料的准确性。

② 统计。将调查答案选择人数累计出总次数，编入样本，计算出调查各层次中人的百分比。

（8）分析资料并写入调查报告

调查报告的内容应包括：

① 调查主办单位。

② 调查目的。

③ 调查主题。

④ 调查总体。

⑤ 调查方式。
⑥ 调查回卷率。
调查报告的制作要做到言简意明，图文并茂。

第二节　卫生公共关系的策划

良好的公共关系状态是公共关系人员追求的理想目标。良好的公共关系状态不是自发形成的，它要靠一系列成功的公共关系活动去创立。卫生公共关系活动要想获得成功，就必须依靠高水平的公共关系策划，以及策划的成功实施。

一、卫生公共关系策划的必要性

公共关系策划是指公共关系人员依据一定原则，在公共关系调查的基础上，对公共关系主体一定时期内的公共关系活动进行设计、计划、统筹安排的活动，其目的在于保证公共关系主体总目标的实现。

公共关系策划之所以必要，是因为：

1. 公共关系主体的总体目标的实现要求公共关系工作的配合。从管理学的角度来看，卫生组织机构的各项工作都应围绕其整体目标的实现去实施和运作，即卫生组织机构内部的任何一个具体部门的工作均要服务于其整体目标的实现。公共关系活动从根本上来说，是卫生组织机构总体活动的一部分。所以公共关系活动的开展必须配合好卫生组织机构总体目标的实现。为了保证这一原则的贯彻。公共关系人员必须对公共关系活动进行事先策划。

2. 公共关系工作目标的实现，依赖于公共关系策划的成功。公共关系人员通过公共关系调查，发现影响卫生组织机构形象完善的各种问题。为了使卫生组织机构的公共关系状态处于最佳状况，公共关系人员要确定一定时期内的公共关系工作目标，公共关系工作目标要想实现，就必须围绕公共关系目标来策划成功的公共关系活动，否则，公共关系目标的实现就不会有真正的保证。

3. 公共关系工作整体性很强，涉及卫生组织机构内外各类公众的复杂工作，要想取得好的效果，必须由公共关系人员出面协调好各方面的关系。进行公共关系策划是保证公共关系活动中各方面力量协调一致的最好形式。公共关系人员要在公共关系策划中安排好各方面的力量，这样可以保证公共关系工作的整体效果。

4. 公共关系工作是一种双向沟通的艺术实践，只有经过公共关系人员的精心设计,精心创造,精心安排,才能开放出绚丽的花朵。组织一项重大的公共关系活动,如同导演一部电视剧,要想使演出成功,导演必须进行艰苦的构思和精心的设计。不经过周密策划的公共关系活动,就好比一次没有经过导演构思和设计的演出一样,会七零八乱,效果极差。

二、卫生公共关系策划的原则

管理工作的有效性取决于管理人员在管理工作中是否遵循管理原则。公共关系策划是否成功,同样取决于公共关系人员在策划公共关系活动时,是否遵循公共关系的策划原则。公共关系策划一般应遵循以下 10 条原则:

1. 目标原则

策划公共关系活动,首先必须围绕着卫生组织机构的整体目标,绝不应该脱离卫生组织机构的整体目标去搞公共关系策划。这是因为公共关系活动归根到底是为卫生组织机构整体目标的实现服务的。脱离卫生组织机构的整体目标去策划公共关系活动,实际上也就是失去了公共关系活动的根本意义。可以说,公共关系活动只是卫生组织机构整体中的一个棋子,这个棋子究竟怎么走,要服从全盘棋胜利的要求。为此,公共关系人员在搞好公共关系策划时,一定要以卫生组织机构的整体目标为中心,一定要使自己策划出来的公共关系活动有利于卫生组织机构整体目标的实现。

公共关系策划除了要围绕卫生组织机构的整体目标外,还必须明确公共关系活动的具体目标。公共关系活动的具体目标应该成为公共关系活动的中心。也就是说,你策划的各种公共关系活动都应该是为了公共关系目标的实现。

公共关系策划贯彻了目标原则,从而为公共关系工作的评估奠定了基础,也就是说,只要在公共关系策划时明确了公共关系目标,在评估公共关系活动成败时,就有了客观标准。只要实现了公共关系目标,公共关系活动就有效。反之,只要未实现公共关系目标,公共关系活动就无效。正是因为有了公共关系目标这把客观的尺子,才能保证公共关系评估工作的科学性,从而减少人为因素的干扰。

2. 从实际出发原则

从事公共关系策划必须贯彻从实际出发的原则。能否贯彻从实际出发的原则,是决定公共关系策划实现可能性的关键。公共关系的实践证明,凡是推行顺利、效果颇佳的公共关系计划,都是建立在对社会环境、社会公众调查研究的基础上的,凡是失误的公共关系计划,都是未经过调查研究,"闭门造车"的产物。

在进行公共关系策划之前,公共关系人员必须做好以下两个方面的工作:

第一,必须组织人力、物力进行周密、细致的公共关系调查,弄清卫生组织机构存在的空间(社会环境)特点和时间(计划期内)特点,弄清卫生组织机构所处的社会公众关系状况和社会舆论状况。根据有利的客观条件和不利的客观条件,找出影响卫生组织机构形象的主要问题,确定切实可行的公共关系目标。要切忌以愿望代替实际情况,凭想象制订公共关系计划。

第二,公共关系人员在策划公共关系活动时,不要照搬国外的模式,不可硬套外单位、外地的模式,而是要摸清国情和相关公众的具体情况,使策划出来的公共关系活动从内容到形式都是本国、本民族、本卫生组织机构所喜闻乐见的。

3. 同步发展原则

卫生公共关系人员在策划公共关系活动时,必须考虑国家、社会的利益;必须使卫生组织机构的发展状况适应社会发展的节奏和趋势;必须使自己策划出来的公共关系活动有利于使卫生组织机构与社会同步发展。例如,我国有些医药机构在奥运会开赛的前夕,为奥运会捐款捐物,就是很成功的公共关系活动。而它之所以成功,是因为这些活动一方面促进了社会的发展,保证了奥运会的顺利召开,振奋了中华民族的精神,同时也提高了本机构的知名度和美誉度,促进了医药产品的推销,可谓一举多得。

4. 双重利益原则

策划公共关系活动时,必须使策划出来的公共关系活动既能保证本卫生组织机构的利益,又能使社会公众得到相应的利益。这种利益上的分享有利于卫生组织机构与其公关客体(社会公众)之间建立其和谐融洽的关系,而这种关系的建立为卫生组织机构的发展提供了很好的客观环境。那种只顾本卫生组织机构的利益,毫不考虑公众利益的公共关系活动,只会加深卫生组织机构与其公众之间的矛盾,败坏卫生组织机构的形象,到头来只会影响卫生组织机构的良好生存与发展,不会给卫生组织机构带来任何好处。

5. 推陈出新原则

公众会对新颖的东西产生偏爱,往往是因为对陈旧的东西兴趣消减。卫生公共关系人员应该抓住公众这种心理特点,在策划公共关系活动时力求在形式上有所创新。成功的公共关系活动都是形式新颖、有创意的活动。也就是说,公共关系活动形式要有所创新,要让公众感到"出奇",感到是"意料之外的",而不是"意料之中的"。公众对司空见惯的老形式会产生厌倦心理,陈旧的公共关系活动形式会对公众丧失吸引力,吸引力的丧失也就意味着影响力的丧失，这样，公共关系的目标也就难以实现。

6. 突出重点原则

卫生公共关系活动受人力、物力和时间的限制，不可能对各类公众都照顾周到，在策划公共关系活动时，应该确定该项活动主要对象是哪一类或哪几类公众。确定出重点公众，就可以在他们身上多花费些时间和力量。力争通过对这类重点公众的工作，使公共关系活动取得圆满的效果。这也就是人们常说的公共关系人员要把主要的精力用在公众身上。

7. 整体性原则

整体性原则是指在公共关系活动的策划中，要注意发挥卫生组织机构中的全体成员在未来公共关系活动中的集体作用。所谓"全体公关"，正是出于整体性原则的思考，其内涵是说要想树立组织机构的良好形象，不是光靠几个公共关系人员去努力就行了，组织的良好形象要靠组织内的每一位成员共同努力去塑造。如要开展提高卫生组织机构知名度的各种活动，一种做法就是由卫生组织机构领导者加上公共关系人员去做，另一种做法是发动全体职工人人献计献策，吸收各基层群众参加公共关系活动。很显然，前一种做法不会有很理想的效果。尽管公共关系人员付出了巨大的努力，但效果往往不佳，这是因为没有调动大多数人的积极性，其公共关系效果往往比前一种情况要显著得多。这种做法本身也体现了公共关系活动的整体性原则。

策划公共关系活动之所以要遵循整体性原则，原因有二：第一，根据党的群众路线的理论，做好公共关系工作必须相信群众，依靠群众，发动群众。第二，从公共关系工作的特点来看，公共关系工作是树立和维护卫生组织机构信誉和形象的工作，它要求卫生组织机构的全体成员建立主人翁意识，用实际行动树立良好形象，并维护良好形象。

8. 连续性原则

公共关系工作不是短期见效果的工作。了解公众要有一个较长期的过程，在公众中树立卫生组织机构的良好形象，或扭转公众对卫生组织机构的不良看法，都要通过公共关系人员长期的努力，做大量的工作。"日久见人心"这句话是说要想交个好朋友要经过长期的观察。有一位卫生组织机构的公共关系负责人说过这样一段话："我不期望今天我对公众做了好事，明天大家就都来接受我的服务。但我相信，经过长期为公众做好事，最终大家会认识我。"从这段话可以看出，这位公共关系负责人就很懂得公共关系工作是一项需要长期努力才能取得效果的工作。

公共关系工作是一个经过长期努力才能奏效的工作，这就要求公共关系人员在策划公共关系活动时,注意工作的连续性。也就是说,公共关系人员不仅要注意策划好每项公共关系活动,而且还要考虑到前后所开展的几次公共关系活动对某一类公众可能产生的长期影响。公共关系人员在公共关系策划中追求的应该是长期效益,而不应该只注意短期目标,不应有短期行为。

9. 经济性原则

经济性原则要求公共关系人员在策划公共关系活动时要认识到:

(1) 预算是开展公共关系活动的经济保证,在策划公共关系活动时,必须做好活动经费的预算并报上级和财务部门批准。

(2) 在编制预算时,必须落实资金的来源,进行准确、精确的计算,并留有余地。

(3) 对没有资金保证的公共关系活动,不能超过卫生组织机构所能承受的经济能力。

(4) 经费开支要压缩到最低点,要做到少花钱多办事,不花钱也办事。为此,必须制订出有效利用人力、物力、财力的具体措施。

10. 守法性原则

公共关系人员在策划公共关系活动时,一定要注意使自己策划出的公共关系活动不违背国家和地方政府颁布的法律、法规、法令,以及主管部门制定的规章、制度。如果开展国际公共关系活动,还要研究国际法,以及相关国家的法律、法令。不要使自己策划的公共关系活动触犯国际法和相关国的法律、法令,不管触犯哪一方面的法律、法令,都要受到法律的制裁,这样就会给卫生组织机构造成经济上和声誉上的损失,严重时公共关系人员还要受到法律制裁。

公共关系人员在策划公共关系活动时,要善于利用法律、法令、法规等来保护本卫生组织机构的正当、合法的活动。要善于通过公共关系策划使本卫生组织机构的合法公共利益不受别人侵犯。

为了做到以上两点,公共关系人员应该懂法,如果自己对法律不熟悉,可以请律师。

三、公共关系策划的程序

进行公共关系策划工作,大致要按以下程序进行。

1. 研究基本资料

要制定好公共关系活动方案就必须研究基本资料,它包括党和政府有关国际、国内形势及路线、方针、政策等重要文件,专家对国际国内经济形势的分析报告，本卫生组织机构工作分析报告，同行业动态的信息资料，本卫生组织机构公共关系状态的分析报告，舆论环境分析报告，专题调查报告，本卫生组织机构总负责人的近期讲话，本卫生组织机构近期的工作计划，公共关系界近期动态信息等。

研究上述资料的目的在于摸清社会环境及其变化趋势，认清本卫生组织机构现实的公共关系状态及存在的主要问题，明确本卫生组织机构近期的总体目标。总之，通过研究资料，策划人员应对社会环境有清醒的认识，对本卫生组织机构的公共关系状态有客观的估计，对本卫生组织机构的整体目标有详细的了解。

2. 从实际出发，确定公共关系工作目标

公共关系工作的目标应有战略性，即除有近期目标以外，还应有长期目标和分期目标。之所以不能仅有近期目标，是因为公共关系状态的完美并非一两次公共关系活动即可奏效，而要经过长时期的、坚持不懈的努力。

公共关系目标要尽量做得具体些，抽象的目标是没有意义的。如把知名度、美誉度良好列为卫生组织机构的公共关系活动目标就太抽象了。"高"到什么程度，"美"到什么程度，都没有量的考核标准。例如，一个药厂在确定公共关系目标时，其知名度的最高目标是让国内外消费者都知道本药厂及所生产的各种药品，较低的目标可以定为国内消费者人人皆知本药厂及所生产的各种药品；再低点可定为国内城市消费者人人皆知本药厂及所生产的各种药品；如果还再降低一点，目标即可定为百分之多少的消费者知道本药厂及所生产的各种药品。美誉度可以规定达到某药厂的水平、接近某药厂的水平等。近期公共关系目标更应具体。当卫生组织机构策划一次重大的公共关系活动时，其信息传播量应有多大，影响面应有多广，能够与哪类公众加强感情联络，能使哪类公众中的多少人改变对本卫生组织机构的态度，能够促使大约多少公众对本卫生组织机构表现出积极的行为等，这些均应有量的要求。

在确定公共关系目标前，应多设计出一些目标，然后进行比较，这种从多种目标中经过择优选择确定下来的目标，一般来说是比较科学、合理的。确定公共关系目标时，既不可把目标定得太高，又不可把目标定得太低。前者会使公共关系人员丧失信心，后者会失去目标的意义。公共关系活动目标应包括对外公共关系目标和内部公共关系目标两个部分。目前，我国绝大多数的单位，只有对外公共关系活动目标，没有内部公共关系目标。这种单一的公共关系活动方式，很难实现组织的整体目标。

3. 确定公共关系活动的重点公众对象

根据确定下来的公共关系目标，确定出为达到目标必须重点进行工作的公众对象。如卫生组织机构推出某项新服务时，为了提高新服务的知名度，就应该确定新闻媒介是公共关系工作的重点对象，要下工夫做好这方面的沟通工作，从而通过新闻媒介有效报道本卫生组织机构开发新服务的新闻信息。又如，公共关系人员把协调卫生组织机构内部领导层与职工之间的关系定为公共关系活动的目标时，很显然，职工就是公共关系工作重点的公众对象。

一次重大的公共关系活动，其重点公众对象可能不止是一类公众。除了要确定重点公众对象属于哪一类公众外，还要确定这类公众中哪些人物是公共关系工作重点中的重点。如公共关系人员要想实现协调卫生组织机构领导层与职工之间的关系的公共关系目标，就应该把工会、共青团、妇联等群众组织的基层负责人和基层非正式组织中的头面人物列为自己的重点公众对象，通过与他们的沟通，去影响更多的职工。

4. 确定公共关系活动的主题，选好公共关系的模式

策划确定某一时期或某一次公共关系活动时，一定要事先确定好公共关系活动的主题。也就是说，整个公共关系活动应围绕什么中心内容来进行，公共关系人员事先应十分明确。失去主题的公共关系活动是混乱、无目的、无效果的活动。

确定主题后，应选择好适合主题要求的公共关系活动模式。公共关系人员根据卫生组织机构的公共关系状态和社会环境特点，从矫正型公共关系、维系型公共关系等十种公共关系模式（见第三章第三节公共关系活动种类）中选择最合适的相关模式来开展公共关系活动。

5. 制订公共关系活动方案

公共关系活动方案的内容包括：公共关系活动的主题、公共关系活动的目标、公共关系活动的方式（包括选择传播方式和传播手段）、公共关系活动的对象（包括哪几类公众，并列出重点人物名单）、公共关系活动的时间、公共关系活动的场所及交通情况、公共关系活动的规模、公共关系活动的预算（开支项目及金额、经费来源）、公共关系活动的应急措施、公共关系活动效果的评估方法等。

6. 上报方案

公共关系活动方案制订好后应报上级主管领导，上级批示同意后方可执行。如上级来批示，要按照上级指示重新修改方案，待正式批文下达后再执行。公共关系人员应将上级批示文件存档保存，以备以后出现问题时进行查阅。

第三节 卫生公共关系的实施与评估

一、卫生公共关系的实施

公共关系实施是指在公共关系活动方案被采纳以后,将方案中所确定的内容变为现实的过程。公共关系活动方案的实施过程在公共关系活动中是紧接策划之后的第三个步骤,也是解决公共关系问题,实现公共关系目标的关键性环节。

1. 公共关系方案实施的重要性和特点

(1) 公共关系方案实施的重要性

① 检验公共关系计划。公共关系活动计划只是解决问题的设想,这种设想究竟是否符合实际情况,还需通过具体实施对其加以检验。公共关系活动计划在实施中若得到肯定,并且证实是科学有效的,则有利于顺利地完成公共关系的目标。

② 通过实施解决问题。开展公共关系活动的最终目的就是解决实际问题,而制订公共关系计划只是研究问题的过程。为此,只有将所设计的公共关系活动计划付诸于具体实施,方能解决相应的问题。

③ 通过实施积累经验。卫生组织机构面临的公共关系现状以及搜集到的反馈信息都是以前开展活动所形成的结果。也就是说,开展公共关系活动需要不断地总结和积累经验,而只有通过公共关系活动计划的实施,才能做到不断地总结和积累经验。在制定或设计一个新的公共关系活动计划之前,均要以前一项经验为基础,所以说,每次公共关系方案的实施过程也就是经验的积累过程。

总之,公共关系活动计划的实施,影响着公共关系活动的全过程,并贯穿其全过程。

(2) 公共关系方案实施的特点

① 实施过程的动态性。公共关系活动计划的实施具有动态性。这是因为随着时间的推移、实施的进展、环境因素的变化等,实施过程有可能会遇到制订计划时尚未考虑或设想的一些新情况、新问题。因此,应善于灵活、变通地对原定计划进行修正和完善,使之更适合于各种变量因素的变化所带来的新情势。

② 实施主体的创造性。公共关系人员在公共关系活动计划的实施过程中,

要掌握实施过程的动态性特点。根据整个计划的实施原则和自己现有的条件、面临的环境、遇到的时机,充分发挥自己的积极性、主动性,尤其是创造性确定自己的实施策略。例如,根据公众的变化情况,选择恰当的传播渠道、媒介与方法;抓住偶然出现的有利时机,灵活、快捷地调整步骤;根据实施的进展情况,随时更换人员或调整活动任务等。

③ 实施活动的影响性。制订一项公共关系活动计划所涉及的变量因素是多方面的,如果计划的实施获得成功,则会对各类公众甚至社会产生深刻而广泛的影响。这是因为一项公共关系活动计划实施成功后,常常会使某些逆意公众转变为顺意公众,使其态度由消极(敌视、偏见等)向积极(理解、支持等)方向转化。如我国新农村合作医疗的推行,就是十分成功的公共关系活动的具体体现。由于卫生工作人员的有效宣传和影响,目前我国的新农村合作医疗工作已初见成效,许多农村公众改变了过去的否定态度,积极加入新农村合作医疗的行列。

2. 公共关系方案实施中的具体工作

(1) 设置必要的机构,规定各机构间职责

为保证公共关系目标的有效达成,应根据公共关系方案的要求,设置必要的机构,分工负责各方面的具体工作。尤其要明确规定各机构之间的职责和相互关系,以免产生由于分工不清晰、职责不分明所带来的人际关系紧张,遇到问题互相推诿的负面影响。

(2) 为设置的机构配备合适的人员

要派公共关系人员时,要注意权力与能力相结合,即有权力的人要有能力,有能力的人应该有相应的权力。同时要注意责任与权力相结合,即有权力的应尽责,尽责的应有权力。只有这样,才能保证公共关系活动的成功和公共关系目标的实现。

(3) 对配备的人员,应进行必要的培训

人员培训一是思想作风,道德素质的培训;二是专业技术、公共关系知识的培训。对作业人员的培训应结合公共关系作业手册进行实际技能及工作程序的培训。

(4) 制订公共关系人员工作考核办法

要定期对各个岗位上的公共关系人员进行考核,制订出公共关系人员的奖罚措施和条例,强化其积极行为,力求使其消极行为转化为积极行为。

(5) 周密考虑活动的诸细节

在组织公共关系活动的前十天,应该把请柬寄给或面呈有关人士,以便对

方提前做出安排。公共关系人员对重要人物除事先发请柬邀请外，还应在活动前一两天亲自去走访，以示尊重，进一步落实对方能否按时参加公共关系活动，并商定好专车迎接的时间和详细地点，以避免出差错，影响公共关系活动的进行。

（6）事先做好开展公共关系活动的场地准备

公共关系活动的场地容量与所邀客人数量应该协调。场地大客人少，会场会显得冷清；场地小客人多，则拥挤不堪，不会有良好的秩序，且容易发生事故。场地设施应符合各界公众的要求，如新闻记者要求有与其所带的录像设备匹配的装置，全场应有安全应急设施（如太平门等），并有专人管理，以在发生事故时启用。如果没有应急措施，则要采取临时措施。场地是否有通风和调节温度的设备，扩音设备是否实用，电源是否有保证等。这些具体问题必须件件落实到位，否则可能造成不良的影响。

（7）其他

① 预测公共关系活动期间的天气，并有相应的应对措施。

② 考虑风俗习惯，不要在重要的节日安排公共关系活动。

③ 组织人数较多的公众活动，要先向公安部门报告，请求其维持秩序，还应事先与交通部门联系，请求他们协助解决交通问题。

④ 邀请新闻界人士参加公共关系活动，要为其工作提供方便。

⑤ 对公共关系活动中有可能出现的问题，应事先准备好应急措施。

⑥ 为保证现场不出现问题，可以进行公共关系活动的预演，通过预演发现问题，并尽快采取措施加以解决。

二、卫生公共关系的评估

1. 公共关系评估的意义

公共关系评估活动有利于卫生组织机构在开展公共关系活动之后，了解环境发生了哪些变化，为什么发生变化；哪些事情已经发生，为什么会发生等相关问题。在整个公共关系活动过程中，有效的评估应该贯穿于整个过程的始终，并成为重要的内容之一，而不仅仅是事后的总结。

在公共关系活动的准备过程中，评估研究就要分析：目标确定的广度和深度；公共关系计划与预计目标是否一致，成功的机会有多大；预计的费用与实际的支出是否相符；活动能取得什么样的利益和效果；在公共关系实施过程中，评估研究要分析：传播沟通中发出的信息是否达到目标公众中；社会关系的协调是否在按设计的程序进行。在效果评估阶段要分析：公共关系活动是否已达到预期的效果；成本收益状况如何；是否充分利用了信息和可供利用的媒介；是否产生预料之外的影响；实现的效果是否为公共关系活动的结果，是否有其他活动的作用。

有效的公共关系评估是下一个公共关系活动的重要背景材料。

2. 公共关系评估的基本程序

（1）设立统一的评估目标

进行有效的评估，需要在评估开始之前统一进行周密的筹划与安排，首先要确定评估目标，目标不统一，就会在调查中收集许多无用的资料，从而影响评估的效率与效果。将有关问题和评估重点、提问的要点、评估后形成的资料的使用，形成书面计划，以保证评估工作的顺利进行。

（2）将评估列入公共关系计划

评估不是事后的总结，而是整个公共关系计划的重要组成部分。对评估的方法程序应予以充分的考虑和周密的筹划。

（3）要统一对公共关系评估的看法

由于公共关系活动是为卫生组织机构塑造良好的信誉和形象，而信誉和形象是非物质性的意识形态，往往没有实物性的结果，这使得有些公共关系人员对公共关系活动的效果能否检测有时也表示怀疑。因此，必须统一对评估的认识，否则将会影响其对评估工作的积极性。

（4）将评估目标具体化

在评估过程中，应从可测量的角度将目标具体化为许多分目标。如谁是目标公众，哪些预计效果将会发生以及何时发生等。将目标分解为许多具体的目标，能使公共关系计划实施过程更加明确化与准确化，以利于评估工作的顺利进行。

（5）选择相应的评估标准

目标是组织期望达到的活动效果。如果一个卫生组织机构的公共关系活动目标是通过对一项卫生服务活动的赞助来树立或改善自身的形象，那么评估的标准不仅是大众传播媒介对这一赞助做了多少报道，在报上登了多大篇幅，在电视台播出了多少时间。因为这并不表明信息已经达到目标公众，更没有反映目标公众态度的变化。为此，必须调查目标公众对组织的认识、观点、态度和行为的变化。

（6）有效保存计划实施记录

公共关系计划实施记录反映了公共关系人员的工作方式和工作效果，尤其重要的是反映了计划的可行性程度，即哪些策略是有效的，哪些策略是无力的或者无效的；哪些环节衔接比较紧密，哪些环节还有疏漏或欠缺。

此外，有效保存公共关系实施记录还可为搜集公共关系信息和资料打下基础。

（7）有效地使用评估结果

将评估结果向卫生组织机构的管理者报告。管理者由于有效地使用评估结果，对于问题的确定及形势的分析将会更加准确，公共关系目标将会更加符合卫生组织机构良好发展的要求。

（8）丰富公共关系理论体系

评估研究的结果，可进一步丰富公共关系专业知识的内容。在对具体项目效果评估所得的资料进行分析、研究、提炼的基础上，可以得到指导公共关系活动有普遍意义的思想、方法与原则，这些理论成果将会使公共关系的理论体系更加充实和完善。

3. 评估的标准与方法

美国学者卡特李普和森特所著的《有效公共关系》，将评估分为三个阶段，对不同的阶段，提出了一些评估的标准与方法。

（1）准备过程的评估标准与方法

① 背景材料是否充分与准确。在开展公共关系活动之前，应认真检验所准备的资料是否充分，分析判断是否准确。要及时发现在环境分析中被忽略、遗漏，并对研究项目有重要影响的因素，如在确定公共关系活动的目标公众时是否遗漏了关键公众？哪些关于公众方面的假设证明是错误的？新闻界所需的材料哪些尚未准备好？组织环境中的所有关键因素是否都已确定？等等。

② 公共关系的信息资料及活动方式等是否符合情势的要求。要注意公共关系活动中准备的信息资料是否符合问题本身、目标及新闻媒介的要求？沟通活动是否在时间、地点、方式上符合目标公众的要求？人员够不够？资金是否充足？是否会出现对信息沟通不利的对抗性行为？是否另行组织其他活动来配合此次公共关系活动？这些评估分析的结果，可以作为进一步审定或调整计划与策略，改进方案实施过程的重要参考资料。

③ 检验信息的传递形式是否有效。要检验信息资料、宣传品的设计是否合理、新颖，是否引人注目，能给人以深刻的印象。具体来说就是文字语言的运用，图表的设计，图片及展览方式的选择等。这是对公共关系活动组织者专业技能的检验。在评估时尤其应注意信息的传递形式是否有效。

（2）实施过程的评估标准与方法

实施过程中的评估是评估研究工作的主要部分。它的作用在于发现哪些决策是正确的，哪些是错误的，哪些决策不利于公众产生对组织的信任，以及发现决策执行过程中出现的偏差等。

① 检查信息资料发送的数量。要统计卫生组织机构在实施公共关系活动中所进行的电视、广播讲话次数、新闻发布次数，信件及其他宣传材料发送的数量，展览等其他宣传性工作有没有进行。这一评估过程是要了解所有信息资料的制作情况和其他宣传活动的进行情况。通过评估就能发现计划实施过程中的弱点和不合理地方。

② 检查信息被新闻媒介采用的数量。向外发送的信息，只有通过传播媒介，才能较广泛地到达公众中，并使之受到影响。因此要检查报刊索引和广播记录，以统计信息被新闻媒介采用的数量。虽然信息通过新闻媒介传播是最有效的渠道，但是，其他宣传活动如展览、演讲，也是将信息传递给公众的有效渠道，统计这些活动的次数，也能反映卫生组织机构开展活动的努力程度。

③ 检查接收信息的公众数量。要对接收到信息的各类公众进行统计分类，从中找出目标公众的数量。报纸和杂志的发行量可以作为评估卫生组织机构信息传播效果的参考数据，但是它仅仅反映了信息的理论接收人数，而不是实际接收人数。为此，要尽可能掌握注意到本卫生组织机构的信息的公众数量。通过对阅读、收看、收听范围的调查，可以了解到公众对不同媒介与信息集中注意力的不同程度。国外的新闻媒介，往往通过调查和使用电子计算机，对报刊的读者、广播的听众和电视的观众的年龄、职业、收入、文化程度和消费习惯进行统计分类。在评估效果时，应注意审阅这些统计资料。

(3) 活动效果的评估标准与方法

活动效果是指公共关系活动对于每一个目标公众的作用程度以及整体目标的实现程度，反映公众在认识、态度或行为上的变化。活动效果的评估是总结性评估，总结性评估不仅在每次公共关系活动的实施过程中发挥重要的作用，而且对于下次计划的实施或评估具有重要的参考价值。活动效果评估的标准涉及以下几个方面。

① 了解信息内容的人数。卫生公共关系活动的目标是增进公众对卫生组织机构的认识、了解和理解，促进公众与卫生组织机构之间的有效沟通，公众对卫生组织机构的态度和行为与他们掌握的关于卫生组织机构的信息有很大关系。公众如果掌握了有关卫生组织机构的情况，就会影响到他们对卫生组织机构采取的态度和行为，进而影响他们与卫生组织机构的关系。要评价公众从卫生组织机构的公共关系活动中了解到什么，有什么收获，就必须在卫生组织机构开展公共关系活动的前后询问公众对于卫生组织机构的认识、了解和理解等

思想意识的变化。例如，可以在公共关系活动前与活动后对同一组公众进行重复测验，或在两组中对其中的一组进行公共关系活动，而对另一组则不开展活动，之后将两组测试的结果进行比较。还可以通过询问公众希望得到什么信息，这将有利于帮助卫生组织机构确定传播什么样的信息。

② 改变态度的人数。态度是指人们对外界客观事物所持有的评价和行为倾向，它是由认知、情感和行为倾向所构成的一个人比较稳定的内在心理状态。态度一旦形成便比较稳固，短时间内不容易发生变化。按照美国学者凯尔曼有关态度改变的三阶段学说，一个人的态度改变不是一蹴而就的，需要经过服从、认同和内化的过程。因此，在进行公共关系活动效果的评估时，评价公众态度改变整个变量因素时，要根据一段时间内其在所有有关问题上的立场和观点来判断，而不能仅凭一时一事确定一个人的态度发生变化与否。许多事实表明，公众究竟持有什么样的态度，往往与其掌握的知识、信息和既有的思想观念密切相关。因此，多注重向公众传递有利于卫生组织机构良好形象塑造的相关信息，有利于公众对卫生组织机构形成好感，进而改变公众态度。

③ 采取实际行为的人数。对于公共关系活动而言，公众对卫生组织机构的态度发生变化并非最终目的，公共关系的最终目的是在一定程度上促成公众接受卫生组织机构的服务及其产品的实际行动。如卫生组织机构进行的服务及产品的广告宣传，不仅仅是在公众心目中树立信誉和形象，更重要的是让公众购买产品，接受服务。

以上阐述了公共关系评估的准备、实施、效果的三个阶段。这是人为划分的三个阶段，事实上，在评估活动所包括的准备、实施到效果的多步骤过程中，在其中的每一个阶段均要进行渐进性的评估，也只有这样，才能使评估工作更易于管理。另外，在进行公共关系评估时，还应注意到，一项公共关系活动总是处于一定的社会环境之中，活动效果可能是公共关系活动本身引起，也可能是其他社会因素的作用，为了更为客观公正地评估，最好尽量排除公共关系以外的因素，在理想状态下显示出公共关系活动真正的影响力。

第十三章　卫生公共关系危机管理

卫生公共关系危机管理是公共关系实务和技巧的全面应用。由于做好这方面的工作具有相当大的难度，因而这不仅要求卫生公共关系人员能敏锐地发现问题，具有深刻的洞察力，而且还要求公共关系人员能随机应变，善于变通，具有较强的创新意识以及处理问题的灵活性与技巧性。近20年来，许多国家的公共关系专家和公共关系人员把公共关系危机管理作为公共关系研究的重要内容，十分重视有关公共关系危机管理的经验总结和实践成果。

第一节　卫生公共关系危机的概念

一、卫生公共关系危机

卫生公共关系危机是指卫生组织机构与公众之间出现严重冲突或发生某些不利于卫生组织机构的舆论，影响卫生组织机构的服务及经营活动的正常进行，对其生存、发展构成威胁，从而使卫生组织机构的形象遭受损害的某些突发事件。突发事件是指意想不到的、突然发生的事件或问题。如三株口服液就是因为事前对突发事件没有思想警觉，当不利于其生存、发展的舆论出现后，无力挽回信誉和形象，最后垮掉。

目前，国内卫生组织机构的经营环境和竞争环境正在发生着前所未有的深刻变化，市场竞争越来越激烈，不确定因素层出不穷，随时可能遭遇突如其来的危机。因此，每个卫生组织机构随时都有可能遭遇到投诉、纠纷等危机事件。在卫生服务和卫生经营市场的大浪淘沙中，卫生组织机构也随时有可能因为卫生医疗服务和卫生经营管理中的某些问题而导致危机发生，进而失去公众来源，最终被淘汰。为此，卫生组织机构必须有效地控制危机状况和环境，当自身面临危机事件时，要针对性地开展有效的公共关系活动，以达到驾驭局势，解决纠纷，维护形象，变被动为主动，减少损失，进而顺利地摆脱困境。

二、公共关系危机管理

公共关系危机管理有广义和狭义之分。广义的公共关系危机管理是指公共关系人员在危机意识或危机观念的指导下，依据危机管理计划，对可能发生或已经发生的公共关系危机事件进行预测、监督、控制、协调处理的全过程，即通过对危机的产生、发展、变化实施一系列有效的控制，从而将危机对卫生组织机构的负面影响降到最低程度。狭义的公共关系危机管理，则是指对已经发生的公共关系危机事件的具体处理过程。广义的公共关系危机管理除了要具体处理所发生的危机和问题外，还要注重平日的沟通，并在尚未发生危机时先制订危机管理计划，考虑各方面的利益来系统地做出决策以预防危机，危机过后还应开展善后工作使一切重回正常轨道。

公共关系危机管理是一个无始无终、全面系统的管理过程。对于公共关系的危机管理要建立整体意识，即要从全过程管理的角度去看待危机，从以治疗危机为重点转向以预防危机为重点，将危机处理提高到危机管理的科学层次。为此，究竟怎样有效地进行公共关系危机管理就成为公共关系危机工作的重要方面，也可以说是公共关系的最大价值所在。开展公共关系危机管理的重要意义在于：

1. 维护卫生组织机构形象

卫生组织机构的形象是所有卫生组织的重要无形资产，如果卫生组织机构的形象遭到损害，则会给其生存、发展带来不利的负面影响。无论是纠纷事件，还是突发事件，当处理不当时，均会给卫生组织机构带来麻烦或损失。因此，开展有效的卫生公共关系危机管理工作，对于维护卫生组织机构的形象，具有重要的意义。

2. 增强内部团结

卫生组织机构要想顺利地渡过危机，内部团结一致是一个十分重要的变量因素。处理危机事件不仅是对卫生组织机构内在凝聚力的检验，同时也是加强内部团结的一个好时机。卫生组织机构开展公共关系危机管理，有助于促使个人利益和组织利益达成一致，同时还有助于组织内部公众形成默契，激励全体成员的士气，增强内部团结，进而使卫生组织机构获得一个难得的、有利于顺利发展的"人和"环境。

3. 减少组织损失

突如其来的危机事件必定会给卫生组织机构带来精神、物质方面的损失。然而，采取科学、有效的应对、处理措施和策略，则会减少组织的损失状况。

为此，积极开展公共关系危机管理，有利于妥善处理好危机事件，迅速控制事态的不利发展，从而能使卫生组织机构的损失降到最低程度。

4. 创造经营时机

成功的危机处理可能变劣势为优势，化"危"为"机"。当卫生组织机构出现公共关系危机时，如果处理得好，就能因祸得福，化危机为契机，创造出又一个良好的经营时机。为此，应该清醒地认识到：卫生组织机构要想持续生存并获得不断发展，必须进行科学的危机管理，只有掌握了公共关系危机之道，方能使自身化险为夷，化"危"为"机"。

第二节 卫生公共关系危机的类型、特点及原则

一、卫生公共关系危机的类型

准确认识和判断公共关系危机的类型，是有效处理公共关系危机的重要前提，从不同的认识角度来划分，公共关系危机有以下几种类型。

1. 一般性危机和重大危机（从存在的状态划分）

（1）一般性危机

一般性危机主要是指那些常见的公共关系纠纷。对于卫生组织机构来说，常见的公共关系纠纷有：内部关系纠纷、顾客关系纠纷、政府关系纠纷、社区关系纠纷、媒介关系纠纷等，从某种意义上说，公共关系纠纷还算不上是真正的危机，这只是公共关系危机的一种信号、暗示和征兆。只要能及时处理，细致地做好公众工作，公共关系纠纷就不会向公共关系危机发展以致造成危机局面。

并不是说所有的公共关系纠纷均会带来重大的危机，但是应有所警觉，防止其带来不利于卫生组织机构的消极影响。因为公共关系纠纷，轻则降低卫生组织机构的声誉，造成形象损失；重则可能危及卫生组织机构的生存和发展。对于内部公众来说，卫生组织机构内部不团结，会挫伤内部员工的积极性，降低管理人员的威信，很可能会造成卫生组织机构的服务效益、经营效益下降，使内部员工物质、精神两方面的利益都遭受损失。对于外部公众而言，卫生组织机构与外部的纠纷，可能会损害相关公众的物质利益和身体健康。此外，当公共关系纠纷发生后，往往会牵涉社会各界，甚至会引起地方以至全国或世界的关注，造成广泛的负面影响。

（2）重大危机

所谓重大危机，主要是指卫生组织机构的重大医疗事故，重大生产失误、火灾造成的严重损失，突发性的商业危机等，这些是公共关系所面临的必须迅速处理的真正危机。尤其是有关卫生组织机构的信誉危机，公共关系人员必须在平时就有所准备，这样才能做到临危不乱，有效地面对和处理危机。

2. 内部公共关系危机和外部公共关系危机（从责任归咎的对象划分）

（1）内部公共关系危机

内部公共关系危机是指发生在卫生组织机构内部的公共关系危机，简称内部公关危机。内部公关危机是由卫生组织机构内部员工直接造成的，危机的责任主要是由卫生组织机构的内部成员自己承担。其特点有：①波及的范围不太广，主要影响本组织的利益。②责任的归咎对象是本组织的部分人，相对来说容易处理。③内部公关危机的主体主要以本组织的领导和员工为重点。

（2）外部公共关系危机

外部公共关系危机是与内部公共关系危机相对而言的，它是指发生在卫生组织机构内外部影响多数利益公众的一种公关危机。如我国2008年发生的震惊中外的"三鹿奶粉事件"，对整个乳制品业带来重大影响，在短期内使广大公众蒙受身心方面的重大损失，并且彻底毁掉自身的信誉和形象。外部公关危机有如下特点：①危机波及的范围较广，受害者大多数是具体的社会公众。②责任不在发生危机的某一具体社会组织及其成员身上。③不可控因素较多，较难处理，需要危机的有关各方面密切配合，共同行动。

从这一角度具体划分公关危机的类型时，内部和外部的划分是相对的。因为有些公共关系危机的发生，既存在内部的原因，也存在外部的原因，所承担的责任大小也相差不多。故对具体的公共关系危机的划分与处理必须具体分析，妥善处理。

3. 有形公共关系危机和无形公共关系危机（从危机的表现形态划分）

（1）有形公共关系危机

这类危机给卫生组织机构带来直接而明显的损失，凭借肉眼即可观测到这些损失，如房屋倒塌、爆炸等。其特点是：①危机的产生与造成的损失大多数是同步的。②危机造成的损失明显，易于评估。③危机造成的损失难以挽回，只能采用其他措施补救。④有形危机的发生常常引起无形危机的出现。

（2）无形公共关系危机

这类危机给卫生组织机构带来的损失并非显而易见，这种表现不明显的危机称为公共关系危机。任何给卫生组织机构的形象带来损失的危机，都属于无形公共关系危机。对于已受损害的卫生组织机构形象，如果不采取紧急有效的措施来进行补救和完善,则会造成卫生组织机构的重大损失。无形公共关系危机的特点有:①危机的始发阶段,损失不明显,很容易被忽略。②危机发生后,若任其发展,损失将会越来越大。③这种危机造成的损失是慢性的,可采取相应的措施补救。④处理好这类危机要与新闻媒介多打交道,而且必须注意方法。

4. 人为公共关系危机和非人为公共关系危机(从危机产生的主客观原因划分)

(1) 由于人们的某种行为引起的危机称为人为公共关系危机。对于卫生组织机构而言,如社区卫生服务的模式选择欠科学、合理;药物生产配方有问题;原材料质量不好;有关工作人员缺岗或不尽职;安全保卫工作不力;财产管理不善等,就属于此类。人为公共关系危机具有两大特点,即可预见性和可控性。这就是说,如果平时工作做得细致尽责、有相应的准备措施,有些危机是完全可以避免或减轻损失的,在一定程度上也是可以控制的。

(2) 非人为公共关系危机

非人为公共关系危机主要是指不是由人的行为直接造成的某种危机。引起非人为公共关系危机的事件常常有:地震、洪涝等自然灾害。非人为公共关系危机有以下特点:①大部分无法预见。②具有不可控制性。③造成的损失通常是有形的。④这种危机容易得到社会各界和内部公众的同情、理解和支持。

5. 显在公共关系危机和内隐公共关系危机(从危机的外显形态划分)

(1) 显在公共关系危机是指卫生组织机构已发生的危机或危机的趋势非常明朗,危机爆发只是一个时间问题。

(2) 内隐公共关系危机是指卫生组织机构的公共关系状态中存在潜伏性危机。与显在公共关系危机相比,这种内隐性公共关系危机具有更大的危险性。

除了上述公共关系危机的类型外,还可以依据公共关系危机的性质,将其分为经营危机、信贷危机、商誉危机、环境危机和政策危机等。学会识别公共关系危机的类型,掌握不同的公共关系危机的特征,将有助于公共关系人员进一步认识和理解公共关系危机处理的意义,把握好公共关系危机处理的基本原则。

二、卫生公共关系危机的特点

了解公共关系危机事故的主要特点,既有利于卫生组织机构认真做好公共关系危机事故的预防工作,又有助于在危机发生时,能够更好地处理它,并减少损失，减轻负面影响，公共关系危机的特点有：

1. 偶发性

偶发性是指卫生组织机构通常不能确切地知道在某时某地将会发生某一危机事件。危机总是在人们毫无思想准备，毫无觉察的情况下，突如其来地发生。危机的发生首先使人感到吃惊、意外，随后会因为缺乏相应的危机信息而惊慌失措，会产生一种被包围的压迫感。

危机的偶发性决定了制订危机管理计划的必要性。在实践中，当提倡制订危机计划时，有些人不了解，认为危机是无法遇见的，制订了计划也没有用。还有些人甚至认为制订危机管理计划是浪费时间和金钱的做法。这种思想认识是不正确的，制订危机管理计划的真实意义在于尽可能地不让危机发生，或尽可能地减少危机带来的损失。

2. 传播性

危机事件常常成为社会关注的焦点和新闻媒介最佳的新闻素材与报道线索，传播性很强。这是因为危机发生后，一方面社会公众急于了解事件的真相和进展情况，另一方面卫生组织机构急于澄清事实，挽回损失。

为此，卫生公共关系机构在危机期间应做好与新闻媒介的沟通协调工作，及早控制事件的不利影响，使之向有利于卫生组织机构的方面发展。注重稳定受害人员及其家属的情绪，尤其应善待新闻界代表，防止不利于卫生组织机构的报道。总地来说，就是要有效地制造舆论、控制舆论以及引导舆论。

3. 危害性

公共关系危机一旦发生，对卫生组织机构及其相应的社会公众均有不同程度的影响和危害。危机事件不仅使卫生组织机构的形象受损，而且还会引发一系列难以收拾的恶劣后遗症。如前些年掀起的 PPA 风波。当国家下发禁用 PPA 的通知时，康泰克等几种感冒药也在被禁之列，一时间报纸、电视、大街小巷的人群都在谈论 PPA，这场危机不仅仅对制药机构本身和用过药的公众带来直接的损害，其负面影响还波及本行业甚至其他行业。

4. 干预的紧迫性

正如危机内涵所规定，危机往往会对卫生组织机构的服务、经营与声誉造成不良影响，甚至造成其运转停滞。故此，要求卫生组织机构的领导者在最短时间内做出正确、可行的决策。在这种高风险与难以确定的情况下，妥善处理与控制情势恶化的确是一项艰难的任务。

三、卫生公共关系危机的原则

公共关系危机的产生原因是复杂多样的，故而对其处理也就没有固定的模式。尽管如此，公共关系危机的处理还是有规律可循的，在实践中，应遵守危机管理专家总结、概括出来的一些基本原则。这些原则主要包括：

1. 主动性原则

在处理危机时，不论是何种性质的危机，不管危机的责任在何方，卫生组织应主动地承担责任，妥善处理危机。即使受害者在事故发生中有一定的责任，卫生组织也不要先追究其责任，否则会各执己见，加深矛盾，不利于问题的解决。在危机公共关系处理中，卫生组织和受害人之间，卫生组织是矛盾的主要方面，要主动做好各方面的工作。

2. 及时性原则

处理公共关系危机的目的在于，尽最大的努力控制事态的恶化和蔓延，要在最短的时间内将危机事件造成的损失降到最低限度，迅速重振形象。因此，有专家说："高效率和日夜工作是做到快速反应不可缺少的条件。"

3. 全面性原则

公共关系危机事件会影响到卫生组织机构的内部和外部的诸多方面。因此，在处理具体的公共关系危机事件时，应遵循全面性原则，系统地考虑和解决问题。既要注意到公众内部，又要考虑外部公众；既要顾及到公众现在的影响，同时还应关注对公众未来的或潜在的影响等。

4. 真实性原则

事件发生后，要尽快与公众沟通，主动与新闻媒介联系，说明事实真相。出于职业的需要，对于发生的事情，新闻界往往会有强烈的好奇心，公共关系人员应真诚对待，不能利用记者不熟悉某一专业而弄虚作假。一定要尊重事实，按客观规律办事。

5. 冷静性原则

公共关系危机发生后，卫生公共关系人员应冷静、沉稳和理智，不要使突如其来的事件让自己心绪烦乱、头脑不清、武断草率，而要镇静、稳定、头脑清晰。只有持有积极的心态，才能在处理危机事件的过程中良好地应对，变被动为主动，有效地度过危险境况。

6. 透明性原则

当危机发生后，应采取"门户开放"的透明性原则，让广大公众尽快地了解事实的真相，同时，将自己准备纠正错误、修正完善的举措及时地告知公众，赢得公众的理解和支持。那种封闭消息，刻意不让公众了解真相的做法，其结果会导致公众猜测、编造，以讹传讹，造成不利于卫生组织机构生产与发展的负面舆论局面。

7. 诚意性原则

危机事件通常都会造成财产的损失或人员的伤亡，这时应将对生命财产的抢救工作放在第一位，应站在受害方的立场上给受害者及其家属以安慰和同情，并尽可能提供其所需的服务。尤其对危及人的生命安全的事故应给予高度的关心。另外还要特别注意避免出现为自己的失误辩解的言辞，防止公众产生不信任感。

8. 准确性原则

危机事件发生后，特别是在事件初期，由于种种原因，传播的信息容易失真。为了防止公众的猜测、误解和有关事件的谣言，卫生组织机构不仅要及时地传递有关信息，而且还要注重信息传递的准确性，不要隐瞒或省略某些关键细节。

9. 维护声誉原则

公共关系在危机管理中的作用就是要保护卫生组织机构的声誉，这也是危机管理的出发点和归宿。在危机管理的全过程中，卫生公共关系人员均要努力减少对卫生组织机构信誉和形象带来的损失，争取公众的谅解和信任。上述各项原则的最终目的实际上也是为了维护卫生组织机构的声誉。

10. 创造性原则

事故处理之后应向社会公众宣传今后的新打算、新做法，邀请公众到卫生组织机构来参观访问，请社会公众与新闻记者到现场了解情况，改变公众对卫生组织机构的印象，展示卫生组织机构新的面貌，开创新局面。

总地说来，公共关系危机处理的总原则就是真实传播、挽回影响、减轻损失、趋利避害、维护声誉。

第三节 卫生公共关系危机处理程序

卫生公共关系危机一旦发生，卫生公共关系部门和人员就要立即行动起来。首先要在卫生组织内部稳定员工的情绪。要调动和唤醒全员公共关系意识，将危机公关变为卫生组织各部门密切配合的全员公关，激起全体员工的责任心和使命感，同舟共济，共渡难关。

卫生公共关系危机处理大致有以下几个程序：

一、建立临时的专门机构

临时的专门机构是危机处理的领导部门和办事机构,卫生组织的主要负责人亲自领导危机的处理工作,这对于保证突发事件能够顺利、有效地处理是十分必要的。根据事件的情况可设领导小组和办公室,设专人或专门小组负责事故的调查、处理及接待工作。

二、对事件进行调查

通过调查查明事故的基本情况、现状、发展趋势、损失及影响的大小等。

（一）调查的要求

调查的要求：有关证据、数字和记录要准确,并经过核实；对事故有关方面要进行全面、深入的调查,不得疏忽大意；对事态的发展和处理后果及时地进行跟踪随访。

（二）调查的内容

调查的内容主要涉及：

1. 突发事件的基本情况。包括事件发生的时间、地点、原因、事件周围的环境等。

2. 突发事件的现状和发展趋势。包括事态的目前状况如何,是否还在发展,采取了什么措施,措施的实施情况怎样。如果事件还在发展,需调查恶化的原因,有什么办法能遏制事态的进一步发展,如果继续恶化发展会造成什么样的后果和影响,等等。

3. 事件产生的原因和影响。包括引起事件的原因,伤亡的情况及人数,损害的财产种类数量及价值,事件涉及的范围和在经济上、社会上,甚至政治方面会带来的影响等。通过周密调查,迅速查明情况,了解事件的性质,事件的种类,进而断定事件性质、现状、后果及影响。

4. 查明事件涉及的公众对象。包括直接的受害公众、间接的受害公众；与事件有直接关系和间接关系的组织与个人,与卫生组织机构有利害关系的部门与个人；与事件的处理有关的部门机构,新闻界、舆论界人士以及事件的见证人等。

三、分析危机事件原因,确定公共关系目标

在对危机进行全面调查和确定性质的基础上,对危机产生的原因做详细的分析、判断,逐环节落实并在此基础上确定事件处理的公共关系目标。比如,

突发性事件给社会带来严重危害，公共关系工作则以寻求受害方和社会对卫生组织机构的谅解、宽恕，重建卫生组织的信誉为目标。如果突发性事件给卫生组织机构带来巨大伤害和损失，公共关系则应以得到社会的同情、支持，争取人力、物力、财力的资助，迅速地恢复卫生组织机构正常的工作秩序和解决职工的困难为目标。如果既有社会损失，又有卫生组织机构的损失，则应建立双重的、二者兼有的公共关系目标。

四、危机的处理

危机处理是在调查研究的基础上，根据对危机性质、原因的判断和危机公共关系目标的确定，制定出相应的对策和具体措施并付诸实施。在实施过程中，为了便于了解卫生组织机构的态度和措施，增强透明度，多层次、多渠道的沟通十分重要，同时要加强信息反馈，及时修正有关对策。在突发事件来临之际，要立即采取紧急、果断措施以抢救受伤人员，控制事态发展，求得社会支援。在危机处理过程中要注意做好以下几个方面的工作：

1. 上级有关部门方面

危机发生后，卫生组织机构要与上级有关部门保持密切联系，以求得指导和帮助。卫生组织机构要及时、实事求是地汇报情况，不隐瞒、不歪曲事实真相，随时汇报事态发展情况。事件处理后要详细报告有关经过，处理措施、解决办法和防范措施。

2. 内部员工方面

在稳定情绪、稳定秩序的基础上，向内部员工告知事故真相和卫生组织机构采取的措施，使员工同心协力，共渡难关；收集和了解员工的建议和意见，做好说明解释工作，如有伤亡损失，做好抢救治疗和抚恤工作。通知家属或亲属，做好慰问及善后处理工作。对于不合格产品引起的恶性事故，要立即收回不合格产品，组织人员检修和检查，停止销售、追查原因、改进工作；还要向股东报告全面情况。

3. 受害者方面

卫生公共关系人员要以同情的态度，谨慎地处理好与受害者之间的关系；冷静地倾听受害方的意见，直接同受害方接触，并表示歉意；耐心听取受害者的要求和确认赔偿损失的数额；受害者即使有一定责任，也不应去责怪，避免在事故现场与受害方发生争吵；在与受害方接触的过程中，努力做好解释工作，尤其当受害方对处理结果不满意时，公共关系人员要站在公正的立场上进行协调，给受害方以安慰、同情和理解，安排领导人慰问看望。尽可能提供周到的服务，尽最大努力做好善后处理工作；向受害方及家属公布补偿办法及标准，并尽快落实；如无特殊情况，在危机处理过程中不更换工作人员，由专人与受害方联系和接触。

4. 新闻媒介方面

新闻媒介方面对危机事件反应敏感，传播速度快，范围广，影响力大，但如果把握不好，也易于误传信息，形成不利于事件处理的舆论。因此，要特别注重处理好与新闻媒介方面的关系。对公布事故如何措辞，应事先统一认识，统一口径，应尽可能以有利于危机处理的方式向记者公布；由专人负责消息发布，集中处理与事件有关的新闻采访，最好由卫生组织机构的最高领导人亲自向记者提供权威资料；主动向新闻界提供真实、准确的消息，提供的有关数字要经过核实，说明要简明扼要，避免使用技术术语和生僻的语句，公开表明卫生组织机构的立场和态度；谨慎传播，在事实尚未完全明了时，不对事件原因、损失以及其他方面的情况做推测性说明，不轻易表示赞成或反对。

对新闻媒介要采取主动、合作、信任的态度，不能隐瞒、搪塞，更不能反抗，对有些不便立即发表的消息，应说明理由，求得理解，不可简单使用"无可奉告"之类的用语；可通过新闻媒介不断地提供公众所关心的消息，如善后处理、补偿办法等。除新闻报道外，还可在有关报刊上发表歉意公告，向公众说明事实真相，表示歉意及承担责任，使社会感到卫生组织机构的诚意。

5. 业务往来单位方面

迅速并实事求是地向业务往来单位传达危机信息；以书面形式通报正在采取的措施；确有必要的话，可派人当面与之协调；若危及业务往来单位的利益，应及早给予补偿；危机事件处理完后，可采用书面形式来表示影响对方业务的歉意或登门致歉。

6. 社区公众方面

倘若危及社区各类公众、居民生活，卫生组织机构应登门或挨家挨户地道歉；在新闻媒介上发表谢罪公告；周全地考虑社区公众的损失情况和问题的各细节，要给予令其满意的合理赔偿。

7. 事故的善后处理方面

对危机事件做上述处理后，危机处理工作尚未结束，舆论仍在关注卫生组织机构的危机状况带来的社会影响，新闻媒介还要持续一段时间报道。卫生组织机构通过新闻媒介向社会宣传自己的新打算、新举措、新变化，邀请有关部门，公众代表到现场参观，回答咨询，做好解释工作。调动各方面的力量，**挽回卫生组织机构的形象损失，恢复声誉，重新赢得广大公众的信任。**

五、防止危机事件再度发生

危机事件处理之后，卫生组织机构要从损失中吸取教训，针对危机产生的原因和环节制定出相应的措施，防止危机再度发生。要调整卫生组织机构的公共关系战略和经营战略，加强全体员工的安全意识教育、危机意识教育，动员全体员工维护卫生组织机构的形象。

第四节 卫生公共关系危机的预防

除了那些难以预测、不可抗拒的自然灾害外，许多人为的因素所造成的危机是可以预防的。为此，卫生组织机构应采取积极的态度和相应的预防措施。危机的良好预防是涉及卫生组织机构整体素质提高的综合性工作，与人员、设备、环境等方面有密切关系。从卫生公共关系角度来看，应当从以下几个方面作出努力。

一、树立危机意识

卫生组织机构的全体员工，上到领导决策层、下至管理、技术人员和各个具体工作岗位上的卫生工作者，都应具有危机感，要教育员工认清每个部门、每个环节和每个人的行为都与卫生组织机构的形象密切相关，危机的预防有赖于全体员工的共同努力。全员的危机意识能提高卫生组织机构抵御危机的能力，有效地防止危机的发生，即使产生了危机，也会把损失降到最低程度并很快得到解决。

二、建立预防危机的信息监测系统

现代的卫生组织机构是一个与外界环境有密切联系的开发系统，不是孤立的封闭体，其兴衰存亡取决于在市场中的地位和形象，预防危机必须建立高度灵敏、准确的信息监测系统。卫生组织机构应搜集危机预防的信息，及时加以分析和处理，把隐患消灭在萌芽状态。要注意做好：

1. 随时搜集公众对卫生组织机构的医疗、预防、卫生服务、保健等方面的反馈信息，一旦出现某方面的问题立即跟踪调查加以解决。

2. 掌握政策决策信息，如有关法规、条令的颁布，研究和调整卫生组织机构的发展战略和经营方针。

3. 了解卫生组织机构的服务和经营在相应公众心目中的形象信息，包括质量、价格、服务、建议改进等。其中服务水平、服务质量、服务态度等对卫生组织机构的生存和发展至关重要，是建立"防范"网络的重要内容。

4. 研究竞争对手的现状、实力、潜力及策略方针趋势，经常进行优劣对比，做到知己知彼。

5. 分析了解公众对卫生组织机构的领导水平、管理水平、机构设置、人员素质和服务等方面的评价。

6. 搜集和分析本卫生组织机构内部信息，进行自我诊断和评价，找出薄弱环节，采取相应的措施。

三、强化公共关系意识，加强公众沟通

商品经济的发展，使卫生组织机构与公众的联系以及两者之间的依赖关系大大加强了，加之大众传播媒介和沟通技术的现代化，使卫生组织机构与市场以及传播媒介联成一体，卫生公共关系活动开展如何以及社会舆论成为卫生组织机构成败、兴衰的重要因素。通过沟通使卫生组织机构与服务对象、新闻媒介、社区公众、政府机构等保持良好的关系。同时要创造良好的内部条件，搞好卫生组织机构内部的双向沟通，调动员工的工作积极性，这是预防危机、减轻危机损失的基础性工作。预防危机要从卫生组织机构创办的那一天起就着手进行，伴随卫生组织机构的经营和发展长期坚持不懈，那种出现危机才想到公共关系，把公共关系当做一种临时性措施和权宜之计的做法是不可取的。

四、加强严格管理

许多事故是由于管理不善、要求不严、有章不循、马虎大意所导致的。卫生组织机构对各个环节的管理必须从严要求，严格按照操作规程和各种制度办事。卫生组织机构要克服那种拼人力、拼设备、拼资源，只顾眼前利益的短期行为。这种短期行为会给卫生组织机构带来种种隐患。

五、建立目标计划体系

建立以预防危机发生为主的公共关系目标计划体系，是对危机进行有计划的全程序控制。超前预测潜在的灾祸本身就是良好的公共关系。在实现卫生组织机构总体目标的前提下，通过计划、实施、检查、总结四个程序的不断循环达到控制的目的。

制订防止危机产生的计划目标，主要内容包括计划方针、计划目标、现状及目标值，落实计划的措施、责任、规定日期、制定检查实施，制定反馈系

统，总结和计划下一段工作。

六、及时理顺公众情绪

某种事件的发生，会给公众带来不便或损失，引起公众的不满情绪和意见；卫生组织机构内部员工因切身利益的问题会引起不稳定情绪。卫生组织机构应及时了解内外公众的需要和愿望，能解决的尽量及时解决，暂时不能解决的做好工作，争取公众谅解，防止因一些枝节问题再次引发更为严重的问题。

七、总体研究组织管理及经营情况

对卫生组织机构的总体管理及经营状况的监测可采用民意测验方法和形象研究两种方法。民意测验主要是设计一些可供选择的问题请相关公众回答，再运用统计方法计算出持各种态度的公众所占有的百分比。经常和持续地进行这样的调查，可以发现公众对卫生组织机构所持有的态度及其变化趋势。

形象研究不同于民意测验，它主要是将调查对象与竞争对手进行比较，尤其关注信誉、服务态度、服务价格等方面的信息和评价，让公众排出先后顺序，从中了解公众是怎样看待本卫生组织机构以及竞争对手的。通过分析探明本卫生组织机构的形象塑造情况、管理及经营的优势和不足等。

第十四章 卫生公共关系案例分析

第一节 公共关系案例分析的意义与方法

一、公共关系案例分析的意义

通过对公共关系案例的分析,使案例中所蕴含的公共关系原理、原则及其规律性被案例分析者所领悟和认识。这种认识还因为案例本身所具有的形象性、可感性的特点而深刻化。

通过对公共关系案例的探讨,使案例所展开的公共关系活动过程能够以比较清晰的画面展现在人们的眼前,使人们容易找到感觉,这种形式的学习无疑对公共关系的实践具有有效的启发与指导意义。

通过对公共关系案例的研究,每个分析者在探析案例中不同人物或角色的言行的过程中,与其同呼吸、共命运,如同身临其境,这种与案例中人物或角色融为一体的"准实践",有可能使案例中人物或角色处理问题的公共关系思想和实践方法,不知不觉地迁移至案例分析者身上来。

二、公共关系案例分析的方法

1. 仔细阅读

通过阅读,掌握案例所提供的人、事、物及事件发生、发展的全过程以至每个细节。对于情节复杂的案例,还要列出有关的人物表、时间表、事件过程图解或网络图等,以利于全面、准确、深入地把握案情。把握案情是深入分析的基础和前提。

2. 深入分析

案例分析一般包括:事件的起因、发生发展过程、当事人的思考与决策、相关因素的介入及其影响、事件的结果、有关数字的可靠性及准确程度,等等。

案例分析的主要依据：一是公共关系理论的思考；二是公共关系实践的检验。所谓公共关系理论的思考，就是看一看案例中的公共关系"实践"是否符合已知的公共关系理论和原则。所谓公共关系实践的检验，就是要看案例中的公共关系"实践"的实际效果怎么样，是否达到了当事人预期的既定目标。经过这样的分析、评判的结果，案例分析者就可以得出一定的结论了。

3. 得出结论

案例分析后所得出的结论无非是两个方面：一方面是经验性的，即成功之处及其取得成功的原因，以供借鉴；另一方面是教训性的，即不足之处及其产生的原因，以资鉴戒。

第二节 卫生公共关系案例选析

一、以人为中心，调动其积极性

某医院在开展内部公共关系的活动中，从管理心理学的角度正确运用人的"需要层次"理论，根据内部职工不同层次的需求制定了相应的措施。尤其是对有自我实现和社会需要两个层次需求的职工，通过双向沟通活动，达到了较理想的效果。他们主要采取了座谈会、建议会、论证会、表彰会等形式，如对在学术上有建树，具有承担医学科研能力的人才，医院提供必要的经费、图书资料、实践条件等，并定期召开座谈会，研究科研项目的进展情况及存在的问题，在精神上给予科研人员鼓励，使其树立战胜困难取得科研成功的信心。

定期召开医院业务专家座谈会，研究医院发展规划，对重大项目进行科学论证，征求他们的意见，医院领导实事求是地进行分析采纳，从而满足部分职工受社会尊重的需求，对在国家省市以上刊物发表学术论文者以及对医院工作及建设做出重大贡献的职工，进行大张旗鼓的表彰，并注意不光以奖金作为鼓励的手段，也注重精神激励，在奖品上写上醒目的奖字，以此来满足职工社会尊重的需求，激发其工作热情和干劲。

该医院这种积极开展以人为中心、尊重职工需求的做法，有利于留住医院内部的优秀人才，增进医院的凝聚力，进而提高医院在医疗服务市场竞争中的实力。

（资料来源：王均乐：《实用医院公共关系学》．经济管理出版社，1991．）

二、医生奖金发多少，患者也有发言权

把患者满意不满意作为医务人员奖金发放的重要依据，这是宁波市瑾县人

民医院推出的一项管理措施。

从 1997 年 8 月起,凡是在该医院挂号的患者都能收到一张服务意见卡。卡上列有服务质量、服务技术等多项内容,患者只要填上医务人员的工号,并在一般、满意、不满意栏内打钩,投入门诊大厅意见卡回收箱内即可。院部按医务人员的工作数量、质量测算出基本奖金,然后再根据意见卡统计结果上下浮动,凡患者满意率在 70%~80% 的不奖不扣;80% 以上的上浮;70% 以下的开始扣发;40% 以下的全扣。

此外,院部还开通了两条患者投诉电话,对多次受患者欢迎和批评的医务人员进行奖惩。

宁波市瑾县人民医院推出的这项管理措施,真正体现了以患者为中心的思想,使患者受到尊重,并赢得他们的心,同时有利于创造医院内部良性竞争的氛围,激励职工的工作干劲,其结果会使患者对医院的服务更加满意。

(资料来源:《宁波时报》,1997.8.)

三、市场竞争逼出医院服务多样化

激烈的医疗市场竞争使一些医院开始延伸医疗服务功能,山东烟台市某医院正式挂牌成立了首家科普医院,除了看病之外,还对患者进行医学科普宣传,到社区开展咨询工作……服务内容主要包括:为患者提供"双处方"诊治,即在开具药物治疗处方的同时,印制健康教育处方,开展电化医学科普宣传,在患者候诊输液时播放常见病、多发病的发病机理和诊治原则的电视录像;设立孕产妇学校,举办优生优育的讲座,搞好医学科普下社区、下基层活动,组织专家医疗队下基层义诊咨询;开展以患者为中心的健康教育;建立病人回访制度,送给病人医患关系卡,加强医患沟通。

该医院院长告诉记者,医院举办的科普讲座受到了很多公众的欢迎,医院的会议厅总是座无虚席,今后他们还准备在门诊大厅电子触摸屏查询系统中设立医学科普知识栏目,定期在街道举办健康体检,并将在夏季举办医学科普夜市。

随着医疗服务市场竞争局面的加剧,医院的生存和发展与社会环境以及公众的依赖关系越来越密切,如果医院不懂得根据情势的变化来随机应变,就有可能在竞争中被淘汰出局。山东烟台市某医院延伸医疗服务功能的做法,正是善于灵活变通的具体表现。医院服务多样化的举措会使医院有效地抓住公众的心,进而赢得永久的医疗服务市场。

(资料来源:《齐鲁晚报》,2001.6.2)

四、护士服悄然变色

白色护士服一统天下的格局,正在悄然变化着。记者在武汉市第五医院看到,急诊室的24位护士都身着粉红色护士服,充满温馨和暖意。

护士身穿白大褂是流传近百年的传统,因而有了白衣天使的美誉,然而越来越多的患者反映,白大褂太刺眼,一看到白色总会想到自己是在医院。经过反复考虑,五医院决定用代表温暖、热情的粉红色取代白色的护士服,经过汉阳区卫生局审批后,急诊护士正式改装。据介绍,为了"投公众所好",该医院儿科的服装已选定为孩子们喜欢的迷彩装,手术室的服装也为蓝色。

在一江之隔的武汉市第一医院,记者也见到了颜色各异,款式新颖的新型护士服,如墨绿色手术服,粉红色眼科、妇产科护士服。在其他大医院,护士服"变色"行动也在紧锣密鼓地进行着。武汉市第二医院准备在新大楼投入使用之际,护士们将穿上颜色各异的服装。武汉市第四医院已对新护士服装做过论证,护士将依不同病区、不同患者人群而分别着装。

据了解,医疗行政部门并未对护士服装统一做"变色"要求,各医院主要是考虑到不同患者对颜色的反应,以更有利于患者的治疗和康复为原则,对传统护士服做改进。

武汉市第五医院率先"变色"护士服的行动,体现了该院顺应公众的需求来完善医疗服务的公共关系思想和理念,这一举措必然会引起公众的好感,为医院在公众心目中树立良好的形象创造了条件。

(资料来源:《楚天都市报》,2000.3.8.)

五、关心职工生活搞好内部公共关系

某医院有职工1200人,多年来,由于只注重业务用房建设及购置大型昂贵医疗仪器设备,忽视职工生活用房筹建,随着人员逐年增加,造成了生活用房的困难。也由于职工居住拥挤,部分职工合用一间厨房,时间久了难免发生口角,造成职工之间不团结,青年职工结婚没有房子,只好租民房,影响工作情绪,再者由于福利用房跟不上,职工子女入托难的问题解决不了,导致职工与领导之间产生矛盾,影响工作,甚至使医院在社会公众中的形象受到损害。医院领导针对这一问题,召开各种会议分析研究,在广泛征求意见的基础上,制定了切实可行的集资方案,采用单位与受益职工双方集资的方法,建成了两栋3000平方米的宿舍大楼和300平方米的幼儿园,当职工搬进新楼时,兴高采烈地说:"领导这样为我们职工操心,解决困难,我们还有什么理由不好好

工作呢。"幼儿园建成后医院招聘了四名幼儿园教师,两名保幼员,使入托的学龄前儿童受到了正规的教育,解决了职工面临的两大困难和后顾之忧。职工上班心情舒畅,全身心地投入工作,工作效率大大提高,使全院形成了一个齐心向上的合力,医院工作收到了显著成效。

任何一个医院要想在激烈的竞争中站稳脚跟,首先要注重搞好的就是内部公共关系。搞好内部公共关系的根本,也就是从满足职工的需要着手,只有当其合理需要获得满足时,他们才可能干劲十足地搞好工作。

(资料来源:王均乐:《实用医院公共关系学》.经济管理出版社,1991.)

六、良好医德当夸武警

某工程机械工人汪刚在作业过程中不慎将拇指折断,投医五家遭拒,最后去湖北省武警医院求治,武警医院当即手术,获得社会公众的好评和赞誉。事件的全过程如下:当汪刚左手大拇指被铁钩挂掉后,包着断指急忙求治。当时是下午五点三十分。汪刚先后找了五家医院求治,均被以各种理由推辞。据临床医学资料记载,断指再植的最佳时间是在伤后五小时以内,可直到晚上十点汪刚的断指还没有经过任何处理依然用纱布包着。汪刚一行三人抱着最后的一线希望。急匆匆地赶到省武警医院急诊室,值班医生王格格查看了伤情后,迅速做出决定,当即手术。11日凌晨四点刚做完手术的胡勇主任表示,"尽管时间拖久了,但我们还是用了最精干的医生,最好的药品,最快的速度,力争手术成功"。

多年来,湖北省武警医院一直坚持对"三无"(即无金钱,无姓名,无陪护)病人的医疗,其医疗行为和良好医德在湖北省社会公众的心目中有良好的美誉度。

(资料来源:《楚天都市报》,2001.3.)

七、看病不挂号直接找医生

武汉市商职医院从2001年3月1日开始免收患者的挂号费。患者不需挂号直接找医生看病,此举在医疗界掀起轩然大波。

商职医院副院长说此举是为了使经济困难的患者少花钱,看好病。几家大医院的人士认为"商职"此举无非是想吸引更多的病源,这样做很可能扰乱医疗市场,形成无序竞争。商职医院负责人说,商职医院17年来没有要国家一分钱的财政补贴拨款,靠的就是医疗服务又便宜又好,赢得了人气。免去这些费用,肯定会减少一大笔医疗收入,但薄利多医能吸引稳定的病源,并且得人心。

大部分患者认为，不挂号既实惠又方便，是就诊方式的革新，举双手赞成。

多年来，武汉市商职医院之所以在激烈的医疗市场竞争环境中，始终能够稳定、良好地生存与发展，靠的就是良好信誉和形象这种重要的无形资产。该院重视公众的需要，懂得根据公众的需要进行医院政策和行为的改变，真正做到急公众之所急，想公众之所想。这种公众至上的公共关系思想，是他们立于不败之地的法宝。

（资料来源：《武汉晚报》，2001.3.）

八、妇幼保健院整改掷地有声

《减免医疗费用为何起纠纷》一文刊登后，某省妇幼保健院领导十分重视，及时召开会议，制定了一系列整改措施，并对外科代收患者现金的问题做出了严肃处理：分别扣除外科主任和护士长一个季度的职务津贴，扣除外科全体医务人员当月50%的奖金，并在医院通报批评。

医院还分别召开中层以上干部会议和班组长会议。针对外科违规一事开展讨论。以使全体干部职工进一步提高认识，医院还决定当月十日起，所有科室统一进行自查自纠，三日之内自查完毕并上报自查结果，逾期不报，将按有关规定从重处罚。一些科室用晨会的时间读完这篇报道，新生儿科一职工对记者说，报纸报道了外科违规的事后，我们作为医院职工感到痛心，因为该妇幼保健院是全国模范爱婴医院。全国第二个三级甲等医院，今年四月又被确定为省卫生行业10个窗口单位之一。这一切来之不易，我们应该倍加珍惜。

医院为了加强监督，决定在医院张贴警示牌、告病人书等，警示牌内容包括五不准：不准拿红包回扣；不准代收现金；不准搭车开药；不准乱收费；不准吃拿卡要，并公布了举报电话。医院规定，违规者将处以十倍罚款，并与评先和晋升挂钩，医院还准备近期向聘请的社会监督员征求意见，进一步了解医院的服务质量。

该院迅速开展的一系列纠正型公共关系活动，为其赢得社会公众的谅解，重振良好的医院信誉和形象，打下了良好的基础。这种做法，虽然暂时对医院形象可能会有些负面影响，然而此举所带来的远期社会效益和经济效益是无法估量的。

（资料来源：《武汉晚报》，1997.2.）

九、以患者为中心,赢得公众的心

(一)2002年3月,《武汉晚报》登出一则消息,题为哈尔滨兴起精神陪护,这是因为随着社会的老龄化,以及子女忙于工作而疏于陪伴父母,专门为独处老人所设立的服务——"精神陪护",在哈尔滨某医院应运而生,陪护内容包括陪聊天、散步、读书看报等,这些精神护士均为年轻人,性情和文化修养要求严格,既能拉家常又能谈古论今。

(二)武汉市第三医院一直坚持开展医院公共关系活动。设立了"礼仪护士",开展礼貌迎送患者的公共关系活动,并推出"电脑联网门诊"。在第三医院看门诊的患者再也不排长队了。他们挂号划价时只需将专用磁卡在门诊划卡器上轻轻一划,就可以直接去看病取药。目前,手握"健康医疗卡"的市第三医院患者已有十几万名,平时挂号、划价、取药各环节都只要几分钟。第三医院的新举措,深受患者欢迎。

(三)武汉市儿童医院的传统做法是,只在上班时间开门诊,而通过反馈信息后得知,由于医院上下班的时间与社会上各单位的上下班时间接近,因而双职工的小孩就诊十分困难,于是该院顺应公众的要求,让医院退休的老专家、教授在医院下班后的时间里挂牌门诊,这样既满足了社会公众希望下班后能为小孩看病以及找好大夫看病的需求,同时也满足了老专家希望发挥余热继续奉献的需求。此外,为方便孩子们边输液边完成作业,该医院还专门设立了儿童输液室。

上述三个实例均是现代医院按照公共关系思想,一切以患者为中心,设身处地为其着想,竭尽全力满足其需要的真实写照。

(资料来源:《武汉晚报》,2002.3.)

十、礼仪培训的社会价值

不久前武汉市儿童医院花三万元钱,请来自北京某医院的教授专门对员工进行礼仪培训。花那么多钱搞礼仪培训的效果究竟如何?有的学者做了一个简单的测试,连续拨通了该医院的六个窗口科室的电话,对方首先都是一句亲切的问候"您好",然后十分客气地介绍这是×××科,请问您找谁,而以前该医院许多职工在电话中的语气是颇生硬的。

在门诊大楼和住院部,发现大部分护士的站、坐、言、行都体现了较高的素质。礼仪培训后,患者投诉率比以前下降了75%,满意程度则大大提高。

事实证明,武汉市儿童医院的礼仪培训是非常值得的。通过礼仪培训,职工形象发生很大的变化，人员素质提高，患者投诉率下降，满意度上升，为医院在广大社会公众的心目中塑造良好的信誉和形象创造了优化的环境和舆论氛围。

（资料来源：《武汉晚报》，1996.3.）

十一、得民心者得天下

2004年，许多家庭都堆着"非典"时期囤积的一箱箱的板蓝根，均面临过期的问题。广州白云山和黄埔中药有限公司由于在履行社会责任上，一直致力于"家庭药品回收（免费更换）机制"，有力地触发和培养了公众"安全用药"的意识。白云山和黄埔中药因此而成为受人尊敬的制药企业。

2006年10月20日，白云山和黄埔中药投资8000万元，用于两年内新增6600家"永不过期"药店，为消费者更换家庭的过期药品，两个月加盟店已超过600家，加上此前的1500家定点药店自动升级，目前全国"永不过期"药店总数达到2100家，遍及全国30多个省、市、自治区。

通过家庭药品回收活动，广大消费者的安全用药意识大幅度提升，获得了巨大的社会效益，各地药监部门不断以政府名义主导该活动，成为真正地贯穿全行业的营销大事。白云山和黄埔中药的企业品牌及产品知名度大幅度上升，每年的消费增长一直保持在30%以上。2008年上半年更是达到八亿元。

白云山和黄埔中药率先扛起"家庭过期药品回收"的旗帜，成为全球首创的医药行业售后服务体制，通过回收家庭过期药，为消费者承担一定的经济损失，让消费者对其药品产生贴近感、亲切感，正所谓"得民心者得天下"。

（资料来源：商业评论中文网，www.hbrchina.com.）

十二、运用公共关系手段参与医院危机的处理

某医院1990年9月7日上午9点收治了一名高热病人，系中学教师，经医生对病人做了全面检查后，以流行性出血热收入医院，并做出相应的治疗处理，12点以后，病人病情恶化，值班医生又及时给予处理。之后值班医生去处理另一名急诊病人，下午两点多病人昏迷，病情继续恶化，值班医生即刻请主任会诊抢救，但终因抢救无效于2：50病故。病人病故后，病人家属认为病人病情恶化后医生不该离开，是医疗事故，拒绝抬走尸体，并大闹医院。死者的一些同事也广造舆论，声言某医院治死教师是送给教师节的一份礼物，纵容、支持家属闹医院。

该医院遇到了危机，医院领导及时召集有关领导开会，研究危机处理意见。认为病人家属闹医院的原因：一是病人入院后的迅速死亡，使其心理上难

以承受;二是对病人的死因和医疗事故的概念不清;三是对某些服务环节不满意。死者同事闹医院的原因:一是对病人的病情和死因不了解、不理解;二是平时对该院的服务不满,借机发泄。为此决定采取医院公共关系手段,处理这起危机事件。首先由领导和有威望的高年资医生去死者学校解释、道歉,消除误会,求得该校领导和教师们的理解和谅解,进而帮助医院去做家属的工作。同时请当地政府领导、院外义务监督员和有关新闻、司法机构的代表到医院座谈,说明事情的原委和经过,澄清真相,同时也坦诚地承认服务上的不足,既减轻了医院的舆论压力,也求得了社会支持。然后在社会、校方的协助下,再做家属的工作,家属也很快消除了误会,接受了现实。一场危机在24小时以内很快得到了妥善的解决和处理。

(资料来源:王均乐:《实用医院公共关系学》.经济管理出版社,1991.)

十三、北京同仁堂药店形象好的奥妙

具有300年历史的北京同仁堂药店,在继承和发扬老字号药店的优良传统方面,以其高质量的产品和优质服务久负盛名。

中草药的质量直接关系到治病的药效和人们的健康。北京同仁堂药店改变传统的做法,专门成立加工组,对购进的药材再次筛选加工,做到精心选料、按方调制,从根本上确保了产品的质量。在配剂方面,它们严格规章程序,每一剂中草药都要由具有15年以上店龄的老调剂员复核,发现漏缺立即追加补足,杜绝了错配、漏配现象。他们还在店门口设立服务台,由专职医生值班,为顾客排忧解难。对于缺方的顾客,设立登记制度,来货后立即通知,有时还千方百计送药上门。

北京同仁堂药店以其热情周到的服务,赢得了信誉,店里的经济效益也逐年上升,许多顾客还慕名远道前来购药,一般都能如愿以偿。顾客的口碑宣传、新闻界的报道,使北京同仁堂药店享誉海内外。

有人会说,公共关系可不是鼓励人们多进店吧。但是,人生了病总是要急着寻药根治的。那么,药店、医院之多,找谁呢?当然是谁信誉好就去找谁。北京同仁堂药店不仅药的质量上乘,而且配药也精细,更可贵的是他们急病人之所急,热心地为病人去寻购本店没有的药材,病人光顾一次,无不感慨万分,其事后肯定会逢人便宣传、赞扬。身患重病的人有一相同之处,就是你为他做点好事,他会铭记在心,你若为他治好了病,他就把你当成救命恩人,且滴水之恩,当涌泉相报。如此,北京同仁堂药店有极好的声誉也就不足为奇了。

(资料来源:林汉川:《现代公共关系的技巧》.机械工业出版社,1990.)

十四、放大强化品牌影响力

上海瑞金医院是建院近百年、历史悠久的国有三级甲等综合性教学医院，其品牌的影响力在国内首屈一指，主要归功于强大的学科综合优势，使其临床医疗、学术研究、人才培养等被广大患者看好，为了进一步发扬这一品牌的效益，瑞金医院借助国际会议和媒体，再次放大品牌影响力。

瑞金医院在承办"中美21世纪医学论坛"的运作中，采用现代化、科学化的大型会议组织策略和运行模式，充分借助媒体的推广作用，广泛而有效地树立并强化了品牌形象，提升了品牌的知名度和美誉度。论坛后一个月，瑞金医院的普通门诊量比论坛前的一个月激增20%，特需的医疗服务的就诊人数与论坛会议前相比激增15%。论坛的成功，成为瑞金医院在市场竞争日益加剧的经营环境中成功策划并运用公共关系策略的典范。

（资料来源：www.16ceo.com.）

十五、树立良好形象的三部曲

现代组织机构不是孤立的封闭体，而是一个与外界环境有着密切联系的开放系统。在市场经济条件下，组织的兴衰存亡，有赖于其在市场上的地位和形象。美国权威管理学家杜拉克说："对企业的目的唯一恰当的说明就是创造顾客。"创造顾客除了要有优质的产品外，还必须要有诚恳的态度、求实的作风和完善的服务，并且向社会提供必要的信息介绍自己、有效地推销自己，同时也要及时了解社会各界的反馈信息。

杭州民生药厂以"创优创新、造福人民"为办厂宗旨，创造了一批国优、部优、省优产品。但是1990年前后，社会上伪药、劣药充斥市场，请客、送礼、回扣等庸俗关系学盛行，有的制药厂用保暖杯、钢精锅甚至毛毯、皮箱等日用品取代正规药品包装来招揽用户。这种混乱局面给民生药厂的正常销售带来了严重的影响。针对此种情况，他们没有随波逐流，别人在非法包装上花样翻新，他们在提高产品质量上狠下工夫，并且相应开展了一系列公共关系活动，在社会上树立了良好的形象。

第一，他们采取了"请进来，走出去"的办法，广泛听取用户的意见，以提高产品质量。在质量外访中，用户反映了输液在储存中的一些问题。如堆放在下面的包装箱容易变形，导致输液瓶口受压，瓶盖松动，输液有可能变质。虽然用户一再表示这不是产品质量问题，但是厂方对此非常重视，立即采取了措施在输液瓶口上加套一个纸垫圈。尽管输液是微利产品。增加垫圈还会提高成本，减少利润，但是此举在用户中树立了良好的形象。由此可见，重视用户意见，改进产品包装，提高产品质量，是组织机构在用户心目中树立良好形象的基础。

第二，他们十分重视通过广告这个特殊的传播方式来沟通组织机构与公众的联络关系。在节假日的省、市报纸上都可以看到该药厂向省市人民祝贺节日的大幅广告。此外，他们还充分利用自己开发的新、特产品来开展广告宣传。

第三，建立良好的外部关系要靠和谐的内部环境来实现。杭州民生药厂不仅有一个宽松、民主的环境，而且职工之间、干群之间建立起了一种相互信任、友善的关系。该厂领导以身作则，切实地为职工解决了一些实际问题。他们在有限的条件下，把解决职工住房、改善劳动条件等10个方面的问题，逐个明确目标，在职代会上公布，并且以协议形式与工会签约，接受职工的监督。这样，职工的积极性调动起来了，内在凝聚力增强。在行业竞争激烈的条件下，无论是产品质量、科研开发，还是科学管理上，该厂都居同行前列。

从杭州民生药厂的公共关系活动中，我们不难发现，树立职工的主人翁地位，建立科学的，民主的管理是公共关系的更深层次的内容，亦是搞好公共关系，塑造组织机构良好信誉的关键所在。

（资料来源：林汉川：《现代公共关系的技巧》. 机械工业出版社，1990.）

十六、尊重员工的价值，把爱带向人间

20多年前，广州白云山制药厂只是一个只能生产单一产品"穿心莲"的乡办工厂，生产设备极其简陋，年产值不到20万元，现在20多年过去了。昔日的乡办小厂已经发展成为生产药品品种达数百种，年产值达数亿元，上缴利税过千万元的大型骨干企业，广州白云山制药厂就像一棵小树凭着自己顽强的生命力，硬是在激烈的市场竞争中发展壮大，其根本原因是白云山制药厂有非常正确的基本准则：尊重员工的价值，把爱带向人间。

这一基本价值准则引导着白云山制药厂的管理人员：尊重员工的价值，带领员工实现"把爱带给人间"的美好愿望。这一价值准则要求实行以人为中心的管理，在具体的管理过程中，白云山制药厂是如何来贯彻这一价值准则的呢？下面看看几个事例就明白了。

（一）星期四文化沙龙——实现白云山价值观的奥秘

白云山制药厂确定了自己的价值观后，厂领导们就如何让广大员工真正理解"白云山的价值观"，并使它成为每个"白云山人"的自觉行动的指南进行了一系列卓有成效的工作。其中举办"星期四文化沙龙"的活动，就是一个很有效的方法。这一活动形式多种多样,干部和职工可以在一起自由地谈论共同的话题,上至天下大事,下到家庭琐事;大到社会时局,小到企业经营问题,也有时传出阵阵欢声笑语,气氛异常活跃。这一活动,不仅使员工的价值得到了真正的体现,而且也使白云山人接受着企业价值观的熏陶。通过这一活动,干部与干部之间,干部与员工之间,员工与员工之间都加深了认识、了解与沟通。星期四文化沙龙活动在白云山制药厂起到了一种明显的教育作用,这一活动也使该企业的凝聚力大为增强。

(二) 尊重员工价值——白云山具有凝聚力的奥秘

曾借调到白云山制药厂帮助研究"甲苯咪唑"的上海药物研究所助理研究员梅放,看到自己的研究成果在白云山批量生产,且药厂一片生机蓬勃的景象,他想从上海调到广州白云山制药厂,很快得到了厂里的同意,调动手续办得十分顺利,不幸的是他的胃癌复发并已扩散,研究所挽留他在上海治病,可他表示:我的研究还未完成,要回到白云山去。对于这种情况,一般的企业会把他当个累赘,想尽快把他甩掉都来不及,而白云山制药厂则硬是用担架把他接到本厂报到,并立即安排治疗与派人轮流看护。正像白云山制药厂接到研究所的电话回答时所说的"调梅放同志来我厂,是我们双方商定的,手续已经办妥,他就是我们的人,哪怕是用担架,我们也要把他抬来",白云山制药厂在梅放到来后如何为他安排家属,如何为他治病我们暂且不论,光从"一个要来,一个要接"中就足以看出:白云山是一个真正尊重人的价值的地方,是一个对职工和科技人员情深谊厚的地方——人心所向的地方。有才能的人,不去这样的地方,还去哪里?

(三) 爱才用才——白云山壮大的奥秘

在科学技术迅速发展的今天,人才是一个企业发展壮大的关键因素。白云山制药厂早就认识到了人才在企业发展中的作用。他们认为:人才是推动企业发展的重要因素,必须充分调动他们的工作积极性、主动性和创造性。要想充分发挥人才的作用,就必须关心他们,为他们创造良好的工作环境和生活环境,提高他们的待遇。在具体的落实上,白云山采取各种有效的措施,如采取自定薪级,自评职称的方法来调动广大科技人员的积极性,每年评定一次职称,并实行专业技术职务同工资挂钩,在评定职称时,主要以学术水平,工作能力,贡献大小为主要依据,并适当地考虑学历和从事专业工作的经历。厂领导认为,提高科技人员的待遇与他们对企业的贡献相比,可以说是微不足道的,科技人员生活好一点,心情舒畅一些,精力充沛一些,为工厂每年贡献几十个新成果,对国家对人民都大有好处,这正是实现"把爱带给人间"所需要的基础。实践证明,这样做是成功的,从1979年以来,该厂每年都有30个新产品问世。且新产品的总值占总产值的25%~30%,这就是白云山制药厂在激烈的竞争中一直保持产销两旺的奥秘。

白云山制药厂在树立企业形象方面还有许多做法值得一提如率先实行工厂对社会开放,热情接待社会公众参观;组织人力物力编辑《白云山医药信息》,同学术界、卫生界进行思想交流;注重科技投资;加快新产品开发;狠抓药物质量。并注意通过各种媒体向社会公众传达企业的各种信息,等等。

(资料来源:www.hrchina.com.)

十七、巨能钙有毒事件公关不当尝苦果

2004年11月17日,《河南商报》以"消费者当心,巨能钙有毒"为题,披露了巨能公司销售的巨能钙含有致癌的工业双氧水,引起舆论喧哗,国内各大媒体和网络纷纷于当日进行了转载。不少药店也将巨能钙撤下柜台,危机从河南迅速扩散到全国。11月18日,巨能公司发表声明,承认巨能钙含有双氧水,但不会对人体有害。11月19日,巨能公司在北京召开新闻发布会,强调虽含有微量双氧水,但属于安全范围之内,要求国家权威部门就巨能钙"有毒无毒"进行评判,同时指出事件源于恶意攻击,并将追究《河南商报》混淆视听,不实报道之责。

在巨能公司与《河南商报》就巨能钙安全性进行争辩时,巨能钙在全国的销售则几乎陷于停顿状态。12月3日,卫生部的检测报道称"巨能钙过氧化氢含量在安全范围之内",巨能公司立即通过各媒体通告了卫生部的评判意见。然而,巨能公司却错过了危机管理的最佳处理时机,到那时为止,虽然卫生部的检测结果对巨能公司有利,但整个事件对巨能公司造成的影响是巨大的,尤其是中国老百姓心中的阴影,加之"宁可信其有,不可信其无"的固有心态在短期内是难以消弭的,毕竟这是直接入口的产品。

对巨能公司来说,如果当初采取先停售产品接收退货的做法,同时积极与全国各代理商积极进行沟通,告知事件发生的真相,并取得他们谅解的话,也许从感情上最大限度地赢得消费者和销售商的理解和同情。但是,巨能公司急于通过驳斥,指责当事媒体以证明自己的清白,显然,这些做法是无助于问题解决的。巨能公司可以坚信自己的产品是安全的,但更多的是需要去沟通、去协商,去寻找解决问题的措施和途径。在最后结果的论证上,时间拖得越长,外界因此产生的猜测和怀疑就会越多,反而令巨能公司丧失对事态发展的主控权。

(资料来源:《河南商报》,2004.11.17.)

十八、顺应公众需求，推广夜门诊服务

随着医疗改革的进一步深化，民营和外资资本对医疗产业的侵入，医疗系统行业竞争已显而易见，谁能在经营手段上领先一步则很可能带来长时间的领先，并带来相当的社会和经济效益。

仁爱医院是上海的一家民营医院，该医院注意到夜门诊这个市场是个空白，于是决定先行一步夺得夜门诊市场，他们在正式开设夜门诊之前，根据病人、医生、医院自身和上海整个医疗市场的概况，并结合上海地域特点进行了近一个月的调研。结果发现，无论从哪个方面，夜门诊都是有市场需求的。

（一）实施细节

夜门诊将完全有别于医院的急诊，而是白天门诊的延续，一年365天从下午五点到晚上九点半。做好相应的准备工作后，仁爱医院果断、快捷地于2003年2月26日在上海仁爱医院推出夜门诊服务。

医院的二十几个科室将全部出诊，检验室依然灯火通明，手术室的手术也依然进行，看病流程也完全和白天一样，门诊病人照常看病、付费、配药，而住院病人同样可以办理住院手续，医生将全部坐镇科室，进行仔细的诊治。晚间市场还将特别针对上班族强势推出休闲康复类的治疗甚至保健，比如病人可以在康复科做推拿、理疗、针灸等恢复性医疗，爱美人士可以在整形、美容科做整容，还有部分人可以做身体检查，甚至医生还能为病人进行一些保健类的养身指导。

为了吸引病人，在夜门诊中将特别强调专家队伍。计划大部分科室全部以超一流的专家为主，汇集了沪上80多位知名教授，不同专业，不同特长的医生每天轮番坐镇，病人在看病前将由导医小姐送来一份专家名册。

（二）传播策略

1. 2003年2月25日，推出夜门诊的前一天召开新闻发布会。

2. 3月份开始广告跟进。广告计划是，第一个月强势推出专家；第一、二周新民晚报，新闻晨报各一个半版；第三、四周，在这两个媒体上，隔周半版，在上海热线的网页用BATTER的形式进行弹出式广告。

3. 第二个月以优惠篇为主，篇幅稍小，在新民晚报、新闻晨报隔周推出一个通栏，上海热线上的形式不变。

4. 第三个月，广告内容以活动为主（如赠送仁爱精美礼品和设立奖金），前两周连续做通栏广告。

5. 5月底，计划再次进行媒体宣传做后期跟踪炒作。这时，媒体计划不主张一哄而上,而是选择一些受众较多,受众相似的大媒体进行连续报道。

(三)控制与管理

为了保证医疗质量,与所有来医院夜门诊的专家,双方签订协议一份,按医院规章制度进行管理,上下班进行电脑刷卡。每天白天将夜门诊的信息统计数据交送院长和业务科进行分析,晚上由专业人员负责总值班和各个科室的协调,并配备专门的汽车和司机以备安全管理。

(四)项目评估

夜门诊的开设,不仅是单纯意义上的时间错开,而是对医疗市场进行了开拓,为所有服务窗口作了表率,改变了一些传统的做法,深受广大社会公众的欢迎和好评。

首先,引起媒体的广泛关注。在仁爱医院夜门诊推出的当天,即有将近20家媒体进行了报道,形成了良好的媒体关注效益。随着夜门诊的逐渐延伸,到6月份天气较炎热的季节,夜门诊再次成为媒体关注的焦点,为公众提供便利的医疗服务被大众媒体所呼吁,使仁爱医院成为医疗行业关注的中心,从而使仁爱医院在社会公众心目中留下良好的社会形象,这对于民营医院而言是非常难能可贵的。

其次,给仁爱医院提高了经济效益。事实证明,从夜门诊最初开设时每天几个门诊量到过后的100多位病人,增加了20%的营业额。同时通过夜门诊,带动了白天的门诊量,使白天的病人量增加了15%。

最后,夜门诊带来明显社会效益,在夜门诊的过程中,社会公众对仁爱医院的医疗质量和服务进行了重新认识,提升了仁爱医院的品牌,扩大了它的社会影响力。总地来说,仁爱医院首推夜门诊后,带来了上海医疗服务行业观念的变革,获得了广泛的社会效益和经济效益。

(资料来源:《文汇报》,2003.3.10.)

十九、文化是组织的魂

西安杨森制药有限公司是目前我国医药业规模最大,品种最多,剂型最全的先进技术型合资组织机构之一。合资中方为陕西省医药工业公司,外方为美国强生公司的成员——比利时杨森制药有限公司。目前,强生公司在中国有七家合资、独资企业。比利时杨森公司创办于1953年,1961年加入美国强生公司。到现在,比利时杨森已成功研制出80多种新药,成为世界上开发新药最多的制药公司之一。

1. 严格管理,注重激励

合资企业的工人和中层管理人员是由几家中方合资单位提供的，起初，他们在管理意识上比较涣散，不适应严格的生产要求。有鉴于此，合资企业在管理上严格遵循杨森公司的标准，制定了严格的劳动纪律，使员工逐步适应新的管理模式，培养对企业和社会的责任感。他们通过调查研究发现，在中国员工尤其是较高层次的员工中，价值取向表现为对高报酬和工作成功的双重追求。优厚的待遇是西安杨森吸引和招聘人才的重要手段，而不断丰富的工作意义，增加工作的挑战性和成功的机会则是公司善于使用人才的关键所在。在创建初期，公司主要依靠销售代表的个人能力，四处撒网孤军奋战，对员工采用的是个人激励。他们从人员——职位——组织匹配的原则出发，选用那些具有冒险精神，勇于探索，争强好胜，并能认同企业哲学的企业负责人作为企业的销售代表。他们使用的主要是医药大学应届毕业生和已有若干年工作经验的医药代表。这两类人文化素质较高，能力较强，对高报酬和事业成就都抱有强烈的愿望。此时，西安杨森大力宣传以"鹰"为代表形象的组织文化，他们自己这样解释："鹰是强壮的，鹰是果断的，鹰是敢于向山巅和天空挑战的，他们总是敢于伸出自己的颈项独立作战。在我们的队伍中，鼓励出头鸟，并且不仅要做出头鸟，还要做搏击长空的雄鹰。作为企业，我们要成为全世界优秀公司中的雄鹰。"

2. 注重团队建设

在培养"销售雄鹰"的同时，他们还特别注重员工队伍的团队精神文明建设。在1996年底的销售会议中，他们集中学习并讨论了关于"雁的启示"。"……当每只雁展翅高飞时，也为后面的队友提供了向上之风。由于组成"V"字队形，可以增加雁群71%的飞行范围"；"当某只雁离队时它立即感到孤独飞行的困难和阻力。它会立即飞回队伍，善用前面同伴提供的向上之风继续前进"；经过组织文化建设，员工的素质得到了不断的提高，对公司产生了深厚的感情，工作开展得更为顺利。特别明显的是，在20世纪80年代后期困扰公司的员工稳定问题得到了很好的解决。当时由于观念的原因，许多人到西安杨森工作仅是为了获得高收入，当自己的愿望得不到满足时就产生不满，人员流动性曾连续几年高达60%。如今，他们已使员工深深地认同公司，喜爱公司的环境和精神，1996年和1997年人员流动率已为6%～10%。

3. 充满人情味的工作环境

西安杨森的管理实践，充满了浓厚的人情气息。每当逢年过节，总裁即使在外出差、休假，也不会忘记邮寄贺卡，捎给员工一份祝福。在员工过生日的时候，总会得到公司领导的问候，这不是形式上的、统一完成的贺卡，而是充满领导个人和公司对员工关爱的贺卡。员工生病休息,部门负责人甚至总裁都会亲自前去看望,或写信问候。员工结婚或生小孩,公司都会把这视为自己家庭的喜事而给予热烈祝贺,公司还曾举办过集体婚礼。公司的有些活动,还邀请员工家属参加,一起分享大家庭的快乐。西安杨森办的内部刊物,名字就叫《我们的家》,以此作为沟通信息,联络感情,相互关怀的桥梁。根据中国员工福利思想浓厚状况,公司一方面教育员工要摒弃福利思想,另一方面又充分考虑到中国社会保障体系的不完善,尽可能地为员工解决实际生活问题。经过公司的中外方高层领导之间几年的磨合,终于达成共识:职工个人待业,就业、退休保险、人身保险由公司承担,有部门专门负责这些工作的落实;员工的医疗费用可以全部报销。在住房上,他们借鉴新加坡的做法,并结合中国房改政策,员工每月按工资支出25%,公司相应支出35%,建立职工购房基金。这已超过了一般国有企业的公积金比例。如果基金不够,在所购房屋被抵押的情况下,公司负责担保帮助员工贷款。这样,在西安杨森工作4~6年的员工基本上可以购买住房了。

4. 加强爱国主义的传统教育

西安杨森的90多名高级管理人员和销售骨干,与来自中央和地方新闻单位的记者及中国扶贫基金会的代表一起由江西省宁冈县茅坪镇向井冈山市所在地的茨坪镇挺进,进行30.8公里的"96西安杨森领导健康新长征"活动。他们每走3.08公里,就拿出308元人民币捐献给井冈山地区的人民,除此以外个人也进行了捐赠。公司还向井冈山地区的人民医院赠送了价值10万元的药品。为什么要组织这样一次活动呢?董事长郑鸿女士说:"远大的目标一定要落实到具体的工作中去。进行健康新长征就是要用光荣的红军长征精神激励和鞭策我们开创祖国美好的未来。"参加长征的员工说:"长征是宣言书,宣布了我们早日跨越30.8(远期销售目标)的伟大誓言;长征是宣传队,宣传了西安杨森'忠实于科学,献身于健康'的精神;长征是播种机,播下了西安杨森团队合作,勇于奉献,敢于挑战的火种。"1996年冬天的早晨,北京天安门广场上出现了一支身穿"我爱中国"红蓝色大衣的300多人的队伍,中国人、外国人都有,连续许多天进行长跑,然后观看庄严肃穆的升国旗仪式,高唱国歌。这是西安杨森爱国主义教育的又一部分。前任美籍总裁罗健瑞说:"我们重视爱国主义教育,使员工具备吃苦耐劳的精神,使我们企业更有凝聚力。因为很难想象,一个不热爱祖国的人怎能热爱公司,而且我也爱中国!"

上述西安杨森所倡导的严格管理,注重激励;注重团队建设;充满人情味的工作环境;加强爱国主义的传统教育等价值观念、思想准则,是公共关系思想在工作实践中的具体体现。由于以公共关系思想作为指导,西安杨森稳定了人才队伍,调动了职工的工作积极性,加强了内部凝聚力,同时也扩大了良好知名度和社会影响力。这种高度重视组织文化建设之举使西安杨森获得了内求团结,外求发展的优越环境。

(资料来源:www.6725.com。)

二十、美国怎样严打虚假医院广告?

1. 老百姓不盲从广告,医院宣传有法可依

在国内的媒体上,常能看到或听到关于医院的广告宣传。其中一些宣传夸大其词,"包治百病、立竿见影"等夸张说法不绝于耳。因此,对医疗市场加大监管力度的呼声越来越高。人们需要关于医院的信息,但如何保障这类信息的可靠性,成为人们探讨的热门话题。在美国,无论电视、广播、报纸、杂志、网络还是路牌,人们都能看到或听到医院广告。以记者工作的美国巴尔的摩市为例,有时在同一时段里,竟能看到四家医院做广告(每则广告都是30秒),分别是马里兰总医院、圣·约瑟夫医疗中心、马里兰大学附属医院和生命桥梁医疗中心。但与此同时,所有这些医院的广告都受到严格的监管,任何虚假的医院广告都将受到比其他虚假广告更严厉的处罚。

2. 提升知名度的手段

在美国,医院做广告和其他商品一样,宣传自己的医疗服务。据了解,美国医院做广告始于10年前。医院广告的规模不断扩大。医院做广告来自竞争压力。据美国医院协会统计,全美共有大大小小注册医院5764家。其中,像哈佛大学附属医院、约翰·霍普金斯医院这样名气大的自然不愁生意,而4895家中小型社区医院面临着极大压力。以记者所在的巴尔的摩市为例,人口65万,社区医院有10多家。为了吸引病人,各医院一方面想方设法提高医疗服务质量,另一方面大张旗鼓地宣传自己。负责给医院宣传形象的是其市场部或公关部。据统计,美国医院平均每年拿出总收入的2%做广告。

记者常在电视上看到大巴尔的摩医疗中心的广告,便采访了该医疗中心媒体关系部经理迈克尔·斯瓦斯伯克先生。迈克尔说,医疗中心非常重视提升自身形象和知名度,并在这方面花了大力气。医疗中心的市场营销部负责形象推广活动,除了在各媒体上花钱做广告外,还采取其他形式推广形象,如社区健康节(健康咨询、诊断、展览等)、慈善义诊,针对不同群体(如病人、医生或器官捐献者)发行期刊等。医疗中心全方位选择广告媒体,目前,医疗中心在电视、广播和报纸上同时做广告。其中,使用频率最高的是广播,投入资

金最多的是电视。据记者观察,该医疗中心的电视广告版本经常变化,有时宣传妇产科,有时宣传急诊室,有时宣传微创手术技术。虽然因此提高了广告成本,但吸引了不同需求观众的注意,效果十分理想。约翰·霍普金斯医院连续14年被《美国新闻与世界报道》评为美国最佳医院,名声在外,因此,在电视、广播等媒体上很难见到其广告。但这并不说明约翰·霍普金斯医院忽视了宣传工作,该院也有自己独特的宣传方式。作为国际顶级医院,约翰·霍普金斯医院时常组织各种学术活动,同时出版行业学术刊物,这都成为宣传医疗服务的重要窗口。此外,每当有了新医疗技术、服务等,各大媒体也会争相前来采访报道。在约翰·霍普金斯医院的大厅里,悬挂着《美国新闻与世界报道》评选最佳医院的那一期大照片,十分显眼。

3. 医院关注广告效果

美国的老百姓怎么看医院广告?家住佛罗里达州的南希女士对医院广告持理智态度。当她看到一家医院广告,即使印象不错也不会轻易选择,而是先向家人、朋友打听一下,听去过的人怎么说。南希相信朋友的推荐。家住马里兰州的格雷格先生说,他比较相信医院广告,不过,看病时到底去哪家医院,还是听家庭医生的推荐。对格雷格来说,医院广告的最大作用是可以告诉他哪里有什么服务,以备不时之需。记者发现,绝大多数美国人对医院广告并不盲从,他们看到广告后,喜欢进一步调查,听取广泛意见。

碰到上述精明的消费者,医院广告是否就失去效用了?就此记者采访了科罗拉多州克雷格市的纪念医院。该院的社区关系总监帕姆·汤姆生先生说,医院做广告后,要计算病人的数量变化,不能盲目地进行宣传。如2003年10月,该院在电视上做广告,宣传为女性照乳房 X 光能优惠,同时提供与之相配合的按摩。随后,预约这项服务的病人增长了 75%。2002 年到 2003 年,在该院生产的孕妇人数增长了 39%,是因为 2002 年医院在媒体上宣传了对新生儿的医疗服务。

4. 广告监管部门组织群众打假

美国联邦贸易委员会是美国最权威和最核心的广告监管部门。它规定,凡是"广告的表述或由于未能透露有关信息而给理智的消费者造成错误印象的,这种错误印象又关系到所宣传的产品、服务实质性特点的,均属欺骗性广告"。无论是直接表述的还是暗示信息,广告发布者都要负责。

1971 年,联邦贸易委员会管理广告业的一项重要法案出台,法案的核心是:所有广告发布者做广告前,必须有实验室或其他科学研究、调查的合理凭据,不能空口无凭。和其他产品、服务一样,医疗服务的广告也要遵守相关法律,也要接受联邦贸易委员会的监管。如果做虚假医疗服务广告,就会受到法律的严厉制裁。

联邦贸易委员会设立了专门的电话热线和网站,接受消费者有关虚假药品和医疗广告等的投诉。该委员会还特别重视因特网等新媒体,近年来多次组织大规模的网上打假,让消费者上网寻找并揭穿各种虚假药品和医疗广告,以此对付网络时代的虚假广告。一旦联邦贸易委员会判定某一广告为欺骗性广告,可以要求广告发布者马上停播,并责其发布更正广告。如果广告发布者继续播出广告,将被处以高额罚款。同时,联邦贸易委员会可以向联邦地方法院提起诉讼,法院有权冻结广告发布者的全部资产,以备将来对消费者进行赔偿。如果罪名成立,广告发布者将面临经济赔偿,甚至牢狱之灾。

1997年12月,联邦贸易委员会向提供手术治疗近视眼的所有医疗机构发布通告。此前,联邦贸易委员会曾收到多起消费者质疑,某些医疗机构对该类手术进行了潜在的误导宣传和广告。在通告中,联邦贸易委员会指出,宣传"手术可以让病人'彻底扔掉眼镜'"是欺骗性广告。美国食品和药品管理局批准此类手术只能用于治疗中度近视和轻度散光,而不能治疗其他视力缺陷。即使仅是针对没有其他视力缺陷的近视患者,说可以"彻底扔掉眼镜"也属欺骗,因为即使做了手术,有很多病人在某些特殊情况下也要戴眼镜,如读书、夜间驾驶等。这则禁令一出,各医疗机构赶紧自我检查,不敢越雷池一步。群众监督和法律手段并重的方式,使虚假的医院医疗广告无机可乘。当然,医院为了自己的前途也不敢乱来。

(资料来源:《环球时报》,2005.3.15.)

二十一、默克制药"万络事件"危机处理的借鉴

万络(VIOXX,罗非昔布),是由世界500强之一的美国默克公司生产的治疗关节炎和急性疼痛的王牌药物,自1999年上市以来,该药在全球超过80个国家销售,至2003年底,全球已开出超过8400万张处方,2003年全球销售额达25亿美元。2001年起万络开始在我国销售,目前在我国的零售价约为每盒50.8元。2004年8月25日,美国食品和药物管理局(FDA)药物安全部在第20届药物流行病学和治疗风险处理国际会议上,公布了一个惊人的研究结果:大剂量服用万络者患心肌梗塞和心脏猝死的危险增加了三倍。这份权威部门的不利报告致使默克制药公司陷入了药品安全危机。

9月上旬,美国默克制药对这一研究结果进行了强烈抗议。默克认为,这项研究的方法不科学,采取了回顾性分析方法,而非世界公认的严谨的随机双

盲临床试验。

9月30日，美国默克制药总部宣布在全球范围内主动回收万络，并称回收"万络"的决定是公司自愿性行动。默克公司全球撤回万络的行为得到了FDA的肯定。默克声明回收万络的发布当天，美国默克股价随即应声大跌，重挫逾25%。

10月9日，美国默克制药公司在我国回收其王牌药物万络的工作正式启动。退药的具体信息已登载在默沙东公司（美国默克制药中国子公司）的中方网站上，与此同时，免费查询电话8008200188也已开通。同时，默克主动通过公众媒体和电视节目，传达回收万络的消息，并重申对公众健康负责的责任。

至此，该公司危机处理告一段落。

（资料来源：中国市场营销公关策划网.）

二十二、盖中盖受到广告危机影响

"巩俐阿姨事件"引爆了人们长期压抑心头的对盖中盖广告大投入、明星群体代言、硬性商业灌输策略的不满，人们开始公开以一种负面的眼光来审视哈尔滨制药六厂（以下简称哈药六），并出现了有规模的来自于媒体和专业市场人士的批评。

通过盖中盖的危机公关事件我们可以看到，我们的本土企业不缺乏能够创新的经营者，但是缺乏创新的组织和机制。同样，我们不怕危机降临，怕的是我们缺乏危机管理的意识和能力。

1999—2000年，通过电视的海量广告投放和明星们的群体推介，哈药六迅速催生了一个高达百亿的补钙市场，引发了全民"补钙运动"，并缔造了颇受争议的"哈药模式"。然而在2000年间，一个意外的广告事件使盖中盖遭遇了巨大的打击。"巩俐阿姨事件"："巩俐阿姨，您寄给我们希望小学的盖中盖口服液，现在同学们都在喝……"，在稚嫩的童声旁白声中，读着信的巩俐，轻轻地说道"盖中盖口服液，真的不错"。这是一则从2000年6月开始播放、由巩俐出任品牌代言人的广告，由于该广告的半公益色彩，加之巩俐个人的品牌号召力，把盖中盖宣传推向前所未有的巅峰。

但是这个看似温馨的广告，却因涉及侵权而遭到中国青基会的反对，引发轩然大波。虽然最终经过大家的协调，双方达成了共识，一场危机似乎成功化解了，可是更大的危机还在后面。产品和企业在消费者心目中信誉降低，销售额开始大幅下降。7月20日，佛山一消费者以"广告欺诈"为由，将巩俐、濮存昕及哈药六、佛山汾江药行等告上法庭。而盖中盖的品牌危机也引发了公众和政府行政部门对钙剂市场不良现象的关注，犹如推倒了多米诺骨牌，钙剂产品整体遭遇了"严冬"。9月18日，卫生部公布了补钙类保健食品抽检情况：不合格的有10个，合格率为94.6%，其中不合格产品中不乏一些一线品牌，钙剂产品遭遇了整体信誉危机。福无双至、祸不单行，2000年11月9日，四川省物价局和重庆物价局联合下发了《关于部分药品降价的通知》，其中涉及哈药六的药品共有五种。调整后，新的药品最高零售价格几乎等于过去的药品出厂价，有的产品的零售价甚至低于原来的药品进价，商家纷纷要求退货。

至此钙剂市场已经掉到了谷底，已经没有任何一个厂家从事任何形式的推广工作了，轰轰烈烈的全民补钙到此结束！

评析：回过头来看，正是哈药六在"巩俐阿姨事件"中危机处理不当，导致盖中盖的全面失利和整个钙剂市场的整体崩盘。

哈药六的盖中盖产品由于产品自身的局限和产品说明书的部分功能夸大，在推广中采用的超常规的投放和明星策略（引发公众不满），都是酝酿危机的温床。同时由于缺乏具有现代经营理念和专业素质的品牌管理人员，使他们无法避免哪怕是很低级的错误（广告纠纷）。

首先，哈药六的海量商业广告为后来的危机埋下了伏笔。广告的功能是品牌和品牌消费者进行沟通，沟通的基本内容是关于品牌和产品的物质层面的利益承诺，除此之外还要向消费者传达文化和社会层面的价值。如果一味地进行产品信息传播，在广告泛滥的社会背景下会导致消费者的反感，这时如果穿插公益广告可以避免逆反心理，在消费者接受你的社会、文化价值的同时，往往会主动地分析关注你的品牌。胃药斯达舒胶囊在这方面做得十分成功，堪称楷模。如果哈药六的公益广告在"巩俐阿姨事件"之前播放，那么即使后来出现一些意外，公众对其的批评指责也不会很极端，更不会造成灾难性后果。

其次，在"巩俐阿姨事件"发生后，哈药六没有马上进入危机公关状态。企业在面对危机时应该组织专门的危机公关小组主动化解危机，同时应该积极配合新闻媒体建立有效的信息发布渠道，避免谣言四起。哈药六在危机初期行动迟缓，心存侥幸，对危害估计不足，而且在危机源消除后以为万事大吉，忽视了危机传播后在消费者、媒体和行政管理部门造成的不良影响。如果此时哈药六认识到这一点，就应该设法平息公众的不良情绪，并且利用由此引发的公众关注开展正面的公关活动，把危机转化为商机，迅速提升品牌的美誉度。比如，危机的起源在于侵犯了希望工程这个公益组织的权益，如果哈药六能够借机联手中国青基会开展公益活动，诸如向希望工程捐赠或者在以后企业销售中提取一定的比例支持公益事业，那么这个危机就可以转化为千载难逢的良机，大大地提高企业的品牌美誉度。如果如此，哈药六真的是勇者无畏、仁者无敌了。但在广告风波后，哈药六对形势的逆转已经无能为力了。

通过盖中盖的危机公关事件我们可以看到，我们的本土企业不缺乏能够创新的经营者，但是缺乏创新的组织和机制。同样，我们不怕危机降临，而怕的是我们缺乏危机管理的意识和能力。

（资料来源：中国市场营销公关策划网．）

二十三、危机公关见成效　康泰克出招应对 PPA 风波

这些年，我们听到了太多企业在辉煌后偃旗息鼓的故事。当然，失败的原因各不相同，但有一点可以肯定，没有危机管理意识，不懂危机公关则是其通病。

2000 年 11 月，国家下发通知：禁止 PPA（PPA 即苯丙醇胺）！康泰克被醒目地绑上媒体的第一审判台，在很多媒体上都可以看到 PPA 等于康泰克或者二者相提并论的现象。

11 月 16 日，中美史克公司接到天津市卫生局的暂停通知后，立即组织危机管理小组：危机管理领导小组，制定应对危机的立场基调，统一口径，并协调各小组工作；沟通小组，负责信息发布和内、外部的信息沟通，是所有信息的发布者；市场小组，负责加快新产品开发；生产小组负责组织调整生产并处理正在生产线上的中间产品。由 10 位公司经理等主要部门主管组成危机管理小组，10 余名工作人员负责协调、跟进。

16 日上午，危机管理小组发布了危机公关纲领：执行政府暂停令，向政府部门表态，坚决执行政府法令，暂停生产和销售；通知经销商和客户立即停止康泰克的销售，取消相关合同；停止广告宣传和市场推广活动。17 日中午，全体员工大会召开，总经理向员工通报了事情的来龙去脉，表示了公司不会裁员的决心，赢得了员工空前一致的团结精神。同日，全国各地的 50 多位销售经理被迅速召回天津总部，危机管理小组深入其中做思想工作，以保障企业危机应对措施的有效执行。18 日，他们带着中美史克《给医院的信》、《给客户的信》回归本部，应急行动纲领在全国各地按部就班地展开。公司专门培训了数十名专职接线员，负责接听来自客户、消费者的问讯电话，做出准确专业回答以打消其疑虑。21 日，15 条消费者热线全面开通。

20 日，中美史克公司在北京召开了新闻媒介恳谈会，做出不停投资和

"无论怎样,维护广大群众的健康是中美史克公司自始至终坚持的原则,将在国家药品监督部门得出关于 PPA 的研究论证结果后为广大消费者提供一个满意的解决办法"的立场态度和决心。面对新闻媒体的不公正宣传,中美史克并没有做过多追究,只是尽力争取媒体的正面宣传以维系企业形象,其总经理频频接受国内知名媒体的专访,争取为中美史克公司说话的机会。对待暂停令后同行的大肆炒作和攻击行为,中美史克公司保持了应有的冷静,既未反驳也没有说一句竞争对手的坏话,表现了一个成熟企业对待竞争对手的最起码的态度与风度。一番努力,终于取得了不凡的效果,用《天津日报》记者的话说"面对危机,管理正常,生产正常,销售正常,一切都正常"。

评价:中美史克公司在这场 PPA 风波中的表现,应该说是上乘的,踏踏实实地修炼内功,以理服人,让事实说话,易于赢得各方支持。反应迅速、果断,及时组织危机管理小组,是决定中美史克危机公关成效的一个重要砝码。中美史克明确了危机管理小组的工作职责,并配备了有总经理参与的强大的工作班子,保证了权威性、全局性。其次,在内部公关赢得员工的信任与支持方面还是很有成效的,更容易凝聚为一个整体,员工表示甘愿与企业共患难,这是内部公关的胜利。对比国内爱多电器的危机处理,很多员工不知道公司发生的事情真相,甚至是从媒体上了解,这是公关的失败。离开了员工的支持,危机公关还会有什么威力?第三,开通消费者热线,配备训练有素的专职接线员,是架起中美史克公司与客户、消费者的一道桥梁,一个极为有效的沟通渠道。训练有素的消费者热线工作人员往往是危机公关的第一道门户,经过他们的努力,会使消费者的顾虑、抱怨和投诉等负面因素削减到最小。其四,召回销售经理专门进行个别沟通,保障了整体危机公关措施的不折不扣的执行。很多危机公关的方案不可谓不优秀,但就是在执行中缺乏一致、有效而走样变味。

康泰克的危机公关,尽管决策方案是比较全面的,但仍非完美无瑕。首先,缺乏足够的信息管理。2000 年 3 月,关于 PPA 危害的研究报告就已问世,可以说禁止 PPA 的苗头早已展现。在这种情况下,中美史克不采取更新配方等预防措施,还一味正常生产,到政府禁令发布时尚有 1 亿粒的巨大库存,不能不说是中美史克的失算及对可能引发危机的信息缺乏正确的预测认识和应对未来变化的管理能力。此外,一味强调中美区别,闪烁其词地证明没有发生过敏等副作用,极力寻求政府对于康泰克的宽大处理,以至不少媒体对尚未撤除的康泰克广告喊出了"康泰克,你为什么还赖着不走"的呼声,不同程度上使公众对康泰克的印象更趋于对立。其次,缺乏足够的果断措施。中美史克承诺过撤出市场,只是经销商的撤退,对于已经流通的药品缺乏及时的相应措施。

(资料来源:中国市场营销公关策划网.)

二十四、新兴医院"虚假广告事件"的启示

2004年8月2日,《上海瞭望东方周刊》一篇题为《北京新兴医院巨额广告打造"包治百病"神话》的文章,对自称是"目前国内规模最大、医疗水平最高"、"专业医治不孕不育症的'超级航母'"北京新兴医院提出了质疑。该报道指出北京新兴医院其实是用钱炮制了一个"送子"神话,所谓的"高疗效"是亿万元广告吹出来的。而给该医院做广告的唐国强、解晓东两位明星也同时遭到质疑。随后,各大报纸对此进行了进一步的报道,该医院将网站上部分虚假内容做了更正并收购了部分有相关报道的报纸。

北京新兴医院被曝光后,公众及监管部门纷纷质疑该院"铺天盖地的广告有夸大成分",各媒体也不断接到来自各地患者的投诉,投诉的范围亦超出该院涉嫌"夸大宣传",刊出不实广告打造"送子"神话,更多的患者、同业专家、医师、药师对北京新兴医院的高额收费、医生资质、检查过程、用药过程、治疗效果等提出全面质疑。一时间,媒体对这家医院的报道,似乎比该医院在全国20多家电视台做的广告更引人注目。

在"事件"被曝光之初,该院还对风波起因表示了怀疑:"我们怀疑有人在背后操作。这场风波出来后,最大的受益者就是医院周围的医托和我们的竞争对手。"8月4日,新兴医院通知媒体他们会在最短的时间内向公众澄清近期媒体对新兴医院的质疑,并定于8月5日召开新闻发布会。但到了次日却取消了发布会。8月5日,该医院的注册地海淀区工商分局开始对新兴医院立案调查,调查主要内容是其铺天盖地的广告宣传是否合法,是否存在夸大和虚假宣传。由此,一系列电视广告整改措施出台。

分析:作为关系公众生命安全的医院,北京新兴医院通过大量虚假广告,赢得了市场,骗取了消费者的信任,其性质是非常恶劣的。就整个案例来看,北京新兴医院的虚假广告主要表现在三个方面:首先是聘请观众熟悉的代言人,提高对新兴医院的信赖感。其次是通过大范围在全国卫视频道的垃圾时段密集播出电视广告,建立了较高的知名度。品牌传播到一定的阶段后,又在央视黄金时段投放公益性广告,进一步提升认知度和权威性。同时新兴医院还采用多种广告形式,如证言广告、电视短片广告、说唱广告、浮标广告、冠名广告、访谈节目形式的广告等多版本广告来增强传播效果。最后是广告语言中的

"最高"、"全面"、"所有"、"都能"等无疑为新兴医院戴上了神奇的光环。

我们从危机发生后医院的一些做法可以看出，北京新兴医院在危机处理上严重违反了"诚信"和"系统"处理的原则。事件发生后，新兴医院并没有出来主动承认错误，积极修改，而是采取了"遮、掩、捂、推"的处理手段，试图收购报纸，指责竞争对手操作等，根本没有意识到自身存在的问题。这足以说明新兴医院缺乏对危机性质和危机严重性的认识，更无从谈及危机处理的技巧。

类似北京新兴医院这样的广告目前正处于被清理的境地。广电总局已发出通知，要求广播电视播出机构在 8 月 25 日前，对本机构所播广告内容进行一次全面自查，坚决制止电视"挂角小广告"。同时，虚拟剧情的医疗广告，工商总局也禁止播出。看来，对北京新兴医院而言，由于缺乏有效的公关手段和自我反省意识，一场暴风雨必将到来。

（资料来源：中国市场营销公关策划网．）

附　录

一、国际公共关系协会职业行为准则[①]

（一）国际公共关系协会成员必须竭诚做到以下各条：

第一条　为建设应有的道德、文化条件，保证人类得以享受《联合国人权宣言》所规定的诸种不可剥夺的权利作贡献。

第二条　建立各种传播网络与渠道以促进基本信息自由流通，使社会的每一成员都有被告知感，从而产生归属感、责任感、与社会合一感。

第三条　牢记由于职业与公众的密切联系，个人的行为——即使是私人方面的——也会对事业的声誉产生影响。

第四条　在职业活动中尊重《联合国人权宣言》的道德原则与规定。

第五条　尊重并维护人类的尊严，确认各人均有自己作判断的权利。

第六条　促成真正进行上下交流所必需的道德、心理、智能条件，确认参与的各方都有申诉情况与表达意见的权利。

（二）所有成员都应保证：

第七条　在任何时候、任何场合，自己的行为都应赢得有关方面的信赖。

第八条　在任何场合，自己均应在行动中表现出对自己所服务的机构和公众双方正当权益的尊重。

第九条　忠于职守、避免使用含糊或可能引起误解的语言，对目前及以往的客户或雇主都始终忠诚如一。

（三）所有成员都应力戒：

第十条　因某种需要而违背真理。

第十一条　传播没有确凿依据的信息。

第十二条　参与任何冒险行动或承揽不道德、不忠实、有损于人类尊严与

[①] 王克安．现代公共关系学．中国商业出版社，1994：330.

诚实的业务。

第十三条 使用任何操纵方法与技术来引发对方无法以其意志控制因而也无法对之负责的潜意识动机。

二、英国公共关系协会职业行为准则[①]

第一条 职业行为准则

各会员在其职业活动中应尊重公众利益和个人尊严。在任何时候都应忠诚、公正地对待他目前及以往的客户与雇主、其他会员、传播媒介与公众。

第二条 信息传播

各会员不得有意不顾后果地散布虚假的信息,而且应注意避免不慎犯此错误。应以保证真实与准确为己任。

第三条 传播媒介

各会员不得参与任何意在败坏传播媒介诚实性的活动。

第四条 秘密利益

各会员不得参与任何不可告人的利益服务但又掩盖其真实目的的欺骗性活动,应保证他所参与的任何组织都公开其真正利益。

第五条 信息保密

各会员在未得到对方同意之前,不得为个人目的而公开(除非因法庭裁判)或利用目前以及以往的雇主或客户获悉的信息。

第六条 利益冲突

各会员不得在公开事实并征得各方同意之前为互相冲突的利益工作。

第七条 报酬来源

各会员为其雇主和客户服务时,在未得到他们同意之前,不得因此项服务与他人有关而接受他人付给的报酬(包括现钞和实物)。

第八条 公开财政利益

各会员如在某机构有财政利益,在未公开此关系之前,不得代表客户和雇主推荐使用这个组织的成员或采用其服务。

第九条 因成绩定报酬

各会员不得在与某预期雇主或客户签订协议或合同时订立因公共关系工作成绩突出而特殊收费的条款。

---

① 王克安.现代公共关系学.中国商业出版社,1994:331.

第十条　给在公职者报酬

各会员不得有悖公众利益而为其私人利益（或其客户、雇主的利益）给在公职者以报酬。

第十一条　雇用议员

会员中如有雇用国会议员、上下议院议员作为顾问或理事者，均应向本协会总书记报告此一情况并说明其目的，请他代为登记注册。协会会员如果本人是国会议员，应亲自向总书记报告有关本人的确切情况（在协会办公处的办公时间内，此类注册材料应公开接受公众检查）。

第十二条　中伤他人

各会员不得恶意中伤其他会员的职业声誉或其活动。

第十三条　影响他人

如会员有意影响或允许他人或其他组织采取违背此准则的行为，或者他本人也参与此种行为，都应视为该会员对准则的破坏。

第十四条　职业声誉

各会员的行为不得在任何方面有损于本协会或公共关系职业的声誉。

第十五条　维护准则

各会员均应维护准则，并团结其他会员在实际中加以贯彻。如果某会员发现另一会员参与破坏准则的行为，应向协会报告。全体会员都应自觉支持协会推行此一准则，协会亦应支持它的会员。

第十六条　其他职业

各会员在为其他职业的客户或雇主服务时，应该尊重职业的行为准则，不应有意参与任何破坏该准则的活动。

三、美国公共关系协会职业行为准则[①]

一、各会员都应对其目前及以往的客户、雇主、其他会员和公众持公正态度。

二、各会员的职业行为都应符合公众利益。

三、各会员都应坚守社会公众的准确、真实与品德高尚的标准。

四、除非在充分说明真相后取得有关各方面同意，各会员不得为互相冲突或竞争的利益工作。

---

① 吴安邦. 新编公共关系学基础知识. 大连理工大学出版社，1992：354.

五、各会员应维护目前及以往所有客户或雇主的信赖,不接受任何利用此种信赖或含有泄密因而可能危及这些客户或雇主的业务。

六、各会员不能参与有意败坏公众渠道诚实性的活动。

七、各会员不得故意散播虚假或欺骗性信息,并有责任努力防止这种信息的散播。

八、各会员不得利用任何组织,声称为某已知的事业服务而实际上却为不可告人的目的或某会员、客户、雇主的私人利益服务。

九、各会员不得故意损害其他会员的职业信誉和活动。但如果某会员掌握其他会员不道德、不法的或不公正的、包括违背本规则的行为的证据,应据章程前言第8条向本会提供情况。

十、各会员不得采用任何损害其他会员的客户、雇主或其产品、事业、服务声誉的伎俩。

十一、在向客户或雇主提供服务时,各会员在未充分说明情况取得有关方面同意的情况下,不得因这种服务与其他方面有关而接受任何其他人给予的服务费、佣金或其他报酬。

十二、各会员不得向预期的客户或雇主提出按特殊情况收取费用或报酬;也不能签订这种性质的收费合同。

十三、各成员不得侵夺任何其他成员的受雇机会,除非双方都认为两人同时受雇并不存在冲突,而且都考虑过双方的协约。

十四、如果发现继续受雇于某组织会造成违背这个规则的行为,会员就应尽快与该组织脱离关系。

十五、除非经陪审员同意,如因实行本规则需要某会员出庭作证,必须出庭。

十六、各会员应通力协作以维护实行本准则。

四、美国公共关系顾问协会职业行为准则①

一、各公司会员都应对目前及以往的客户、其他会员和公众持公正态度。

二、各公司会员不论出于主动或应客户要求都可自由对任何潜在客户表明自己的能力与服务,只是在进行中不得故意诋毁曾为客户提供过服务的其他顾问的声誉或能力,或有意劝说客户毁约。

三、各公司会员应将其所有客户都登记于公共关系顾问协会的《年度

---

① 王克安. 现代公共关系学. 中国商业出版社,1994:334.

注册》。

四、各公司会员应将其所有担任公职的董事、理事及留任顾问中的为议员、地方政府官员或任何其他法定组织、团体成员者都记入公共关系顾问协会《年度注册》的有关部分。

五、凡第四条中所列举的对象为非董事、理事或留任顾问者，会员公司不应直接提供或间接利用任何诱因，令他们谋求有悖于公众利益、某会员或某客户的利益。

六、各公司会员不得从事任何可能败坏公众传播渠道或法律的诚实性的活动。

七、各公司会员在与一客户或预期客户谈判、磋商、协议时，不得采用含糊的词句或在应用时予以不同的解释。

八、各公司会员不得建议客户从事任何会构成对政府或立法机构不道德影响的行为。

九、各公司会员的行为及其参与的任何活动都不能有损于公共关系顾问协会的声誉或公共关系顾问的声誉与利益。

十、各公司会员不得故意散播虚假的欺骗性信息，并应自觉努力防止这种信息散播。

十一、各公司会员不得声称服务于某已公开的事业，而实际服务于不可告人的宗旨或私人利益。

十二、各公司会员应维护目前及以往所有客户的信赖，并不得显示或利用此种信赖以损害客户，给客户带来不利，或以此谋求本公司的经济利益。

十三、各公司会员只能在所有有关方面都表示同意的情况下才能为竞争性利益工作。

十四、在客户充分了解的情况下，因为客户提供的服务及其他方面，公司会员可以自由接受其他方面给予的服务费、佣金或报酬。

十五、各公司会员应向其客户提供关于本公司在其他公司中拥有股份和经济利益的情况、它所推荐的提供服务的公司或个人的情况。

五、尼日利亚公共关系协会职业行为准则[①]

尼日利亚公共关系协会全体成员均应做到：

一、在履行职责中尊重《联合国人权宣言》的道德原则和尼日利亚宪法

---

① 吴安邦. 新编公共关系学基础知识. 大连理工大学出版社, 1992: 358.

所捍卫的自由。

二、确认人人都有自己的判断的权利。

三、尊重在辩论中各方面均有的解释自己的观点的权利。

四、促进公众信息的自由流通并保护传播渠道的诚实性。

五、将真理和坦诚的宗旨置于首位。

六、维护目前及过去所有雇主和客户的信赖。

七、不得为存在冲突的利益工作。

八、拒绝参与任何要求在付给事业费用之前就获得某种收益的协约。

九、保护其他成员的工作和职业信誉,但如协会其他成员有不轨行为,则应以揭发为己任。

十、除非得到所有有关方面的同意,绝不取代其他任何成员与其客户或雇主的关系。

十一、团结其他成员,维护实行本准则。

参考书目

[1] 王均乐等．实用医院公共关系学．经济管理出版社，1991．
[2] 单振运．新编公共关系学．中国社会出版社，2001．
[3] 裴春秀．公共关系形象策划．经济科学出版社，2001．
[4] 王克安等．现代公共关系学．中国商业出版社，1994．
[5] 朱丽莎．后勤公共关系学．大连海运学院出版社，1994．
[6] 霍洪喜．公司公共关系．南开大学出版社，1994．
[7] 蒋春堂．公共关系学教程．武汉大学出版社，2003．
[8] 关勤堂．公共关系学．武汉大学出版社，2004．
[9] 董桂英．公关礼仪教程．东南大学出版社，2003．
[10] 李道平等．公共关系协调原理与实务．复旦大学出版社，1997．
[11] 郭芳芳．公共关系学教程．上海财经大学出版社，2003．
[12] 汪秀英．公共关系学．中国商业出版社，1996．
[13] 王乐夫．公共关系学概论．高等教育出版社，1998．
[14] 廖为建．公共关系学．高等教育出版社，2000．
[15] 吴安邦．新编公共关系学基础知识．大连理工大学出版社，1992．
[16] 张云．公关心理学．复旦大学出版社，2003．
[17] 方宪环．公共关系学教程．浙江大学出版社，1991．
[18] 黄兆龙．新编公共关系学．群众出版社，1991．
[19] 居延安．公共关系学．经济科学出版社，2000．
[20] 李道平．公共关系学．复旦大学出版社，2001．
[21] 斯各特·卡特里普等．公共关系教程．华夏出版社，2001．
[22] 罗伯特·罗雷．管理公共关系——理论与实践．南开大学出版社，1992．